gesund,
schlank & fit

mit der

Zyklus-ernährung

gesund,
schlank & fit

mit der

Zyklus-ernährung

DR. MINDY PELZ

südwest

Dieses Buch widme ich den Frauen meiner
Reset-Community:
Danke, dass ihr eure Heilungsgeschichten
mit mir geteilt habt.
Ich höre eure Stimmen.
Ich sehe euch. Eure Kraft ist unmessbar.
Gemeinsam erheben wir uns.

Inhalt

TEIL IV: REZEPTE

Vorwort

Wenn ich über meine Erfahrung mit meinen Hormonen spreche, weiß ich gar nicht, wo ich anfangen soll. Ich kam mit zehn Jahren in die Pubertät und war mit 13 Jahren bereits regelmäßig auf Tour. Jede meiner Perioden war begleitet von starken Schmerzen, heftigen Blutungen und Entzündungen. Ich hatte Schwellungen am gesamten Körper – einschließlich meiner Stimmbänder –, was zu vielen Krankenhausaufenthalten und abgesagten Konzerten führte. Mit Anfang 20 begann ich auf Anraten meines Gynäkologen, die Anti-Baby-Pille durchgängig zu nehmen. Anstatt die reguläre Einnahmepause einzuhalten, brach ich direkt eine neue Packung an. Wie die Periode blieben auch die Entzündungen aus, und es mussten keine Shows mehr ausfallen. Damals schien es die perfekte Lösung zu sein.

Eines Tages, nachdem ich meinen natürlichen Zyklus seit fast zwei Jahrzehnten unterdrückt hatte, beschloss mein Körper, dass er zu seinem natürlichen Rhythmus zurückkehren wollte. Die spirituelle Entwicklung, die ich bis zu diesem Zeitpunkt durchlaufen hatte, erlaubte es mir, auf meine Intuition zu hören und die Botschaft meiner Eierstöcke wahrzunehmen. Es war an der Zeit, sich der Herausforderung zu stellen, vor der ich jahrelang weggerannt war, und meinem Körper die Freiheit zu lassen, das auszudrücken, was in ihm schlummerte. Interessanterweise passierte dies im Dezember 2019, nur drei Monate bevor ich mich, so wie wir alle, aufgrund der Pandemie in mein Zuhause zurückzog. Das, was ich all die Jahre gefürchtet hatte – meinen Lebensunterhalt nicht mehr verdienen zu können –, würde nun eintreten, wenn auch nicht auf die Art und Weise, die ich erwartet hatte. Ich glaube, dass mein Körper und meine Seele ein sehr gutes Gespür für das hatten, was da auf uns zukam, und dafür, dass es mir die Gelegenheit bot, zu mir selbst zurückzukehren - es war in jeder Hinsicht ein Nachhausekommen.

Ich habe meinen Körper ermöglicht, zu seinem Zyklus zurückkehren, aber der Weg zurück zu meinen natürlichen Rhythmen hat sich zwischendurch angefühlt wie Zähneziehen ohne Betäubung. Trotz allem war dieser Prozess notwendig, um die volle Kraft meiner Weiblichkeit entfalten und meine wahre Stimme entdecken zu können. Man könnte denken, dass mir als einer Frau, durch deren Adern seit der Geburt die Musik fließt, der Rhythmus naturgegeben sei. Doch um mit dem patriarchalischen System ständiger Produktivität und Leistung mithalten zu können, unterband ich die Verbindung zum wichtigsten Rhythmus von allen: dem angeborenen natürlichen Rhythmus meines Körpers. Ich würde behaupten, dass es uns fast allen so geht und dass unsere Körper und unsere Seelen flüsternd, vielleicht sogar schreiend, darum bitten, nach Hause zurückkehren zu dürfen. Und für einige von uns, wie für mich, ist dieses Nachhausekommen weniger eine Rückkehr als vielmehr ein erstes Ankommen in der Mitte meines wahren Selbst.

Während ich eines Tages über den Freeway 101 in Südkalifornien fuhr, hörte ich einen Podcast, in dem Dr. Mindy Pelz mit drei weiteren Ärzten und Ärztinnen über das Thema „Gesundheit und Wohlbefinden" in der schwierigen heutigen Zeit diskutierte. Etwas an ihrer Ausstrahlung packte mich sofort. Sie war leidenschaftlich, weise, witzig, warmherzig und strahlte eine aufrichtige Fürsorglichkeit aus. Meine innere Stimme flüsterte mir zu: „Du musst sie kennenlernen", aber in diesem Moment wusste ich noch nicht, warum.

Stattdessen besorgte ich mir ihr Buch *The Menopause Reset*. Als 40-jährige Frau, auf dem Weg in die, wenn nicht schon in der Perimenopause, hatte ich begonnen - wenn auch widerwillig -, mich mit dem bevorstehenden Übergang von den fruchtbarsten Jahren in die Phase des Lebens vorzubereiten, von der alle sagen, sie sei furchtbar: eine Phase, in der du allen den Kopf abreißt, Hitzewallungen hast und langsam deinen Verstand verlierst. Ich wollte meine Vierziger nicht so verbringen, aber wie sollte ich es vermeiden, wenn ich doch gelernt hatte, dass es fast jeder Frau so ging? Ich muss zugeben, dass die Erfahrungen der Allgemeinheit auf mich als „Star" häufig nicht zutreffen – insbesondere, wenn es um Reservierungen in beliebten Restaurants geht –, aber an der Menschlichkeit des Alterns und den unvermeidlichen Veränderungen, die der weibliche Körper durchläuft, führt auch für mich kein Weg vorbei.

Ich hatte mich immer um meinen Körper gekümmert, aber im Laufe der letzten Jahre hatte ich festgestellt, dass mein Energielevel gesunken war. Ich hatte Schwierigkeiten, mich zu konzentrieren, suchte nach Worten und vergaß, warum ich in ein Zimmer gelaufen war. Ich war in den letzten zehn Jahren auch mit starken Ängsten und Depressionen konfrontiert, gegen die ich mit Medikamenten ankämpfte, begleitet von Achtsamkeitspraktiken und allen Arten von alternativen Heilmethoden, die ich nur finden konnte. Trotzdem hatte ich das Gefühl, nicht zur Wurzel meiner Gesundheitsprobleme vorzudringen, und die Informationen, die ich aus dem Buch von Dr. Mindy Pelz geradezu aufsog, bestätigten diesen Verdacht.

Ich hatte das große Glück, persönlich mit Dr. Mindy Pelz arbeiten zu können, und was sie mir in unzähligen Stunden beigebracht hat, werden nun auch Sie auf den folgenden Seiten lernen. Es sind Lektionen, die wir Frauen meiner Meinung nach eigentlich lernen sollten, sobald wir in die Pubertät kommen. Es ist an der Zeit, einmal für uns selbst Mutter zu sein und unser Herz und unseren Verstand mit dem Wissen auszustatten, das uns aus der Abhängigkeit von irgendetwas oder irgendjemanden befreit und unsere Gesundheit vollständig in unsere eigenen Hände legt.

Wenn Sie sich fragen, was Sie in diesem Buch erwartet, dann ist das meine Antwort: Sie werden die Selbstheilungskräfte Ihres wunderbaren weiblichen Körpers entdecken. Sie werden alle notwendigen Methoden erlernen, die Sie brauchen, um die Kraft der Selbstheilung, der Freude und der Schöpfung aus der ursprünglichsten und natürlichsten Quelle zu schöpfen, die es gibt – aus Ihrem eigenen Körper und Geist.

Ich weiß nicht, ob ich wirklich an die Fähigkeit meines Körpers geglaubt habe, sich selbst zu heilen, bevor ich Dr. Mindy Pelz traf. Aber jetzt tue ich es. Ganz gleich, mit welchen Schwierigkeiten Sie konfrontiert sein sollten: Sie sollten wissen, dass Heilung möglich ist. Es wird nicht über Nacht passieren. Sie müssen sich weiterbilden – den ersten mutigen Schritt machen Sie mit diesem Buch –, und der Prozess erfordert Liebe, Respekt und ein Eintreten für die speziellen Bedürfnissen Ihres Körpers. Aber ich glaube an Sie, und ich weiß ohne jeden Zweifel, dass auch Dr. Mindy Pelz an Sie glaubt.

Ich weiß nicht, ob es Ihnen auch so ging, aber als kleines Mädchen wurden die folgenden Dinge häufig zu mir gesagt: „Renn nicht wie ein Mädchen", „Wirf nicht wie ein Mädchen", „Du schlägst wie ein Mädchen". Es wirkte so, als sei es schlecht oder falsch ein Mädchen zu sein oder etwas „wie ein Mädchen" zu tun. Ich wünschte, ich hätte als kleines Mädchen damals gewusst, dass eine wahre Superkraft darin liegt, ein Mädchen zu sein!

Die Frau, zu der ich herangewachsen bin, weiß das mittlerweile auf jeden Fall! Diese Frau weiß, dass ihre Weiblichkeit heilig ist, dass sie magisch ist und ihr dabei helfen kann, sich selbst zu heilen. Sie kann dabei helfen, die Welt um sie herum zu heilen. Ich hoffe, dass jede Frau, die dieses Buch liest, lernt, dass wir dadurch, dass wir Dinge bewusst als Frauen tun – insbesondere, indem wir lernen, wie wir uns ganz im Sinne unserer ursprünglichen Natur ernähren –, den Weg zur Freiheit einschlagen und so als Frauen dazu beitragen können, einen Himmel auf Erden zu bereiten.

LeAnn Rimes

Mit Grammys ausgezeichnete Singer-Songwriterin,
Suchende, Botschafterin der Wahrheit, Mystikerin
und insgesamt eine ziemlich coole Type
2022

Uns Frauen …

verleiht unser natürlicher Zyklus eine immense Kraft, denn wir selbst sind die Natur. Wir, wie die Natur, erschaffen Leben und leben nach den Rhythmen der Natur. Das sanfte Tier, das unsere wahrhaftige Natürlichkeit verkörpert, ist sich dessen in seinem tiefsten Inneren bewusst.

Wir Frauen …

haben die Aufgabe, uns zu erinnern, die soziale Konditionierung und Beeinflussung, das Bild des „braven Mädchens" abzustreifen und zu unseren natürlichen Strukturen und Rhythmen heimzukehren. Jede orgastische Freude, jeder Urschrei, jedes Bauchgefühl, jeder tiefe Kummer und jeder Trauerschrei, jeder Moment des Ausruhens, das Ablegen des Alten, jedes Bisschen unserer Kreativität bekommt Raum, wird verehrt und wieder heilig.

Wir Frauen …

sind heilig. Nicht nur, wenn wir am hellsten strahlen, sondern auch, wenn wir uns verdunkeln. Die größte Kraft liegt darin, mit dem eigenen Rhythmus zu fließen und den Kampf gegen die Natur – gegen unsere Natur – aufzugeben. Denn letzten Endes gewinnt Mutter Natur immer. Unsere Wahl besteht nur darin, ob wir sie in ihrer Entfaltung unterstützen.

LeAnn Rimes

Einleitung

Ein Paradigmenwechsel im Bereich Gesundheit war noch nie so nötig wie heute. In den letzten Jahrzehnten ist die Anzahl der Fälle chronischer Erkrankungen, wie der Alzheimer-Krankheit, Krebs, Diabetes, Unfruchtbarkeit, Herz-Kreislauf Erkrankungen, Autoimmunerkrankungen, psychische Erkrankungen und sogar chronische Schmerzen, in die Höhe geschossen. Besonders entmutigend ist die Tatsache, dass viele dieser Diagnosen bei Frauen gestellt werden. Trotz allem werden diesen Frauen immer noch nur Standardlösungen angeboten, die ihre hormonellen Bedürfnisse außer Acht lassen und sie mit dem Gefühl, nicht ernstgenommen zu werden, ratlos und obendrein immer noch krank zurücklassen.

Ich kenne dieses Szenario nur zu gut, denn auch ich war eine dieser Frauen. Mit 19 Jahren überkam mich eine unablässige Erschöpfung – eine Erschöpfung, die es mir unmöglich machte, die alltäglichsten Dinge zu tun. In einem Alter, in dem die meisten sich damit beschäftigen, welchen Berufsweg sie einschlagen möchten, hatte ich Schwierigkeiten, überhaupt aus dem Bett zu kommen. Auf der Suche nach Antworten fand ich mich im Sprechzimmer eines der angesehensten Ärzte der Welt wieder, der bei mir das Chronische Fatigue-Syndrom diagnostizierte, eine Erkrankung, für die es keine Therapie gab. Er sagte mir, meine Genesung von einer derart schwächenden Krankheit würde Jahre dauern und riet mir, die Uni zu verlassen, an einer Medikamentenstudie teilzunehmen und zu hoffen, dass mein Körper wieder gesund würde. Damals hatte ich ein Sportstipendium, und meine Trainer saßen mir im Nacken, wieder auf den Tennisplatz zurückzukehren: Ich hatte keine Zeit zum Abwarten.

Wir alle haben Momente im Leben, auf die wir zurückblickend feststellen, dass sich unser Leben in diesem Augenblick für immer verändert hat. Dieser Arztbesuch war einer dieser Momente. Wie die Millionen anderer Frauen, die düstere Prognosen von ihren Ärzten erhalten, hörte ich fassungslos zu, doch eine innere Stimme sagte mir immer wieder, dass es noch einen anderen Weg geben müsse. Wie konnte mein Körper im Alter von nur 20 Jahren zusammenbrechen? Wenn der beste Arzt für das Chronische Fatigue-Syndrom mir nicht helfen konnte, wie sollte ich dann einen Ausweg finden? Dieser dunkle Moment lehrte mich eine wichtige Lektion, die mich in meiner Tätigkeit bis heute begleitet: Wenn deine Gesundheit den Bach runter geht, reicht ein Mensch, der an dich glaubt und dir Hoffnung macht.

Glücklicherweise war meine Mutter damals dieser Mensch für mich. Sie fuhr mit mir direkt im Anschluss an diesen Arzttermin zu einem Arzt für ganzheitliche Medizin. Es war das Jahr 1989, und damals war es fast unmöglich, einen Arzt zu finden, der einen eher naturheilkundlichen Ansatz verfolgte. Seine erste Empfehlung? Meine Ernährung umzustellen. Er erklärte mir, dass Lebensmittel nicht gleich Lebensmittel ist: Manche Lebensmittel unterstützen unsere Gesundheit, während andere an uns zehren. Ich hatte mich von denjenigen ernährt, die an mir zehrten. Er verschrieb mir sofort eine Diät, die der heute sehr beliebten ketogenen Diät sehr ähnlich war.

Drei Wochen nachdem ich mit der empfohlenen Diät begonnen hatte, spürte ich eine drastische Veränderung in meinem Körper. Ich hatte nicht nur wieder mehr Energie, sondern konnte auch wieder klarer denken. Ich verlor mühelos an Gewicht, und der depressive Nebel, der mich Monate lang begleitet hatte, verschwand über Nacht. Ich fühlte mich, als hätte mir jemand ein Wundermittel verabreicht, und das, obwohl ich nur meine Ernährung umgestellt hatte.

Warum reagierte mein Körper so positiv auf diese Ernährungsumstellung? Welche Selbstheilungskraft hatte ich freigesetzt, indem ich einfach nur die Auswahl meiner Lebensmittel verändert hatte? Und warum hatten die beiden Ärzte, die ich besucht hatte, so vollkommen unterschiedliche Ansichten bezüglich meiner Genesung? Ich war beeindruckt davon, wie schnell mein Körper auf die neue Ernährungsweise reagiert hatte. In mir war ein unstillbares Verlangen entflammt, herauszufinden, wozu mein Körper mithilfe von Ernährung noch in der Lage war. Ich fragte mich aber auch, wie viele Menschen es gab, die eine ähnlich düstere Prognose erhalten und niemals beigebracht bekommen hatten, welche Wirkung Ernährung auf ihren Körper haben kann. Diese Erfahrung weckte in mir den Wunsch, anderen zu zeigen, welchen Einfluss so etwas Einfaches wie Essen auf die Selbstheilungskräfte haben kann.

Seither habe ich mich mit fast jeder Diät beschäftigt, die gerade im Trend lag, und sie getestet. Nennen Sie mir den neuesten Ernährungstrend – ich habe ihn ausprobiert. Ich habe außerdem die letzten 25 Jahre an der Seite von Tausenden Patienten verbracht, die um ihre Gesundheit kämpften, und ihnen dabei geholfen herauszufinden, wie wichtig es für ihre Gesundheit ist, was sie essen und wann. Aus all diesen Recherchen habe ich gelernt, dass Menschen heute mehr als je zuvor unter den Folgen schlechter Ernährung leiden. Die US-Behörde Centers for Disease Control and Prevention (CDC) veröffentlichte kürzlich eine Erhebung, nach der 60 Prozent der US-Amerikaner an einer chronischen Krankheit leiden, 40 Prozent leiden an zwei oder mehr, und für die Behandlung dieser chronischen Erkrankungen werden 90 Prozent der Billionen an Gesundheitsausgaben in den Vereinigten Staaten eingesetzt. Warum sind wir so krank? Was hat sich in den letzten 30 Jahren verändert, sodass wir uns auf Kollisionskurs mit chronischen Erkrankungen befinden? Betrachtet man die Ursachen vieler dieser Krankheiten, zeigt sich ein roter Faden: Dieser rote Faden ist eine schlechte Stoffwechselgesundheit.

Eine schlechte Stoffwechselgesundheit, häufig als „metabolisches Syndrom" bezeichnet, ist aktuell ein viel besprochenes Thema, und das zu Recht. Unter einer „guten Stoffwechselgesundheit" versteht man in der Regel die Fähigkeit, die eigenen

Blutzucker-, Blutdruck- und Cholesterinwerte ohne die Einnahme von Medikamenten eigenständig zu regulieren. Eine „schlechte Stoffwechselgesundheit" führt nicht nur zu chronischen Erkrankungen, sondern schadet auch dem Immunsystem. Der vielleicht alarmierendste Aspekt ist, dass eine schlechte Stoffwechselgesundheit in unserer Gesellschaft zur Normalität geworden ist. Viele der Anzeichen, die auf eine schlechte Stoffwechselgesundheit hinweisen, werden von Ärzten als „altersbedingt", „genetisch" oder „unvermeidbar" angesehen. Die Anzeichen dafür, dass jemand unter Stoffwechselproblemen leidet sind leicht zu erkennen: Erhöhte Werte des Blutzuckers, der Triglyceride und des LDL-Cholesterins – LDL steht für Low-density Lipoprotein –, ein hoher Blutdruck oder ein zunehmender Taillenumfang weisen darauf hin, dass der Stoffwechsel nicht rund läuft. Ein klassisches, aber selten thematisiertes Anzeichen für einen versagenden Stoffwechsel ist die Unfähigkeit eines Menschen, eine Weile ohne Essen auszukommen. Er gerät in einen Zustand, der als „Hypoglykämie", oder „Unterzuckerung", bezeichnet wird. Für diese Fälle hat unser genialer Körper eigentlich ein System aus Energiereserven, das bei fehlendem Nahrungsnachschub aktiv werden sollte, um uns mit Energie zu versorgen. Dieses dient dazu, die mentale Klarheit zu gewährleisten und uns bis zur nächsten Mahlzeit über Wasser zu halten. Wenn Sie Probleme haben, mehr als vier Stunden ohne Essen auszukommen, wird es Zeit, Ihren Stoffwechsel mal wieder ins Gleichgewicht zu bringen.

2018 erschien an der University of North Carolina at Chapel Hill eine Studie, aus der hervorging, dass nur zwölf Prozent der US-Amerikaner einen gesunden Stoffwechsel haben. Es sind aber nicht ausschließlich US-Amerikaner betroffen. Über 800 Millionen Menschen weltweit leiden unter Übergewicht. Laut dem *British Medical Journal* sterben in vielen Ländern mittlerweile mehr Menschen an den Folgen von Adipositas als durch Rauchen.[1] Besonders beunruhigend ist, dass die Zahl der von Fettleibigkeit betroffenen Kinder am schnellsten steigt. Adipositas bei Kindern wird im Laufe des nächsten Jahrzehnts voraussichtlich um

60 Prozent steigen, bis 2030 wären das 250 Millionen Betroffene. Die durch diesen Anstieg verursachten medizinischen Kosten werden bis 2025 voraussichtlich 1 Billion US-Dollar übersteigen. Angesehene medizinische Publikationen wie *The Lancet* fordern sogar, aufgrund des engen Zusammenhangs zwischen Stoffwechselerkrankungen und schweren Verläufen bei Corona-Erkrankungen, nach der Pandemie die Stoffwechselgesundheit zur obersten Priorität weltweit zu erheben.[2] Unsere bisherigen Bemühungen, Stoffwechselprobleme einschließlich des krankhaften Übergewichts zu verhindern und zu behandeln, sind jedoch offensichtlich unzureichend. Unser Umgang mit diesem wachsenden Problem muss sich verändern. Hinter schlechter Stoffwechselgesundheit steht nicht nur eine Zahl auf der Waage oder ein erhöhter Blutwert, sondern ein Mensch in einer Gesundheitskrise. Jede Gesundheitskrise betrifft nicht nur die Person selbst, sie betrifft auch deren Familie, unser Gemeinwesen und, wie die Pandemie uns gelehrt hat, die Welt als Ganzes. Wir stecken alle gemeinsam in dieser Stoffwechselkrise.

So düster unsere aktuelle Lage auch sein mag, es gibt einen klaren Ausweg. Dieser Ausweg kostet weder Zeit noch Geld. Er ist wissenschaftlich belegt und steht jeder Person offen – egal wo, egal wann. Und dieser Ausweg ist das Fasten. Obwohl die Kunst des Fastens bei Weitem kein neues Konzept im Gesundheitsbereich ist, haben neue Erkenntnisse in den letzten Jahren gezeigt, dass das Fasten der schnellste Weg zurück zu besserer Gesundheit ist. Auf meiner Mission, meine Patienten dabei zu unterstützen, ihre Gesundheit mithilfe von Ernährung zu verbessern, stieß ich auf zahlreiche Studien, die die Wirksamkeit des Fastens belegen. Ich war so fasziniert von den wissenschaftlichen Erkenntnissen darüber, wie sich unsere Körper während des Fastens selbst heilen, dass ich es in jeden Behandlungsplan für meine Patienten aufnahm. Die Ergebnisse waren erstaunlich. Ich hatte noch nie zuvor beobachten können, dass sich der Gesundheitszustand durch eine vergleichsweise simple Änderung wie die des Zeitpunkts, an dem eine Person aß, so schnell verbesserte. Dies ließ mich mit der folgenden Frage zurück: „Wenn das Fasten für meine eigenen Patienten so wirkungsvoll war, könnte es dann ein Hilfsmittel sein, das sich jeder und jede zunutze machen konnte?

In meinen 25 Jahren Berufspraxis habe ich immer wieder festgestellt, dass die beiden größten Hindernisse, mit denen Menschen auf dem Weg zu besserer Gesundheit konfrontiert sind, Zeit und Geld sind. Beim Fasten überwinden wir sie beide. Ich war so besessen von dieser wieder aufkeimenden uralten Methode und den Ergebnissen, die ich beobachten konnte, dass ich beschloss, die Wissenschaft des Fastens über meinen YouTube-Kanal noch mehr Menschen zugänglich zu machen. Ich stellte schnell fest, dass viele Menschen, vor allem Frauen, verzweifelt auf der Suche nach einer effektiven Fastenmethode waren. Drei Jahre und 900 Videos später: Ich konnte die Fortentwicklung dieses Gesundheitstrends, der sowohl bei Patienten als auch bei Ärzten einen steigenden Informationsbedarf bedingt, auf eine direkte Art und Weise miterleben. Über die Jahre, in denen ich über das Fasten informiert habe, sind auf meinem Kanal Hunderttausende Heilungsberichte geteilt worden. Dies belegt zweifelsfrei, dass die Menschen von den Ergebnissen des Fastens begeistert sind.

Wie Sie bald selbst lesen werden, sind auch die Studien zum Thema Fasten sehr beeindruckend. Angesehene wissenschaftliche Fachzeitschriften, wie *The New England Journal of Medicine, Cell Metabolism, Nature* und *The British Medical Journal,* veröffentlichen immer wieder neue Erkenntnisse, die belegen, warum Fasten so gut funktioniert. In diesen Artikeln wird beschrieben, wie Fasten alle Aspekte der Stoffwechselgesundheit fördert. Es unterstützt die Gewichtsabnahme, senkt hohen Blutdruck und hohe Cholesterinwerte und hilft auch bei Insulinresistenz und Entzündungen. Wir haben außerdem wissenschaftliche Belege dafür, dass das Fasten unser Darmmikrobiom saniert, neurodegenerativen Erkrankungen entgegenwirkt, ein angeschlagenes Immunsystem aufmöbelt und Glücks-Neurotransmitter, wie das Dopamin, das Serotonin und die GABA, ankurbeln kann. Obwohl wissenschaftlich klar belegt ist, dass Fasten die Selbstheilung anregt, gibt es noch einen riesigen blinden Fleck: Beim Fasten gibt es keine Standardlösungen, insbesondere nicht für Frauen. So erfreulich es auch ist, dass immer mehr Menschen Intervallfasten in ihren Alltag integrieren, stellen sich doch drei zentrale Fragen, denen sich niemand zu widmen scheint.

Die erste dieser Fragen lautet: Wie lange sollte man fasten? In der Regel versteht man unter Intervallfasten ein Zeitfenster von 13 bis 15 Stunden ohne Essen. Viele orientieren sich aber auch an der Forschung zum 16:8-Fasten – ein 16-stündiges Fastenintervall wechselt sich mit einem 8-stündigen Zeitfenster zum Essen ab. Eine der berühmtesten Studien zum Thema ergab dagegen, dass dreitägiges Fasten präkanzeröse Zellen töten und einen Neustart für das gesamte Immunsystem bewirken kann. Je mehr Anklang diese wissenschaftlichen Artikel in der breiten Gesellschaft finden und je beliebter das Fasten wird, desto mehr Meinungen kursieren darüber, wie lange man fasten sollte. Das macht es für viele sehr schwierig, herauszufinden, wie lange sie fasten sollten, ob sie täglich fasten sollten und ob sie überhaupt richtig fasten. Wenn man gelernt hat, den Zustand des Fastens für sich zu nutzen, ist es verlockend, längere Zeit zu fasten. Aber ist länger auch besser? Häufig gibt es keine einfachen Antworten.

Die zweite Frage ist: Welche Lebensmittel sind die beste Begleitung beim Fasten? Viele sind so begeistert vom Fasten, dass sie vergessen, dass auch Essen heilen kann. Es ist jedoch der Rhythmus, in dem wir zwischen Festmahl und Fasten hin und her wechseln, der die größten Stoffwechselveränderungen bewirkt. Experten auf dem Gebiet haben sich bisher vor allem auf die Selbstheilung konzentriert, die während des Fastenfensters stattfindet, und Fastende darüber im Dunkeln gelassen, welch wichtige Rolle Lebensmittel während der Essensphasen für die Heilung spielen. Hierin liegt eine Herausforderung, denn die Ernährung vieler orientiert sich weiterhin an westlichen Standards, und die Nahrungsmittel sind voller Chemikalien, Zucker und entzündungsfördernder Fette. So widersprüchlich das auch klingen mag, aber Ernährung sollte in der Diskussion über das Fasten nicht unter den Tisch fallen. Kombiniert man die richtige Ernährung mit

Fasten, können wahre Wunder geschehen – und das gilt insbesondere für Frauen.

Das führt mich zur dritten und wichtigsten Frage, auf die wir eine Antwort brauchen: Sollten Frauen anders fasten als Männer? Dies ist eine Frage von zentraler Bedeutung, denn Frauen sind stark beeinflusst durch die hormonellen Veränderungen ihres monatlichen Zyklus und der Menopause. Die Feinheiten unserer Sexualhormone – Östrogen, Progesteron und Testosteron – erfordern es, dass wir ansteigende Cortisol- und Insulinwerte genau im Auge behalten, wie sie durch erhöhten Stress, Sport, Ernährung und, ja, auch durch Fasten hervorgerufen werden können. Wenn wir fasten, um unseren Stoffwechsel zu befeuern, müssen wir dies im Einklang mit unseren Hormonen tun. Männer sind zwar auch hormonell gesteuert, ihre Hormone reagieren jedoch nicht so sensibel auf den Anstieg dieser Werte. Damit eine Frau in den Genuss des vollen gesundheitlichen Nutzens des Fastens kommt, muss sie wissen, wann und wie sie ihren Stoffwechsel in Übereinstimmung mit ihrem hormonellen Zyklus anknipst.

Wie in vielen Bereichen der Gesundheitsversorgung bleiben Frauen häufig unbeachtet. Viele Fastenbücher lehren eine Standardlösung, die Frauen mit mehr Fragen als Antworten zurücklässt. In Podcasts, Social-Media-Posts und Blogartikeln wird immer wieder eine auf Frauen abgestimmte Fastenmethode gefordert, aber die wenigsten zeigen den Frauen auch, wie das geht. Hierin besteht eine weitere große Herausforderung. Wenn eine Frau sich entscheidet, mit dem Fasten zu beginnen und dabei ihren monatlichen Zyklus nicht beachtet, kann das negative Folgen haben, wie Haarausfall, Ausschläge, Angstgefühle, ausfallende Regelblutungen, Schilddrüsenprobleme und Schlafstörungen. All diese Symptome lassen sich vermeiden, indem Frauen lernen, gemäß den individuellen Bedürfnissen ihres Körpers zu fasten. Wenn es richtig gemacht wird, kann Fasten viele Erkrankungen bekämpfen, unter denen Frauen leiden. Das Gleiche gilt für Frauen in den Wechseljahren, die vielleicht keine Periode mehr haben, aber trotzdem weiterhin individuelle hormonelle Bedürfnisse. Es ist notwendig, sich damit zu beschäftigen, wie ihr Fastenalltag aussehen sollte. Die Liste der Frauen, die im Fasten Antworten auf ihre hormonellen Erkrankungen suchen, ist lang. Frauen mit polyzystischem Ovarialsyndrom (PCOS), Frauen mit Spiralen, die kaum einen monatlichen Zyklus erleben, und die Hunderttausende von Frauen, die mit Unfruchtbarkeit zu kämpfen haben – all diese Frauen brauchen eine Fastenmethode, die an ihre persönlichen Voraussetzungen angepasst ist, und sie brauchen Ressourcen, an denen sie sich orientieren können.

Um hierzu einen Beitrag zu leisten, begann ich, auf meinem YouTube-Kanal über die feinen Unterschiede beim Fasten zu informieren und über das richtige Timing, um das Fasten im Alltag mit den hormonellen Bedürfnissen in Einklang zu bringen. Ich arbeitete sechs verschiedene Fastenmethoden mit unterschiedlicher Fastendauer von 13 bis 72 Stunden aus und zwei verschiedene Ernährungsprogramme, die ich als „ketobiotische" und „hormonfördernde Ernährung" bezeichne und die entsprechend der aktuellen Phase im weiblichen Zyklus zum Einsatz kommen. Ich habe auch ein Konzept erarbeitet, das ich „Zyklusfasten" nenne, und das es Frauen ermöglicht, die Fastendauer und das Ernährungsprogramm auf der Basis des eigenen Monatszyklus festzulegen. Und für Frauen mit oder ohne Monatszyklus – wie Frauen in der Menopause oder Frauen, die aufgrund ihrer Verhütungsmethode kaum einen richtigen Monatszyklus erleben – habe ich ein 30-Tage-Programm zum Fasten-Reset entwickelt, in dem Fastendauer und Ernährung so variieren, dass sie den wechselnden Hormonstatus ergänzen und gleichzeitig die Stoffwechselgesundheit verbessern.

Wenn ich eins von diesen Frauen gelernt habe, dann ist es, dass Frauen nicht mehr aufzuhalten sind, sobald sie wissen, wie sie ihren Fastenalltag an ihren Zyklus anpassen können. Diese Frauen haben mich dazu inspiriert, das vorliegende Buch zu schreiben. Auf den folgenden Seiten finden Sie bewährte Vorgehensweisen, erkrankungsspezifische Programme, Tricks, die das Fasten erleichtern, und die Hilfsmittel, mit denen ich Hunderttausenden Frauen wie Ihnen dabei geholfen habe, mithilfe des Fastens ein erfülltes Leben zu führen.

Ich habe das Buch in vier Teile aufgeteilt, zu Anfang widme ich mich den wissenschaftlichen Hintergründen des Fastens und der Umstellung von Stoffwechselprozessen. Diese Hintergründe zu verstehen ist entscheidend für erfolgreiches Fasten.

In Teil I gebe ich Ihnen auch eine kurze Einführung, in der ich erkläre, wie die Hormone funktionieren. Diese Informationen hätten Sie eigentlich schon mit 13 Jahren erhalten sollen, aber ich freue mich, dass ich sie Ihnen jetzt vermitteln darf. Die Wissenschaft des Fastens und die magische Kraft der Hormone miteinander zu vereinen, ist der Schlüssel zum erfolgreichen Fasten.

In Teil II widme ich mich Ernährungsprinzipien, mit denen Sie nie wieder vom rechten Stoffwechselpfad abkommen werden. Ernährung kann kompliziert sein, und ich möchte es Ihnen einfacher machen. In diesem Teil des Buches stelle ich Ihnen auch die beiden Ernährungsformen vor – die ketobiotische und die hormonfördernde Ernährung –, mit denen Sie Ihr Fastenprogramm ergänzen werden. Sie erfahren auch, wie das Zyklusfasten funktioniert und wie Sie die unterschiedlichen Fastendauern an die Phasen Ihres Monatszyklus anpassen.

In Teil III lernen Sie außerdem, wie Sie Ihre Fastenmethode an Ihre individuellen Lebensumstände anpassen können, unter anderem mithilfe eines 30-Tage-Programms zum Fasten-Reset, spezieller Programme zur Bekämpfung spezifischer Erkrankungen und mithilfe von Tricks, die das Fasten erleichtern. Eine meiner Lieblingslektionen – das Fastenbrechen – ist auch in Teil III enthalten. Ganz gleich, an welchem Punkt Ihrer Fastenreise Sie sich gerade befinden: Ich bin mir sicher, dass dieses Buch die nötigen Ressourcen bietet, die Sie auf Ihrem Weg zu besserer Gesundheit unterstützen.

Teil IV ist das Kochbuch im Buch. Hier finden Sie ketobiotische und hormonfördernde Rezepte und auch solche, mit denen das Fastenbrechen zum Genuss wird.

So wie mir vor Jahren meine Mutter neue Hoffnung gab, wünsche ich mir, dass dieses Buch Ihnen als treuer Begleiter zur Seite steht, während Sie lernen, das Fasten für sich zu nutzen und die Kontrolle über Ihre Gesundheit zurückzugewinnen. Genau dafür ist dieses Buch da. Frauen wurden von der medizinischen Fachwelt viel zu lange vernachlässigt, und ich freue mich, mit Ihnen die vielversprechenden Aussichten zu teilen, die das Fasten für uns alle bereithält.

Teil I

DIE WISSENSCHAFT

KAPITEL 1

Es ist nicht Ihre Schuld

Ihr Körper ist eine nahezu perfekt geölte Maschine. Er besteht aus über 30 Billionen Zellen, die als geschlossenes Team hart dafür arbeiten, dass es Ihnen gut geht. Jede Zelle ist wie ein kleines Kraftwerk, das Energie produziert, indem es Fett verbrennt, Glukose verstoffwechselt und Antioxidantien produziert. Unsere Zellen wissen, wann sie unsere Energieversorgung ankurbeln müssen, damit wir leistungsfähig sind, und wann sie sie herunterfahren, damit wir uns ausruhen können. Wenn wir essen, schnappen sie sich die Nährstoffe, die ihnen zur Verfügung gestellt wurden, und nutzen sie, um die Aufgaben zu erfüllen, die notwendig sind, damit unser Körper bestmöglich funktioniert. Ist keine Nahrung verfügbar, stellen sie auf eine alternative Energiequelle um, um sicherzustellen, dass wir weiterhin über die ausreichende physische und psychische Kraft verfügen, um zu funktionieren. Wenn die Rezeptoren an der Oberfläche der Zellen Hormone im Blutkreislauf wahrnehmen, öffnen sie ihre Tore und lassen diese Hormone herein. Unsere Zellen passen sich effizient jeder physikalischen, chemischen oder emotionalen Veränderung an, mit der sie konfrontiert werden. Ziemlich eindrucksvoll, oder nicht?

Jetzt wird es allerdings schwierig: Sie brauchen dafür Ihre Unterstützung. Sie benötigen bestimmte Nährstoffe, um richtig arbeiten zu können – Nährstoffe, wie gute Fette, Aminosäuren, Vitamine und Mineralstoffe. Wenn sie diese Unterstützung nicht bekommen, können sie ihre Arbeit nicht leisten. Das ist der Grund, warum viele Diäten zunächst ein Trend sind, dann aber wieder verschwinden, weil sie nicht den gewünschten Effekt bringen. Die meisten Diäten, die eine schnelle Lösung versprechen, arbeiten den Zellprozessen entgegen. Sie machen es so unmöglich, ein langanhaltendes Ergebnis zu erzielen, und provozieren stattdessen eine Vielzahl an Gesundheitsproblemen, die den Alterungsprozess beschleunigen und zu chronischen Krankheiten führen können. In diesem Kapitel möchte ich Ihnen fünf falsche Fährten vorstellen, auf die Diäten Sie geführt haben – und die Sie jederzeit wieder verlassen können. Ich nenne sie „die fünf Fehlschläge“: Dazu zählen Kalorienrestriktion, schlechte Nahrungsqualität, ständig ansteigende Cortisolwerte, steigende Mengen an Giftstoffen und Standardlösungen für individuelle Probleme. Haben Sie diese fünf Fehlschläge bei Diäten erst einmal verstanden, wird Ihnen klar werden, dass Sie sich auf einer gesundheitlichen Berg-und-Tal-Fahrt befunden haben. Die meisten Diäten haben die Verbindung zwischen Ihnen und der Funktionsweise Ihres Körpers vollkommen gekappt und Sie so auf direktem Wege in die Frustration, in Selbstzweifel und Misstrauen gegenüber Ihrem eigenen Körper geführt. Dieser Diätenwahnsinn muss ein Ende haben. Sie können Ihre gewünschten Ziele erreichen, wenn Sie Abstand gewinnen zu den rigiden Zwängen dieser Diätkultur. Lernen Sie, wie Ihr Körper funktioniert, und entwickeln Sie so ein neues Verständnis für Ihre Gesundheit. Dann können Sie Hand in Hand mit Ihrem weiblichen Körper arbeiten, diesem Wunderwerk, in dem Sie leben dürfen.

ERNÄHRUNGSSTRATEGIEN OHNE SCHULDGEFÜHLE

Bevor ich mich den Details widme, ermutige ich Sie, sich einmal selbst einen Moment der Anerkennung zu schenken. Ich bin mir sicher, dass Sie die Erfolge Ihrer Freunde mit beliebten Diäten beobachtet und versucht haben, es Ihnen gleichzutun, nur um festzustellen, dass Sie nicht die gleichen Ergebnisse erzielen konnten. Ich weiß, wie frustrierend es ist, sich in einer Gesundheitskrise auf der Suche nach Antworten an einen Arzt zu wenden, nur um bloßgestellt zu werden und gesagt zu bekommen, Sie müssten Ihr Gewicht senken, Ihr Wert nach dem Body Mass Index (BMI) sei zu hoch. Ich verstehe, dass Sie die Nase voll haben von angeblichen Wunderpillen, die nicht funktionieren. Ich bin mir bewusst, dass die Stunden, die Sie im Fitnessstudio verbracht haben, um durch Sport Ihre Gesundheit zu verbessern, ohne dass sie einen wahrnehmbaren Effekt gehabt hätten, Sie mit der Frage zurückgelassen haben, ob mit Ihnen etwas nicht stimmt. All das können Sie jetzt hinter sich lassen. Diese Glaubenssätze werden Ihnen auf diesem Pfad zu einer besseren Gesundheit nicht weiterhelfen, den Sie jetzt einschlagen.

Während Sie die Schuld und die Scham loslassen, machen Sie sich bewusst, dass Sie nicht alleine sind. Viel zu vielen Frauen geht es wie Ihnen. Nach Angaben der Centers for Disease Control and Prevention (CDC) in den Vereinigten Staaten sind 41 Prozent aller Frauen über 21 Jahren adipös. 45 Prozent haben hohen Blutdruck. Jede zweite erkrankt im Laufe ihres Lebens an einer Form von Krebs. Jede fünfte erkrankt an der Alzheimer-Krankheit. Jede neunte entwickelt Diabetes Typ 2. Jede achte entwickelt ein Schilddrüsenproblem. 80 Prozent aller Autoimmunerkrankungen treten bei Frauen auf.[1] Uns als Gruppe geht es nicht gut. Hier geht es um unsere Schwestern, Mütter, Großmütter, Tanten, Freundinnen, Kolleginnen, Chefinnen und politischen Anführerinnen. Wir übernehmen die Fürsorge für unsere Familien und Gemeinden. In einer Zeit, in der die Welt uns in unserer besten Verfassung braucht, ringen wir mit Gesundheitsproblemen, fühlen uns von unseren Ärzten nicht ernstgenommen und suchen nach Lösungswegen, um unsere Kraft zurückzuerlangen. Heilung beginnt, wenn wir uns für Vergangenes vergeben.

Während Sie die nächsten Seiten über die fünf Fehlschläge lesen, machen Sie sich bewusst, dass es höchstwahrscheinlich nicht Ihre Schuld war, dass Diäten für Sie in der Vergangenheit nicht funktioniert haben. Lassen Sie das Gefühl des Versagens, angsteinflößende Diagnosen, die Ihnen aufgedrückt wurden, und die einschränkenden Glaubenssätze, die sich eventuell bei Ihnen festgesetzt haben, hinter sich. Diese negativen Gedanken loszulassen, wird Ihnen dabei helfen, zu einer neuen gesünderen Version Ihrer selbst zu werden.

FÜNF TYPISCHE FEHLSCHLÄGE

Fehlschlag Nr. 1: Diäten mit Kaloriendefizit

Wenn ich einen Mythos für immer aus Ihrem Bewusstsein löschen könnte, dann wäre es, dass wir durch Kalorienzählen dünn bleiben. Ihnen wurde beigebracht, dass weniger Essen und mehr Sport Sie auf Dauer gesund und glücklich machen. Diese Diätstrategie zählt zu den schwierigsten Methoden, um auf Dauer Gewicht zu verlieren.

Warum? Jedes Mal, wenn Sie weniger essen und mehr Sport treiben, verändern Sie den Set-Point Ihres Stoffwechsels. „Set-Point“ bedeutet „Sollwert“ und bezeichnet den Kalorienbereich, innerhalb dessen der Körper ein konstantes Gewicht hält. Die Set-Point-Theorie geht davon aus, dass der Set-Point genetisch vorbestimmt sei. Wer Glück hat, hat einen höheren Set-Point, wer Pech hat, muss sich mit einem niedrigeren abfinden. Neue Erkenntnisse widerlegen diese These jedoch. Eigentlich ist es so, dass Sie sich Ihren Set-Point antrainieren, und wenn Sie weniger essen und mehr Sport treiben, senken Sie den Schwellenwert Ihres Set-Points. Und an genau dieser Stelle versagen Diäten mit Kaloriendefizit. Denn jedes Mal, wenn Sie Ihren Schwellenwert senken, machen Sie es sich schwerer, sich anders zu ernähren. Sobald Sie wieder mehr Kalorien zu sich nehmen oder weniger Sport treiben, haben Sie die Pfunde viel schneller wieder drauf, weil Sie sich über dem Schwellenwert Ihres Set-Points befinden. Ist das nicht zum wahnsinnig werden?!

Leider ist dies seit Jahren die Nummer eins Diät bei Frauen. Häufig lässt sich dadurch ein kurzfristiger Erfolg erzielen, was viele Frauen immer wieder zu neuen Versuchen verführt. Tragischerweise wehrt sich der Körper aber auf Dauer gegen das Kaloriendefizit, indem er verstärkt Hungersignale ans Gehirn sendet und den Stoffwechsel verlangsamt. Da Diäten, die auf einem Kaloriendefizit beruhen, zu einer Veränderung des Set-Points führen, ist es unglaublich schwierig, mit ihnen dauerhafte Erfolge zu erzielen.

Unsere Ansichten rund um Kalorienrestriktion abzulegen, kann sehr schwer sein. Sollte es Ihnen auch so gehen, lassen Sie uns gemeinsam eine der berühmtesten Studien zum Thema betrachten, das Minnesota-Hungerexperiment *(Minnesota Starvation Experiment)*. Obwohl es in den 1940er-Jahren durchgeführt wurde, gilt es immer noch als wichtigste Studie zu den körperlichen, emotionalen und sozialen Auswirkungen auf den menschlichen Körper, wenn er über einen langen Zeitraum hinweg einem Kaloriendefizit ausgesetzt wird. Im Rahmen des Experiments wurde über einen Zeitraum von 13 Monaten die Essensmenge von 36 Männern stufenweise bis auf eine Kalorienmenge von 1500 reduziert und dort gehalten. Während sie diese kalorienarme Diät verabreichten, stellten die Forscher dramatische Veränderungen der körperlichen und mentalen Verfassung der Studienteilnehmer fest. Zunächst waren diese so sehr mit Gedanken an Essen beschäftigt, dass sie sich nicht mehr auf alltägliche Aufgaben konzentrieren konnten. Darüber hinaus wurden sie depressiv, unruhig, lustlos und hypochondrisch und begannen, sich sozial zurückzuziehen. Kommt Ihnen das vielleicht bekannt vor, wenn Sie an Ihre letzte Diät denken? So beunruhigend das auch klingt, am erschreckendsten war, was passierte, als die Essensmenge der Studienteilnehmer wieder erhöht wurde. Die psychischen Probleme der Teilnehmer hielten auch nach Ende des Experiments an. Sie legten auch schnell wieder das Gewicht zu, das sie verloren hatten – und hinzu kamen noch weitere 10 Prozent ihres Körpergewichts. Psychische Probleme und zusätzliches Gewicht sind nicht gerade das, worauf wir mit einer Diät abzielen, und trotzdem haben sich so viele von uns unwissentlich einem dieser Studie vergleichbaren Ernährungsregime unterworfen. Die Studie zeigt auf so vielen Ebenen, welchen Schaden die Kalorienrestriktion unserer Gesundheit zufügt.

Fehlschlag Nr. 2: schlechte Lebensmittelqualität

Vor 40 Jahren sagte die US-amerikanische Regierung den Fetten den Kampf an. Besorgt darüber, dass Fette Herz-Kreislauf-Erkrankungen fördern könnten, wurde den Menschen geraten, sich von Fett grundsätzlich fernzuhalten, insbesondere von gesättigten Fettsäuren und Cholesterin. Diese Ansage befeuerte den Trend der fettarmen Ernährung und zwang die Nahrungsmittelindustrie „fettfreie" Produkte zu entwickeln. Ohne Fett in ihren Produkten stand die Nahrungsmittelindustrie allerdings vor einer großen Herausforderung – und zwar einer geschmacklichen. Fett ist ein Geschmacksträger. Die Hersteller ersetzten also das Fett in ihren Produkten durch Zucker und geschmacksverstärkende Chemikalien, was zur Folge hatte, dass die Anzahl adipöser Menschen in die Höhe schoss. In den 1960er-Jahren galten noch weniger als 14 Prozent der US-Amerikaner als übergewichtig; heute liegt diese Zahl bei fast 40 Prozent, und Prognosen zufolge werden bis 2030 rund 50 Prozent der US-Amerikaner von Fettleibigkeit betroffen sein.

Wenn Sie die Aufschrift „fettarm" auf einem Produkt im Supermarkt entdecken, stellen Sie es schnell zurück ins Regal. Ein niedriger Fettanteil bedeutet in der Regel viel Zucker und Inhaltsstoffe mit toxischer Wirkung – zwei Dinge, die die Pfunde schnell in die Höhe treiben. Aber warum sorgten diese neuen trendigen fettreduzierten Nahrungsmittel für diese kollektive Gewichtzunahme? Ironischerweise wissen wir heute, dass uns hochverarbeitete Lebensmittel, wie sie Teil vieler beliebter Diäten sind, insulinresistent machen.

Der Begriff „Insulinresistenz“ taucht heutzutage häufig in der Berichterstattung auf, vor allem weil so viele Menschen mit Übergewicht und Diabetes zu kämpfen haben. Aber was genau verbirgt sich dahinter? Im Falle einer Insulinresistenz können die Zellen das Hormon Insulin nicht mehr erfolgreich dafür einsetzen, den Zucker aus der Nahrung in die Zelle zu transportieren. Wenn unsere Zellen nicht mehr dazu in der Lage sind, diese Glukose als Energielieferant zu nutzen, führt das einerseits zu Erschöpfung, andererseits wird die ungenutzte Glukose stattdessen als Fett gespeichert. Hierin besteht die Hauptursache des „metabolischen Syndroms“, welches definiert ist als das gleichzeitige Auftreten von drei der fünf folgenden Symptome: Fettleibigkeit, hoher Blutdruck, zu große Mengen Triglyceride im Blut, hoher Blutzucker oder niedrige HDL-Cholesterinwerte. Die Tatsache, dass neuen Berichten zufolge nur 12 Prozent der US-Amerikaner einen gesunden Stoffwechsel haben, zeigt, dass hier ein gesamtgesellschaftliches Gesundheitsproblem besteht.

Werfen wir einen Blick darauf, wie Insulin eigentlich funktionieren sollte. Insulin ist das Hormon, das für die Bindung von Zucker zuständig ist. Ihre Bauchspeicheldrüse schüttet es aus, nachdem Sie eine Mahlzeit zu sich genommen haben, um den Zucker aus dieser Mahlzeit zu den Zellen zu transportieren. Je höher der Zuckeranteil einer Mahlzeit, desto mehr Insulin wird ausgeschüttet. Ein ständiger Zustrom an Insulin überschwemmt die Zellen und überfordert die Bindungsstellen, an die das Hormon andocken muss, um seine Aufgabe zu erfüllen. Die Bindungsstellen, die Rezeptoren, sind die Tore an der Oberfläche unserer Zellen, die sich öffnen, um Hormone hereinzulassen. Je mehr Insulin durch diese Tore strömt, desto schneller verstopfen sie – es entsteht eine Art Stau auf Zellebene. Man könnte sagen, die Zellen werden dadurch taub für Insulin. Das ist ähnlich, wie wenn Sie Ihren Partner immer wieder darum bitten, eine bestimmte Aufgabe im Haushalt zu erledigen: Je öfter Sie es sagen, desto weniger scheint Ihr Gegenüber Sie zu hören. In Ihren

Zellen passiert dasselbe mit Insulin. Sobald die Zellen aufhören, auf das Insulin zu reagieren, wird sowohl das überschüssige Insulin als auch der Zucker als Fett gespeichert. Diäten, die diese Insulinantwort nicht berücksichtigen, sind zum Scheitern verurteilt.

Fehlschlag Nr. 3: ständig ansteigender Cortisolspiegel

Cortisol ist der Feind des Insulins. Es ist unmöglich, unter ständigem Stress zu stehen und gleichzeitig seine gesundheitliche Verfassung zu verbessern. Wenn der Cortisolspiegel steigt, steigt auch der Insulinspiegel. Was steckt dahinter? Kommen wir noch einmal zurück auf die Diäten mit Kaloriendefizit, die Sie in der Vergangenheit vielleicht schon ausprobiert haben. Die starren Vorgaben dieser Diäten verursachen häufig Stress, welcher die Cortisolwerte steigen lässt. Dadurch, dass Sie weniger Kalorien zu sich nehmen, werden Sie hungrig und leicht reizbar. Dieser neue Zustand der Unruhe löst eine Kampf-oder-Flucht-Reaktion in Ihrem Gehirn aus, und dieses reagiert, indem es Cortisol in Ihren Blutkreislauf ausschüttet, um Ihrem Körper zu signalisieren, dass er sich in einer Krisensituation befindet. Ihr Körper reagiert auf dieses Krisensignal, indem er die Verdauung unterbricht, die Fettverbrennung einstellt und Ihre Glukosewerte ansteigen lässt, damit Sie körperlich dazu in der Lage sind, die Stresssituation zu bewältigen. Mit dem Anstieg des Glukosespiegels steigt auch der Insulinspiegel, um auf die gestiegene Zuckermenge reagieren zu können. Und wieder werden Ihre Zellen von einem Überfluss an Insulin überwältigt. Das Verrücke ist, dass sich dieser ganze Prozess abspielt, ohne dass Sie auch nur einen Bissen gegessen haben.

Ein wiederholtes Ansteigen des Cortisolspiegels verhindert Erfolge bei einer Diät. Jede strikte Diät, deren Einhaltung ein steter Kampf ist, birgt das Potenzial, dass die Cortisolwerte zu lange hoch bleiben. Denn Ihr Cortisolspiegel steigt nicht nur dann an, wenn Ihr Chef Sie mit Arbeit überschüttet oder Sie einen Streit in der Partnerschaft haben. Häufig kommt es auch zu solchen Spitzen, wenn Sie eine strenge Diät beginnen, die sich nur schwer mit

Ihrem Alltag vereinbaren lässt. Das Cortisol kann auch ansteigen, wenn Sie versuchen, Ihren Körper durch übermäßiges Sporttreiben zu besserer Gesundheit zu zwingen. Ich habe auch schon Frauen beobachtet, die so besessen waren von den Ergebnissen, die sie mithilfe des Fastens erzielten, dass sie immer länger und länger fasteten und dadurch eine stetige Ausschüttung von Cortisol auslösten. So wichtig die Rolle des Cortisols ist, so selten wird es in beliebten Diäten berücksichtigt. Es ist nicht möglich, seine Gesundheit zu verbessern, wenn man unter Dauerstress steht.

Aber auch ohne Diät kann Cortisol Ihnen einen Strich durch die Rechnung machen. Auch der Stress des Alltags kann zu einem Anstieg des Cortisolspiegels führen. Dr. Libby Weaver beschreibt dieses Phänomen in Ihrem Buch *Das Rushing Woman Syndrom: Was Dauerstress unserer Gesundheit antut.* Der weibliche Körper reagiert nämlich sehr viel sensibler auf Stress als der männliche. Unsere Hormone sind auf die Fortpflanzung ausgerichtet, und bei erhöhtem Stress reagiert unser Körper, indem er die Hormonproduktion extrem herunterfährt. Wird eine Stressreaktion ausgelöst, reagiert unser Gehirn so, als würden wir von einem Tiger verfolgt. Es stellt unseren gesamten Hormonhaushalt um, um uns neurochemisch darauf vorzubereiten, vor dem Tiger zu fliehen. Das bedeutet häufig, dass die Werte unserer Sexualhormone sinken und die des Insulins ansteigen. In einem solchen Fall ist es völlig egal, wie gut Sie sich ernähren, wie viel Zeit Sie im Fitnessstudio verbringen oder welche Entgiftungskur Sie gerade machen, Ihre Gesundheit wird darunter leiden.

Viele der Diäten, die Sie bisher ausprobiert haben, lassen die Notwendigkeit außer Acht, den Cortisolspiegel konstant zu halten. Vielleicht ist Ihnen das bereits aufgefallen, wenn Sie versucht haben, eine neue Diät in Ihren Alltag als „Rushing Woman", die immer in Eile ist, zu integrieren.

Fehlschlag Nr. 4: giftige Zutaten in Lebensmitteln

Giftstoffe machen dick – ja, ganz im Ernst! Und zwar so sehr, dass eine neue Gruppe fettbildungsfördernder Chemikalien sogar einen eigenen Namen erhalten hat - die Obesogene. Der Begriff „obesogen" bedeutet „Beleibtheit hervorrufend". Ihr Körper weiß nicht, wie er diese Chemikalien zersetzen soll, wenn Sie sie zu sich genommen haben, und speichert sie deshalb in Form von Fett. Denken Sie daran, wenn Sie das nächste Mal in den Spiegel schauen und sich über die hartnäckigen Pfunde ärgern, die nicht schmelzen wollen, und überdenken Sie, welche Aufgabe dieses Fett erfüllt, denn es ist nicht da, um Sie zu ärgern. Ihr Körper wusste einfach nicht, wie er die Chemikalien in Ihrem Essen abbauen sollte, und damit sie keinen Schaden an Ihren lebenswichtigen Organen anrichten, hat er sie in Fettpolster verpackt. Dieses brillante System hat Ihr Köper entwickelt, um Sie auf Dauer am Leben zu halten.

Welche Chemikalien fallen in die Gruppe der Obesogene? Die Liste ist tatsächlich lang, aber die fünf schlimmsten sind Bisphenol A, Phthalate, Atrazin, zinnorganische Verbindungen und Perfluoroctansäure (PFOA). Obwohl diese Substanzen häufig in Lebensmitteln, Wasser, Kosmetik, Reinigungsmitteln, Kochgeschirr und sogar in unserer Kleidung enthalten sind, werde ich mich im Sinne des Buchthemas hauptsächlich auf Obesogene in Lebensmitteln beschränken.

Obesogene, die häufig in Lebensmitteln vorkommen, sind Mononatriumglutamat und Sojaprotein-Isolate. Beides findet sich häufig in Diät-Shakes. Genau wie ein Überfluss an Insulin die Rezeptoren an der Zelloberfläche blockiert, tun dies auch Obesogene. Auch sie blockieren die Hormonrezeptoren und verhindern, dass Hormone in die Zellen gelangen und dort wirken können. So kann die Aufnahme sämtlicher Hormone, von Schilddrüsenhormonen bis Insulin, drastisch eingeschränkt werden, was Gewichtszunahme, Erschöpfung und eine instabile psychische Verfassung bewirken kann.

Ihren Körper von diesen Chemikalien zu entgiften kann Ihnen bei der Bekämpfung einer breiten Palette gesundheitlicher Probleme weiterhelfen, wie etwa mit Gewichtsverlust, Schilddrüsenprobleme und Autoimmunerkrankungen. Ein Blick auf die Zutatenlisten vieler abgepackter Diätprodukte zeigt, dass sie voller

Chemikalien sind. Lassen Sie sich nicht von der Werbung hinters Licht führen. Ansprechende Aufschriften wie „natürlich", „kalorienarm" oder „Keto" können extrem irreführend sein, und Lebensmittel, die so vermarktet werden, können voller Obesogene stecken. Um Ihnen das Einkaufen zu erleichtern, gebe ich Ihnen in Teil II, Kapitel 2 (ab Seite 146) eine praktische Checkliste an die Hand, mit der Sie die Zutaten erkennen können, die Sie unbedingt vermeiden sollten.

Fehlschlag Nr. 5: Standardlösungen

Es gibt keine Diät, die perfekt zu uns allen passt, und in diesem Buch werde ich Ihnen zeigen, warum das insbesondere auf Frauen zutrifft. Wir alle haben individuelle hormonelle Bedürfnisse, die sich im Laufe unseres Lebens verändern, und wechselnde Ansprüche an unsere Ernährung, die sich an diesem Rhythmus orientieren, der wie Ebbe und Flut ist. Wenn es um die Gesundheit von Frauen geht, hat kaum etwas so viel Schaden angerichtet, wie der nicht tot zu kriegende Glaube, dass wir uns alle gleich ernähren sollten. In Teil II, Kapitel 2 werden Sie lernen, dass jedes unserer Sexualhormone eine andere Ernährung erfordert. Östrogen zum Beispiel liebt kohlenhydratarme Ernährung, wohingegen es dem Progesteron lieber ist, wenn Sie etwas mehr Kohlenhydrate zu sich nehmen. Das bedeutet, dass Sie Ihre Ernährung an das Auf und Ab Ihrer Hormone anpassen müssen. Aber wie viele Diäten haben Sie schon gemacht, die das für Sie tun? Die meisten Diäten sehen für Frauen mit Monatszyklus den gesamten Monat über die gleiche Ernährung vor, und richten sich damit möglicherweise gegen ihre hormonellen Bedürfnisse. Auch auf Frauen in den Wechseljahren mit niedriger Hormonausschüttung sind Diäten meist nicht zugeschnitten, weil die Essenspläne nicht darauf ausgelegt sind, die altersgerechte Hormonproduktion zu maximieren. Die Diäten, die Sie bisher ausprobiert haben, wurden aller Wahrscheinlichkeit nach als Standardlösungen entworfen, ohne Berücksichtigung Ihrer individuellen Bedürfnisse.

Das Schöne daran ist die Erkenntnis, dass es für uns Frauen eine bessere Herangehensweise an das Thema Ernährung gibt, und zwar eine, die unsere Ernährung an unserem Monatszyklus ausrichtet. Wie das funktioniert, hätten wir schon zu Beginn der Pubertät lernen sollen. Dann hätten wir unsere Vorgehensweise auch mit Beginn der Wechseljahre anpassen können. Die hohe Anzahl hormoneller Probleme, die Frauen heutzutage plagen – zum Beispiel Unfruchtbarkeit, Brustkrebs und polyzystisches Ovarialsyndrom –, lassen sich häufig lindern, indem wir unsere alltäglichen Bedürfnisse nach unserem Monatszyklus ausrichten.

Während Sie beginnen, diese neue Perspektive für sich anzunehmen, möchte ich noch einen weiteren Fall aufzeigen, in dem die vermeintlichen Standardlösungen uns schaden. Es geht um das Vergleichen, besonders das Vergleichen miteinander. Anstatt unseren eigenen wunderbaren individuellen Weg zu besserer Gesundheit zu gehen, schauen wir auf andere Frauen und die Erfolge, die sie mit ihren Diäten erzielen und setzen voraus, dass unser Körper das Gleiche leisten kann. Viel zu oft bestimmen wir unseren Selbstwert, indem wir uns mit den Höchstleistungen anderer Frauen vergleichen. Das ist genauso schädlich für uns wie die fünf fehlgeschlagenen Diätstrategien, die ich zuvor aufgelistet habe. Während Sie lernen, wie Frauen fasten sollten, vergessen Sie niemals, dass wir nicht alle, obwohl wir alle einen weiblichen Körper haben, die gleichen Bedürfnisse haben. Erzielt eine Freundin mit einer Diät tolle Ergebnisse und wir versuchen, diese identisch nachzumachen, ist unser Scheitern vorprogrammiert.

Jede Frau erlebt ihre eigene individuelle hormonelle Reise. Eine Diät zu finden, die auf Ihren individuellen Hormonhaushalt abgestimmt ist, ist entscheidend, um Ihre bestmögliche gesundheitliche Verfassung zu erreichen. Denn bisher waren Diäten meist eine Aktion, die sich gegen unsere Zellen richtete. Ich möchte Sie ermutigen, immer für die Vorstellung offen zu bleiben, dass Ihr Weg zurück zu einem gesunden Körper ein einzigartiger ist, und das gilt auch jetzt, wo Sie gerade dieses Buch durchgehen. Sollten Sie einmal die Kraft Ihres eigenen Körpers anzweifeln, erinnern Sie sich an diese grundlegende Wahrheit: Ihr Körper arbeitet immer für Sie und nicht gegen Sie. Mir ist bewusst, dass es sich vielleicht momentan nicht so anfühlt, aber sobald Sie lernen, Ihre Lebensgewohnheiten mit Ihren Hormonen in Einklang zu bringen, werden Sie sehen, wie mühelos sich der Weg zu einem gesünderen Körper anfühlen kann. Wenn Sie Symptome bemerken oder ein gesundheitlicher Stolperstein Sie zurückwirft, fragen Sie sich: „Was versucht mein Körper mir mitzuteilen?" Es ist einfach, im Außen nach Gründen zu suchen, die Schuld für unsere schlechte Gesundheit bei Genen, Ärzten oder den falschen Medikamenten zu suchen. Aber diese externe Schuldsuche haben uns bisher nicht gesünder gemacht. Wenn wir als Frauen unsere Gesundheit in den Griff bekommen möchten, müssen wir uns nach innen wenden.

Die Magie des Fastens beginnt mit einer Reise zu uns selbst. Während Sie das nächste Kapitel über die wissenschaftlichen Hintergründe des Fastens lesen, behalten Sie bitte im Sinn, dass Ihr Körper darauf angelegt ist, sich selbst zu heilen. Sie werden lernen, dass Ihr Körper mit einer Reihe vorprogrammierter Heilungsroutinen ausgestattet ist, wie die der Autophagie, die er während des Fastens aktiviert. Wenn Sie jetzt noch Ihre Fastenzeiten und Ihre Lebensmittelauswahl an Ihre Hormone anpassen, werden Sie sich so gesund fühlen, wie vielleicht noch nie zuvor.

Genau so erging es einer meiner YouTube-Abonnentinnen. Ärzte hatten Sarah gesagt, sie sei kurz davor, Diabetes zu entwickeln, und müsse abnehmen, indem sie Kalorien reduziere und sich fettarm und zuckerfrei ernähre. Mit dieser Strategie versuchte sie es jahrelang, nahm jedoch mit jedem Diätversuch nur noch mehr an Gewicht zu. Frustriert von den inhaltsleeren Antworten ihres Hausarztes zu ihren Stoffwechselproblemen, wandte sie sich in dem Versuch, ihre Gesundheitsprobleme selbst zu lösen, YouTube zu. (Das allein sagt viel über den Grad der Frustration aus, den viele Frauen erleben.) Auf der Suche nach Lösungen für ihre Stoffwechselprobleme stieß sie auf meine Videos über das Fasten. Die Informationen zum Fasten, die sie zuvor gefunden hatte, stammten hauptsächlich von männlichen Experten, die Frauen vom Fasten grundsätzlich abrieten. Sarah war so fasziniert von den Prinzipien, über die ich auf meinem YouTube-Kanal sprach, dass sie sich meine Videos immer und immer wieder ansah. Sie war es leid, sich machtlos zu fühlen, und wollte verstehen, was hinter diesen Fastenprinzipien steckte. Nach ausgedehnten Recherchen legte Sarah schließlich los. Sie begann, unter Berücksichtigung der Gegebenheiten des weiblichen Körpers zu fasten und sich ihren individuellen Fastenalltag aufzubauen. Nach einem Jahr hatte sie mehr als 35 kg abgenommen und fünf ihrer Medikamente abgesetzt. Ihr Arzt war so erstaunt über ihre Erfolge, dass er mehr über ihre Methode erfahren wollte. Sarah verwies ihn auf meinen Kanal, worauf er begann zu recherchieren. Die Ergebnisse führten dazu, dass er seinen Patientinnen das Fasten und meine Videos als Informationsquelle für das richtige Vorgehen empfahl. Sehr bald konnten auch andere Frauen in seiner Praxis ähnliche Erfolge wie Sarah verzeichnen.

Die Kraft, die in Ihnen steckt, ist größer als Sie denken. Sie machen jetzt den ersten Schritt in eine Welt voller neuer Möglichkeiten. Diese Reise erfordert, dass Sie in dreierlei Hinsicht Ihre Perspektive ändern. Sie können diese Perspektivwechsel jetzt und hier vollziehen. Als Erstes sollten Sie mit der Vergangenheit abschließen. Die gescheiterten Diätversuche liegen hinter Ihnen. Vergeben Sie sich dafür. An zweiter Stelle nehmen Sie sich felsenfest vor, dass Sie nie wieder auf eine Diät reinfallen, die zu einem der fünf Fehlschläge führt, die in diesem Kapitel beschrieben sind. Solche Diäten sind für Sie keine Option mehr. Und drittens verschreiben Sie sich von ganzem Herzen dieser neuen Vision von Gesundheit, die Sie von nun an für sich selbst erschaffen. Machen Sie sich bereit für ein neues Verständnis von Gesundheit, das Ihnen auf so viele wunderbare Arten dienen wird. Ich freue mich sehr, Sie bei diesem Prozess begleiten zu dürfen. Lassen Sie uns beginnen.

KAPITEL 2

Die heilende Kraft des Fastens

Unsere Vorfahren, die Jäger und Sammler, verbrachten ihr Leben über Hunderttausende von Jahren damit, nach Essen zu suchen. Bevor Ackerbau und landwirtschaftliche Kulturen existierten, waren die Menschen zum Fasten gezwungen. Wenn sie dann Essen fanden, gab es ein Festmahl, auf das wieder Tage des Fastens folgten. Der Wechsel zwischen Hunger und Völlerei bestimmte den Lebensrhythmus unserer prähistorischen Vorfahren. Einige Wissenschaftler sind der Meinung, dass sich aufgrund dieser harten evolutionären Umstände ein neuer Genotyp beim Menschen herausbildete – ein Genotyp, der die Fähigkeit besitzt, mit diesem ständigen Wechsel im Nahrungsangebot gut umzugehen. Laut dieser Thrifty Gene Hypothesis – die Bezeichnung bedeutet „Hypothese der sparsamen Gene" – besitzen wir diesen genetischen Code auch heute noch.[1] Gemäß der Hypothese leidet unsere Gesundheit darunter, wenn wir den Wechsel zwischen Fasten und Festmahl, dem unsere Vorfahren unterworfen waren, nicht nachahmen. Befürworter dieser Theorie sehen hier eine entscheidende Ursache für den dramatischen Anstieg der Fettleibigkeits- und Diabetesrate. Unsere gegenwärtige Gewohnheit, den ganzen Tag über zu essen ohne zwischenzeitliche Fastenunterbrechungen, läuft unserer genetischen Codierung zuwider.

Ein Blick zurück in die Menschheitsgeschichte offenbart zahlreiche Beispiele dafür, wie der menschliche Körper während des Fastens aufblüht. Obwohl es eigentlich spirituelle Gründe hat, ist das Ramadanfasten eines der besten Beispiele dafür, wie sich der Körper an lange Zeitfenster ohne Nahrungsaufnahme anpasst. Tatsächlich sind einige der besten Forschungsarbeiten zum Fasten durch die Beobachtung der muslimischen Gemeinde während des Ramadans entstanden. Es ist auch bewiesen, dass bereits Hippokrates, der Vater der modernen Medizin, das Fasten im 5. Jahrhundert v. Chr. als eine seiner Hauptheilungsmethoden einsetzte. Zu einer Zeit, in der Menschen glaubten, dass Krankheit die Strafe der Götter sei, behauptete Hippokrates mutig, Erkrankungen hätten eine natürliche Ursache und sah Umweltfaktoren, Ernährung und andere Lebensgewohnheiten als Auslöser. Die Therapien des Hippokrates waren darauf ausgerichtet, die körpereigene Krankheitsabwehr zu stärken, und eine davon hatte starke Ähnlichkeit mit dem Intervallfasten und der ketogenen Ernährung. „Menschen sollten auf leeren Magen Sport treiben, ihr Fleisch sollte fett sein, da schon die kleinste Menge davon sättigt, und sie sollten nur eine Mahlzeit am Tag zu sich nehmen." Hippokrates sah hierin die Antwort auf alles, sei es Epilepsie oder die Stärkung der Abwehrkräfte gegen die Pest.[2]

Wie soll das also funktionieren? Sind wir genetisch dafür angelegt zu fasten? War Hippokrates schon vor Tausenden von Jahren auf der richtigen Spur? Ist Fasten das vergessene Heilmittel in dieser komplexen modernen Welt, in der Nahrung rund um die Uhr verfügbar ist? Die aktuelle Forschung scheint das zu bestätigen. In diesem Kapitel erkläre ich, wie Fasten in dieser modernen Zeit aussehen sollte. Ich beschreibe die Heilungsmechanismen, die im Fastenzustand aktiviert werden, und dass laut Studien längere Fastenperioden noch mehr Heilungsschalter in unseren Zellen umlegen können, die uns als Frauen auf zahlreichen Ebenen zugutekommen.

Als Voraussetzung sollten wir zunächst einmal verstehen, was es bedeutet zu fasten und dass es zwei verschiedene Systeme gibt, aus denen unsere Zellen ihre Energie beziehen, um funktionsfähig zu bleiben: die Zucker- und die Fettverbrennung. Das erste System, das Energiesystem der Zuckerverbrennung, wird aktiviert, wenn Sie essen. Durch die Nahrungsaufnahme steigt der Blutzucker. Ihre Zellen nehmen diese Zuckerzufuhr im Blut wahr und nutzen den Zucker, genannt Glukose, als Energielieferant für die unzähligen Funktionen, die sie erfüllen. Wenn Sie aufhören zu essen, sinkt der Blutzucker. Dieses langsame Abfallen der Glukosekonzentration im Blut veranlasst die Zellen dazu, auf das zweite Energiesystem umzustellen – das ketogene System, das wir auch liebevoll als Fettverbrennungssystem bezeichnen. Sobald unser Körper diesen Wechsel vollzieht – ähnlich wie bei einem Auto mit Hybridantrieb, das von Benzin auf elektrischen Antrieb wechselt –, machen sich die positiven Auswirkungen des Fastens bemerkbar. Auch wenn diese Umstellung bei uns allen etwas anders abläuft, zeigt sich in der Forschung, dass der Körper etwa acht Stunden nach der letzten Mahlzeit auf Fettverbrennung umstellt.

WAS FASTEN BEWIRKT

Wenn Sie noch nie länger als acht Stunden nichts gegessen haben, kann es sein, dass Sie noch nie in den Genuss der heilsamen Wirkung des Energiesystems der Fettverbrennung gekommen sind. Eine der umfassendsten Analysen, die jemals zu den wissenschaftlichen Hintergründen des Fastens durchgeführt wurde, erschien im Dezember 2019 im *New England Journal of Medicine.*[3] Die Autoren werteten mehr als 85 Studien aus und kamen zu dem Schluss, dass Intervallfasten vorrangig als Behandlungsmethode bei Fettleibigkeit, Diabetes, Herz-Kreislauf-Erkrankungen, neurodegenerativen Erkrankungen des Gehirns und Krebs eingesetzt werden sollte. Außerdem stellten sie fest, dass Fasten gegen Alterserscheinungen wirkt und die Heilung vor und nach Operationen fördert. In dieser Meta-Analyse wurden mehrere wichtige Heilungsreaktionen auf Zellebene hervorgehoben, die stattfinden, wenn wir regelmäßig den Schalter unseres Stoffwechsels umlegen und unser Fettverbrennungssystem in Gang setzen. Zu diesen heilsamen Zelleffekten zählen:

- eine erhöhte Anzahl Ketonkörper,
- eine verbesserte Stressresistenz der Mitochondrien,
- ein verbesserter Schutz durch Antioxidantien,
- eine verstärkte Autophagie,
- eine vermehrte DNA-Reparatur,
- der Glykogenabbau,
- ein gesenkter Insulinspiegel,
- die Hemmung von mTOR und
- eine reduzierte Proteinsynthese.

Zahlreiche Studien belegen außerdem, dass es neben den oben aufgeführten Veränderungen auf Zellebene für Ihre Stoffwechselgesundheit nicht etwa am wichtigsten ist, *was* Sie essen, sondern *wann* Sie essen. Die erste dieser Studien im *Science Daily* zeigte 2018, dass sich bei adipösen Personen ohne Veränderung ihrer Ernährung eine drastische Verbesserung der Stoffwechselfunktionen einstellte, solange sie sich auf ein achtstündiges Essensfenster beschränkten und die restlichen 16 Stunden fasteten.[4] Die Zeitschrift *Cell Metabolism* veröffentlichte 2020 Forschungsergebnisse, aus denen hervorging, dass die gleiche Diät bei Nahrungsaufnahme innerhalb eines zehnstündigen Zeitfensters den Stoffwechsel einer Person stärker anregt, als wenn das Zeitfenster 14 Stunden umfasst.[5] Aus beiden Studien geht deutlich hervor, dass die Reduktion der Essenszeit und verlängerte Fastenzeiten körperliche Auswirkungen haben, zum Beispiel:

- Reduktion des Gesamtkörperfettanteils,
- Reduktion von Viszeralfett,
- Reduktion des Bauchumfangs,
- Senkung des Blutdrucks,
- Senkung des LDL-Cholesterinspiegels,
- Reduktion von Hämoglobin A1c.

In dieser modernen Welt, in der wir darauf konditioniert sind, den ganzen Tag über Nahrungsmittel von schlechter Qualität zu uns zu nehmen, geben mir Studien wie diese Hoffnung, dass wir nach und nach die Stoffwechselschäden beheben können, die bei so vielen Menschen Gesundheitsprobleme verursachen. Das Zeitfenster anzupassen, in dem wir essen, ist wichtiger als die Qualität der Nahrung, die wir zu uns nehmen. Das sind großartige Neuigkeiten, wenn es um die Verbesserung unserer Stoffwechselgesundheit geht. Jeder und jede kann lernen zu fasten. Man braucht weder Zeit noch Geld, um zu fasten, und man muss seine Ernährung nicht verändern, damit der Stoffwechsel besser arbeitet. Eine so simple Veränderung wie die Verkürzung der Essenszeit liefert unglaubliche Ergebnisse! Diese Studien belegen die positiven Auswirkungen des Fastens, die es unseren prähistorischen Vorfahren erlaubten, auch ohne Essen erfolgreich zu überleben. Verstehen Sie jetzt, warum viele vom Fasten so begeistert sind? Sie verbrennen Fett zur Energiegewinnung, beschleunigen den Gewichtsverlust und senken den Blutdruck sowie den Cholesterin- und den Insulinspiegel. Und außerdem: Je öfter Sie diesen Fettverbrennungsmodus aktivieren, desto mehr Reparaturprozesse können in Ihrem Körper stattfinden. Es ist ähnlich wie mit dem Schlaf: Wenn Sie regelmäßig schlafen, ermöglicht dies Ihrem Körper einen intensiveren Heilungsprozess als im Wachzustand möglich wäre. Eine Nacht mit erholsamem Schlaf ist eine der effektivsten Heilungsmethoden, die uns zur Verfügung stehen. Das Gleiche gilt für das Fasten. Jedes Mal, wenn wir unseren Körper in einen Fastenzustand versetzen, geben wir ihm die Möglichkeit, sich selbst zu heilen. Fasten ist nicht wie jede andere Diät. Es ist keine Phase der Entbehrung, sondern ein Geschenk an uns selbst, weil es unserem Körper und unserem Gehirn ermöglicht, sich vom Stress der modernen Welt zu erholen. Damit Sie besser verstehen, wie genau das funktioniert, möchte ich Ihnen einige der wichtigsten Heilungsreaktionen genauer vorstellen, die Ihr Körper beim Fasten in Gang setzt, und Ihnen zeigen, was Fasten bewirken kann.

Erhöhung der Anzahl der Ketonkörper

Ketonkörper - manchmal auch „Ketone" genannt - sind organische Verbindungen, die die Leber bildet, wenn der Blutzucker sinkt. Ist Glukose nicht verfügbar, fungieren Ketonkörper als alternative Energiequelle für die Zellen. Ein Anzeichen dafür, dass der Körper Energie aus der Verbrennung von Fett gewinnt, ist das Vorhandensein von Ketonkörpern. Es hat viele heilsame Auswirkungen, wenn Ketonkörper im Körper zirkulieren. Das gilt bereits bei einer geringen Anzahl. Ketonkörper haben eine regenerierende Wirkung auf bestimmte Gewebe des Körpers. Sie reparieren Nervengewebe. Das ist sehr hilfreich bei jeglicher Art von Neurodegeneration des Gehirns. Ketonkörper haben die Fähigkeit, beschädigte Nervenzellen, die Informationen innerhalb des Gehirns transportieren, zu regenerieren und können das Erinnerungsvermögen und die Fähigkeit, neue Informationen zu speichern, verbessern sowie die Konzentration steigern.

Ketonkörper sind außerdem die bevorzugte Energiequelle der Mitochondrien - der kleinen Kraftwerke in den Zellen, die Ihre Energie produzieren. In Teil I, Kapitel 3 gehe ich noch detaillierter auf die Fähigkeiten der Mitochondrien ein, aber so viel vorweg: Ketonkörper können die Mitochondrien wieder in Gang bringen, wenn diese nur träge arbeiten und nicht ausreichend Energie bereitstellen, damit Ihr Körper bestmöglich funktionieren kann. Ketonkörper sorgen für den ultimativen Neustart der Mitochondrien. Diese Art von Energie ist ganz anders als die, die Essen Ihnen liefert. Wenn das Zuckerverbrennungssystem in Gang ist, geht Ihr Energielevel häufig hoch und runter. Die Energie der Ketonkörper ist dagegen viel konstanter und sorgt sowohl für körperliche als auch geistige Klarheit über den gesamten Tag.

Die Wunderwirkung der Ketonkörper geht jedoch noch über die Gehirnregeneration und Energiebereitstellung hinaus. Ketonkörper wandern in den Hypothalamus im Gehirn und schalten das Hungerhormon ab. Das ist einer der Hauptgründe dafür, dass das Hungergefühl immer mehr nachlässt, je länger man fastet. Wenn Ihr Gehirn die Ketonkörper während des Fastens wahrnimmt, macht es sich diese zunutze, um Ihren Hunger zu stillen.

Viele Fastende nutzen diesen Hungerrückgang, um ihre Fastenzeit noch etwas zu verlängern und so die heilende Wirkung noch zu verstärken. Der Anstieg der Ketonkörper löst auch die Ausschüttung eines beruhigenden Neurotransmitters namens Gamma-Aminobuttersäure, kurz GABA, aus. Diese dämpft Angstgefühle im Gehirn und sorgt trotz der fehlenden Nahrung dafür, dass Sie sich entspannen.

Die Wirkung der Ketonkörper ist für viele der wichtigste Grund, weswegen sie fasten. Wenn Ihr Körper Ketonkörper produziert, fühlen Sie sich, als könnten Sie alles erreichen. Wenn Sie Angst davor haben, wie Sie sich während des Fastens fühlen werden, dann denken Sie daran, dass Ihr Energielevel und Ihre geistige Klarheit sich verbessern werden, sobald Ihr Körper auf Fettverbrennung umgestellt hat und die Ketonkörper auf der Bildfläche erscheinen. Es ist das Gegenteil von jeder Diät, die Sie bisher gemacht haben. Wenn Sie Ihren Körper trainieren, Ketonkörper zu bilden, wird Ihnen das Fasten nicht nur leichter fallen, sondern mit der Zeit auch noch eine größere heilende Wirkung entfalten.

Verstärkung der Autophagie

Wenn es einen Zellprozess gibt, der die meisten für das Fasten begeistert hat, dann ist das die Autophagie. Dieser unglaubliche Reparaturprozess springt an, wenn Ihre Zellen während des Fastens ein Abfallen des Blutzuckers registrieren. Warum reagieren Ihre Zellen so? Um sich selbst widerstandsfähiger zu machen. Als Antwort auf den ausbleibenden Zustrom von Glukose stärken Ihre Zellen sich selbst. Die Autophagie verbessert die Resilienz der Zellen auf drei Arten: durch Entgiftung, Reparaturen und die Beseitigung abgestorbener Zellen.

Der Prozess der Autophagie zog die Aufmerksamkeit der Weltöffentlichkeit auf sich, als der japanische Wissenschaftler Dr. Yoshinori Ōsumi 2016 den Nobelpreis für Physiologie oder Medizin für seine bahnbrechende Forschung erhielt, die aufzeigte, dass unsere Zellen durch das Fehlen von Nahrung stärker und nicht etwa schwächer werden. Anstatt außerhalb nach Nährstoffen zu suchen, wenn Nahrung knapp ist, wendet sich die Zelle nach innen und frisst, was sich in der Zelle befindet. Der Begriff „Autophagie" geht auf das Griechische *„autophagos"* zurück und bedeutet „sich selbst verzehrend". Ōsumis umfassende Arbeit inspirierte tausende weitere Studien, die näher beleuchteten, warum die Autophagie ein solch notwendiger Heilungsprozess für den menschlichen Körper ist.

Weil bei der Autophagie in den Zellen ziemlich aufgeräumt wird, wurde dieser Prozess im Fastenkosmos zunächst mit Entgiftung gleichgestellt. Autophagie ist zwar eine Form der Entgiftung, es wird dabei jedoch ausschließlich organisches Material innerhalb der Zelle beseitigt. Unsere Zellen sammeln im Laufe der Zeit eine Mischung aus beschädigten Zellorganellen, Proteinen, oxidierten Partikeln und schädlichen Krankheitserregern an. Diese Ansammlung stört die Funktion der Zellen. Befinden sie sich im Prozess der Autophagie, bauen unsere genialen Zellen diese funktionsbeeinträchtigenden Bestandteile ab und geben sich so neues Leben. Dieser zelluläre Neustart ist der Grund dafür, dass sich viele Fastende umso jünger und lebendiger fühlen, je öfter sie diesen Zustand der Autophagie durchlaufen haben. Durch Essen wird die Autophagie in der Regel unterbrochen, während längere Fastenperioden den Prozess wieder aktivieren.

Eine meiner Lieblingsstudien, die es in letzter Zeit zu Autophagie gab, ist 2020 erschienen. Sie beschäftigte sich mit dem möglichen Nutzen der Autophagie in der Coronapandemie. Es ging darum, das Immunsystem mithilfe von Autophagie auf die Abwehr des neuartigen Coronavirus Sars-Cov2 vorzubereiten. Viren verfügen nicht über ein eigenes Energiesystem und versuchen, sich das des befallenen Körpers zunutze zu machen. Wenn sich Ihre Zellen im Zustand der Zuckerverbrennung befinden, dringen die Viren in Ihre Zellen ein und nutzen den Zucker als Energiequelle, um sich schnell zu vermehren. Dringt ein Virus in eine Zelle ein, die sich im Prozess der Autophagie befindet, und findet dort keinen Zucker vor, verliert es an Energie und kann sich nicht mehr vermehren. Die hinterhältige Eigenschaft von Viren wie dem

Coronavirus ist, dass sie nach dem Eindringen in die Zelle die Autophagie unterbrechen, um sich schneller vermehren zu können. Das Fasten kann durch das Ankurbeln der Autophagie dennoch dazu beitragen, die Virenvermehrung zu unterbinden.

Die andere Form der Entgiftung, die durch Autophagie stattfindet, ist der Abbau alter, verbrauchter Zellbestandteile. Erinnern Sie sich noch an das Bild der Zelle als kleines Kraftwerk, das fleißig für sie arbeitet? Leider kommt es mit der Zeit zu einer Überbeanspruchung und Abnutzung seiner Bestandteile. Sobald das passiert, können die Zellen nicht mehr effizient arbeiten. Ineffektiv arbeitende Proteine und Organellen in den Zellen beschleunigen den Alterungsprozess, unterdrücken das Immunsystem und können zu Energielosigkeit führen. Wenn Sie durch Fasten die Autophagie ankurbeln, regen Sie Ihre Zellen dazu an, diese abgenutzten Bestandteile zu beseitigen.

So wunderbar dieses System auch ist, gibt es doch einige Substanzen, die durch Autophagie nicht entfernt werden können: menschengemachte synthetische Chemikalien, zum Beispiel Plastik, Phthalate oder per- und polyfluorierte Alkylsubstanzen (PFAS) und darüber hinaus die „ewigen Chemikalien", die so heißen, weil sie auf natürliche Weise nicht abbaubar sind und daher ewig in der Umwelt erhalten bleiben. Der Prozess der Autophagie kann außerdem keine natürlich vorkommenden Schwermetalle, wie Blei oder Quecksilber, abbauen, die Schaden in Ihrem Gehirn und Ihrem Hormonsystem anrichten können – von Ihren Mitochondrien ganz zu schweigen.

Wenn Ihre Zellen sich im Zustand der Autophagie befinden und eine nicht reibungslos arbeitende Zelle identifizieren, initiieren sie einen Prozess, der als „Apoptose" oder „Zelltod" bezeichnet wird. Zellen, die voller Giftstoffe stecken, weichen häufig von ihrer regulären Funktionsweise ab und verwandeln sich in Krebszellen. Diese Zellen zu beseitigen ist wichtig, damit Sie auf Dauer gesund bleiben. Regelmäßig in einen Zustand der Autophagie einzutauchen ist nicht nur ein nützliches Hilfsmittel, um leistungsstarke Zellen aufzubauen, sondern auch um beschädigte Zellen zu beseitigen, die zu Krankheiten führen können.

Die letzte wichtige Eigenschaft von Autophagie ist die Fähigkeit, Ihre Mitochondrien zu reparieren. Bei diesem Heilungsprozess, „Mitophagie" genannt, der durch Fasten angeregt wird, bauen Ihre Zellen beschädigte oder nicht richtig funktionierende Mitochondrien ab und wirken damit Zerfall und Entzündungen entgegen, die zu einer Vielzahl verbreiteter Gesundheitsprobleme führen können, einschließlich kognitiver Störungen, Muskelschwäche, chronischer Erschöpfung und Beeinträchtigungen des Gehörs, des Sehvermögens und der Magen-Darm-Funktion.[6]

Ich fasse zusammen: Wenn Sie fasten, versetzen Sie Ihre Zellen sowohl in einen Zustand der Autophagie als auch in den Zustand der sogenannten Ketose, in dem Ketonkörper gebildet werden. Dadurch verstärken Sie die Selbstheilungskräfte Ihres Körpers, sodass er dann besser arbeiten kann, als Sie es sich je hätten träumen lassen. Hierin liegt die Magie des Fastens!

Abbau der Glykogen- und Insulinspeicher

Wenn Ihre Ernährung jahrelang einen hohen Zuckeranteil hatte, musste Ihr Körper all diesen überschüssigen Zucker irgendwo speichern. Er speichert ihn in Form eines Zuckers, der als Glykogen bezeichnet wird. Für diesen überschüssigen Zucker gibt es drei Hauptspeicherorte im Körper: Muskeln, Leber und Fettgewebe. Bildlich können Sie sich das vorstellen wie bei einem Großeinkauf, nach dem Sie nicht alle gekauften Lebensmittel im Kühlschrank unterkriegen und daher einen Teil in der Gefriertruhe im Keller lagern. So verfährt Ihr Körper mit der überschüssigen Glukose, wenn er sie als Glykogen in Ihrem Fett ablagert. Sobald Ihnen die Vorräte im Kühlschrank ausgehen, bedienen Sie sich an den eingelagerten Lebensmitteln aus der Gefriertruhe. Das Gleiche tut Ihr Körper beim Fasten. Sie zwingen ihn dazu, den überschüssigen Zucker hervorzuholen, den er schon seit Jahren eingelagert hat, und ihn als Energiequelle zu verwenden. An die Glykogenspeicher in Ihren Muskeln kommen Sie durch Sport einfach dran, besonders durch hochintensives Intervalltraining (HIIT) und Krafttraining. Aber wie kommen Sie an die Speicher in Leber und Fettgewebe heran?

Mit dem Fasten, einer er effektivsten Methoden zum Auflösen der Glykogenspeicher in Leber und Fettgewebe aufzulösen.

Besonders das überschüssige Glykogen in der Leber braucht wirklich niemand. Ihre Leber ist eins der Organe, das am härtesten für Sie arbeitet. Die Leber verbrennt Fett, baut Hormone ab und produziert gutes Cholesterin für Ihre Gehirnfunktion. Wird die Leber mit Zucker überflutet, kann sie diese wichtigen Aufgaben nicht mehr erfolgreich erfüllen, was zu Diabetes, Leberverfettung und hohen Cholesterinwerten führen kann. Fasten ist eine wunderbare Möglichkeit, um die Leber von diesem überschüssigen Glykogen zu befreien und ihre Funktion wieder zu optimieren.

Durch das Fasten werden Sie nicht nur das Glykogen in der Leber los, sondern auch all den Zucker, der für die Zukunft in Fettzellen gespeichert wurde. Das Fasten gibt Ihren Zellen einen Grund, diesen Zucker zu verwerten. Deshalb erreichen so viele Fastende einen nachhaltigen Gewichtsverlust – und können endlich den Schaden der vorhergehenden Diäten beheben.

Und das ist noch nicht alles. Überschüssige Glukose ist nicht das Einzige, was Ihre Zellen beim Fasten freigeben. Fasten zwingt Ihren Körper auch dazu, überschüssiges Insulin abzubauen. Wie im vorhergehenden Kapitel erklärt, steigt Ihr Insulinspiegel jedes Mal, wenn Sie essen. Wenn Sie eine Mahlzeit mit viel Zucker oder einem hohen Kohlenhydratanteil zu sich nehmen, schießt der Wert besonders in die Höhe. Wenn Sie das über Jahre hinweg mehrmals täglich wiederholen, überschwemmen Sie Ihre Zellen mit Insulin und machen sie so insulinresistent. Wie auch die überzählige Glukose muss Ihr Körper dieses überschüssige Insulin irgendwo speichern und packt es in Ihre Leber und Ihr Fettgewebe. Auch in diesem Fall gilt: Je öfter Sie fasten, desto häufiger wird der Körper veranlasst, diese Insulinspeicher aufzulösen, zu verstoffwechseln und die Abbauprodukte auszuscheiden.

Was bedeutete das alles für Sie? Ganz einfach: Ändern Sie, wann Sie essen, und Sie können den Schaden rückgängig machen, den Jahre der ungesunden Lebensführung angerichtet haben. Sehr lange Zeit haben wir darüber diskutiert, welches die beste Ernährung für den Menschen ist, und nun zeigt die Forschung, dass wir die besten Ergebnisse für unsere Stoffwechselgesundheit nicht durch eine Veränderung unserer Ernährung erreichen, sondern einfach dadurch, dass wir unsere Nahrungsaufnahme auf ein kleineres Zeitfenster von 8 bis 10 Stunden beschränken. Denken Sie einmal einen Moment darüber nach. Jede Diät, die Sie jemals gemacht haben, war entweder darauf ausgerichtet, Ihre Ernährung umzustellen oder Ihre Kalorienzufuhr zu reduzieren, was Ihr Gewicht in den meisten Fällen auf eine Berg-und-Tal-Fahrt geschickt und vielleicht sogar starke Gereiztheit und Depressionen bei Ihnen ausgelöst hat, eine Folge von Nahrungsreduzierung, die seit dem Minnesota-Hungerexperiment bewiesen ist. Fasten stellt alles auf den Kopf, was wir bisher über das Abnehmen wussten. Das, wonach Sie mit Diäten gestrebt haben, können Sie jetzt durch Fasten erreichen.

Erhöhung der Produktion des Wachstumshormons

Das Wachstumshormon Somatropin ist der Jungbrunnen unseres Körpers. Wenn wir jung sind, zirkuliert dieses Hormon in Massen, aber wenn wir älter werden, geht seine Produktion zurück. Die Wachstumshormonproduktion ist in der Pubertät am höchsten und fällt dann langsam ab. Früher ging man davon aus, dass sie mit etwas 30 Jahren komplett aufhört. Somatropin wird jedoch während des gesamten Lebens gebildet, allerdings in erheblich geringeren Mengen. Deshalb wird jeder über 30 sagen, dass das der Moment war, an dem der Alterungsprozess begonnen hat.

Das Wachstumshormon erfüllt drei Hauptaufgaben. Als erstes unterstützt es die Fettverbrennung, insbesondere in der Bauchgegend. Die zweite großartige Funktion, die dieses Hormon erfüllt, ist der Muskelaufbau. Ist Ihnen schon aufgefallen, dass Ihre Bemühungen, im Fitnessstudio Muskeln aufzubauen, in jüngeren Jahren sehr viel schneller belohnt wurden? Ich kann Ihnen gar nicht sagen, wie oft ich schon Beschwerden von Frauen über 40 gehört habe, die den Muskelverlust bei fortschreitendem Alter beklagen. Das Verschwinden des Wachstumshormons beschleunigt auch hier den altersbedingten Muskelrückgang. Zu guter

Letzt unterstützt das Wachstumshormon ein gesundes Hirnwachstum. Als Sie jünger waren, benötigte Ihr Gehirn dies, um neue Überlebensfertigkeiten zu lernen. Mit 30 haben Sie die meisten Fähigkeiten erlernt, die Sie im täglichen Leben benötigen, und das Hormon wird nicht mehr gebraucht.

Aber was ist zu tun, wenn Sie mehr Fett verbrennen, Ihre Muskeln vergrößern und Ihre Gehirnleistung steigern möchten, um eine neue Fähigkeit zu erlernen? Wieder einmal bietet sich das Fasten an. Es regt den Körper durch den sinkenden Blutzuckerspiegel dazu an, mehr Somatropin zu produzieren – je nach Länge Ihrer Fastenperiode bis zu fünfmal mehr –, was Ihnen ein Gefühl von Jugendlichkeit zurückgibt.

Reset der Verarbeitungspfade von Dopamin

Jedes Mal, wenn Sie etwas Leckeres essen, reagiert Ihr Körper mit einem Dopaminstoß. Manchmal wird dieser sogar schon ausgelöst, wenn Sie nur an das leckere Essen denken. Wenn wir den ganzen Tag über essen, haut unser Körper uns die Dopaminstöße nur so um die Ohren. Das erhöht Ihre Dopamin-Toleranz. Mit erhöhter Toleranz benötigen Sie mehr Aktivitäten, durch die Dopamin ausgeschüttet wird, um sich gut zu fühlen. Genau wie Sie durch zu viel Insulin in Ihren Zellen insulinresistent werden können, können Sie auch dopaminresistent werden, wenn Sie den ganzen Tag über essen, um sich gut zu fühlen. Die Forschung zu Dopamin und Fettleibigkeit zeigt tatsächlich, dass adipöse Menschen häufig nicht den ganzen Tag über essen, weil sie hungrig sind, sondern weil sie mehr Essen benötigen, um eine normale Dopaminantwort auszulösen. Adipöse Menschen benötigen nicht nur mehr Dopamin, um die Befriedigung durch Essen zu spüren, mit dem Alter verfügen sie auch über weniger Bindungsstellen, um das Dopamin aufzunehmen.

Essen ist nicht die einzige Dopaminquelle. Auch visuelle oder auditive Reize können eine Ausschüttung auslösen. Das Geräusch, das Ihr Smartphone macht, wenn Sie eine Nachricht bekommen, löst einen Dopaminstoß aus. Die Follower und Likes auf Ihren

Social-Media-Profilen lösen Dopaminausschüttungen aus. Sogar der Lieferant, der an Ihrer Tür klingelt, um das Essen zu liefern, das Sie kurz vorher von Ihrer Couch aus bestellt haben, sorgt für einen Dopaminrausch. In der heutigen Welt erleben wir eine Dopaminüberflutung.

Die gute Nachricht ist, dass es laut mehrerer Studien möglich ist, unsere Dopaminverarbeitungspfade durch Fastenperioden unterschiedlicher Länge wieder auf null zurückzusetzen. Das Fasten stoppt nicht nur den altersbedingten Rückgang der Dopaminrezeptoren, der bei adipösen Menschen auftritt, verschiedene Fastenmethoden können sogar die Sensibilität Ihrer Dopaminrezeptoren steigern. In manchen Fällen entstehen auch neue Bindungsstellen für Dopamin, was die allgemeine Zufriedenheit steigert.

Reparatur des Immunsystems

Einer der prominentesten Forscher auf dem Gebiet des Fastens, Dr. Valter Longo, machte das dreitägige Wasserfasten bekannt. Er machte eine bemerkenswerte Studie mit Chemotherapie-Patienten. Er wollte herausfinden, ob Fasten dabei helfen würde, die dezimierten weißen Blutkörperchen zu reparieren, die bei einer Chemotherapie auftreten. Am dritten Tag des Wasserfastens beobachtete er etwas Überraschendes: Alte, verbrauchte weiße Blutkörperchen starben ab und eine neue, aktive Gruppe bildete sich. Einen solchen Neustart für das Immunsystem kann jeder Chemotherapie-Patient nur zu gut gebrauchen. Diese Reaktion wurde ausgelöst durch die Freisetzung von Stammzellen in den Blutkreislauf, die nach 72 Stunden Wasserfasten einsetzte. Denken Sie daran: Der Körper wird stärker, je länger Sie fasten. Ihr Körper tut dies, um Ihnen Energie zu verleihen, damit Sie auf Nahrungssuche gehen können. Die Stammzellen, die nach 72 Stunden freigesetzt werden, sollen sicherstellen, dass Ihr Körper bestmöglich arbeiten kann, um Ihre Erfolgschancen bei der Nahrungssuche zu erhöhen. Die Aufgabe dieser Stammzellen ist es, die verbrauchten weißen Blutkörperchen zu identifizieren und neue zu produzieren, um die alten zu ersetzen.

Verbesserung des Mikrobioms

Diskussionen rund um das Thema Fasten drehen sich meist um die unglaublichen Veränderungen, die wir auf der Ebene unserer Zellen erleben. Aber ist Ihnen bewusst, dass Ihr Körper zehnmal mehr Bakterien beherbergt als menschliche Zellen? Und diese Kleinlebewesen haben einen immensen Einfluss darauf, wie Ihre menschlichen Zellen arbeiten. Schätzungen zufolge leben über 4000 verschiedene Arten von Mikroben - auch „Mikroorganismen" genannt - in und auf Ihnen, 90 Prozent davon in Ihrem Darm. Sie helfen dabei, Vitamine und Mineralstoffe aus der Nahrung zu extrahieren, produzieren Neurotransmitter wie Serotonin, um Sie bei Laune zu halten, zersetzen Östrogen, damit es ausgeschieden werden kann, und überprüfen Ihre Zellen unablässig auf Entzündungen, die eingedämmt werden müssten. Billionen von Bakterien unterstützen unermüdlich Ihre Zellen, damit diese bestmöglich arbeiten.

Eine Herausforderung, vor der wir heute stehen, ist, dass das moderne Leben diese nützlichen Mikroben zerstört. Alles - von der Nahrung und den Medikamenten, die wir zu uns nehmen, über den Stress, unter dem wir stehen, bis hin zum WLan-Netz in unserem Zuhause - tötet diese hilfreichen Bakterien. Es ist eine wohlbekannte Tatsache, dass eine Antibiotikabehandlung 90 Prozent[7] der Darmbakterien tötet - 90 Prozent! Wie viele Behandlungen mit Antibiotika haben die meisten Menschen schon hinter sich? Zehn? Zwanzig? Ich hatte schon Termine mit Patienten, die mir erzählten, sie hätten schon öfter Antibiotika genommen als sie zählen könnten. Es ist außerdem belegt, dass bereits eine einzige Antibiotikabehandlung das empfindliche Gleichgewicht Ihres Mikrobioms so durcheinanderbringen kann, dass Nahrung schneller in Form von Fett gespeichert wird. Zwei der im Darm am stärksten vertretenen Bakterienstämme sind Bacteroidetes und Firmicutes. Es ist wissenschaftlich belegt, dass adipöse Menschen mehr Firmicutes- als Bacteroidetes-Bakterien haben, was dazu führt, dass sie mehr Kalorien in Form von Fett speichern.[8] Sie können zwei Personen dieselbe Diät verabreichen, und die Person, bei der das Verhältnis von Firmicutes zu

Bacteroidetes nicht stimmt, wird zunehmen, während die andere kein Gramm zulegen wird. Fettleibigkeit wird außerdem mit einer im Vergleich zu schlanken Personen geringeren Vielfalt des Darmmikrobioms in Verbindung gebracht.[9]

Gewichtsreduktion, Produktion von Neurotransmittern, Zersetzen von Östrogen – das sind nur ein paar der vielfältigen Aufgaben, die diese Mikroben täglich für Sie übernehmen. Sie haben Einfluss auf so ziemlich alles, vom Hungergefühl bis zu Essensgelüsten. Je vielfältiger Ihr Mikrobiom ist, desto weniger Appetit haben Sie.[10]

Fühlen Sie sich nun schon ein wenig entmutigt? Dann habe ich jetzt die guten Nachrichten für Sie: Fasten stellt ein gesundes Mikrobiom wieder her, und zwar auf vier Arten: Es steigert die Vielfalt des Mikrobioms, entfernt Mikroben von der Darmschleimhaut, regeneriert Stammzellen, die die Darmschleimhaut wieder in Schuss bringen, und steigert die Produktion von Bakterien, die weißes in braunes Fettgewebe umwandeln, das Sie warm hält und sich auch zur Energiegewinnung leichter verbrennen lässt. Diese vier Faktoren spielen alle eine wichtige Rolle, wenn Sie versuchen, Gewicht zu verlieren.

Dr. Emeran Mayer schreibt in seinem Buch *Gesundheit beginnt im Darm,* dass sich eine bessere Glukoseregulation dadurch erreichen lässt, dass Mikroben sich weiter von der Darmschleimhaut entfernen. Durch Fasten lässt sich eine Umgebung erzeugen, in der sich die Mikroben gleichmäßig verteilen und so bestmöglich arbeiten können. Fasten kann auch Auswirkungen auf die Mikroben haben, die die Umwandlung von weißem in braunes Fettgewebe unterstützen. Weißes Fettgewebe ist das hartnäckige Fett, das sich nur schwer verbrennen lässt. In der Regel handelt es sich dabei um Unterhautfettgewebe, welches sich am schnellsten optisch bemerkbar macht, und ist damit wahrscheinlich das Fett, das Sie gerne als erstes loswerden möchten. Am besten gelingt das, indem es in braunes Fettgewebe umgewandelt wird. Die Zellen des braunen Fettgewebes enthalten mehr Mitochondrien und produzieren dadurch mehr Wärme, was ihre Verbrennung erleichtert.[11] Durch das Fasten können Sie die Anzahl der Mikroben steigern, die für diese Umwandlung verantwortlich sind.[12] Unglaublich, oder?!

Zu guter Letzt zeigen wissenschaftliche Erkenntnisse des Massachusetts Institute of Technology, dass sich durch Fasten Stammzellen im Darm erneuern lassen.[13] Stammzellen sind Zellen, die jedes Körpergewebe reparieren können. Mit regelmäßigen 24-stündigen Fastenkuren lassen sich die Stammzellen in der Schleimhaut des Darms neu beleben und dazu anregen, jegliche Schäden zu beheben, die eventuell durch schlechte Ernährung, stressigen Lebenswandel oder zahlreiche Antibiotikabehandlungen entstanden sind.

Es gibt außerdem Belege dafür, dass längeres Fasten, zum Beispiel fünftägiges Wasserfasten, bedeutende Auswirkungen auf die Darmbakterien haben kann, insbesondere auf die Bakterien, die den Blutdruck beeinflussen. Eine in der Fachzeitschrift *Nature* erschienene Studie zeigte, dass eine fünftägige Wasserfastenkur bei Teilnehmern zu einer Veränderung des Mikrobioms führte, die dazu beitrug, ihren Blutdruck zu senken. Das Interessante an der Studie war, dass die Versuchspersonen in zwei Gruppen aufgeteilt wurden: eine Gruppe, die vor der Ernährungsumstellung fastete und eine, die nicht fastete. Beide Gruppen ernährten sich nach der DASH-Diät, – „DASH" steht für „ Dietary Approaches to Stop Hypertension", was mit „Diätetische Ansätze zur Beendigung von Bluthochdruck" übersetzt werden kann. Die DASH-Diät ist bekannt dafür, tatsächlich den Blutdruck zu senken. Eine der beiden Gruppen machte vor der Ernährungsumstellung noch eine fünftägige Wasserfastenkur. Bei dieser Gruppe ließ sich die größere Verbesserung feststellen. Dies deutet darauf hin, dass das Fasten eine wirkungsvolle Maßnahme zum Senken von Bluthochdruck ist.

Reduktion des erneuten Auftretens von Krebserkrankungen

Das *Journal of the American Medical Association* veröffentlichte 2016 eine Beobachtungsstudie mit mehr als 2000 Frauen im Alter von 27 bis 70 Jahren, die eine konventionelle Brustkrebsbehandlung durchlaufen hatten. Nachdem die Wissenschaftler diese große Gruppe Frauen vier Jahre lang beobachtet hatten, stellten sie fest, dass bei Frauen, die 13 Stunden oder länger fasteten, die Wahrscheinlichkeit für das Wiederauftreten von Brustkrebs um 64 Prozent reduziert war. Dies lag vor allem daran, dass durch das Fasten Hämoglobin A1c, ein Indikator für die Blutglukosekonzentration, und C-reaktives Protein, ein Indikator für Entzündungen, reduziert wurden. Nur sehr wenige Medikamente können solche Ergebnisse erzielen. Das sind die Wunder, die der Körper während des Fastens vollbringen kann.

Vor Jahren betreute ich eine Patientin namens Lani, die mit 40 Jahren mit metastasierendem Brustkrebs diagnostiziert worden war. Nachdem ihr gesagt wurde, sie hätte nur noch drei Monate zu leben, tat diese wunderbare Frau alles, was ihr möglich war, um ihr Leben zu verlängern. Ihre Philosophie auf der Suche nach Methoden, um sich selbst zu heilen, war es, nichts unversucht zu lassen. Dank ihres unerschütterlichen Lebenswillens und ihrer Suche nach Möglichkeiten, sich selbst zu helfen, schaffte sie es, eine Prognose von drei Monaten in elf Jahre blühenden Lebens zu verwandeln. Eine der eindringlichsten Lektionen, die ich aus Lanis Geschichte gelernt habe, ist, dass es sehr viel einfacher ist, einer Krankheit vorzubeugen als sie rückgängig zu machen. Wenn ich Studien wie die obige lese, erinnert mich das daran, dass es keine Krebsdiagnose braucht, um von ihren Ergebnissen profitieren zu können. Die tägliche Entscheidung für längeres Fasten hilft Frauen nicht nur, ein Wiederauftreten von Brustkrebs zu vermeiden, sondern kann auch dazu beitragen, dass Frauen eine solche Diagnose erst gar nicht erhalten. Es erscheinen täglich neue Studien zum Thema Fasten, und Studien wie diese wecken Hoffnung, dass wir noch mehr wissenschaftliche Belege dafür finden werden, dass Fasten ein Hilfsmittel im Kampf gegen viele Krebsarten ist, auf das wir vertrauen können.

Sind Sie neugierig geworden? Ich hoffe doch! Verstehen Sie langsam, warum so viele Frauen begeistert sind von den Wundern, die das Fasten für ihre Gesundheit vollbringt? Auf Grundlage dieses besseren Verständnisses des allgemeinen gesundheitlichen Nutzens, den das Fasten bringt, lassen Sie uns nun die spezifischen Vorteile der verschieden langen Fastenmethoden beleuchten, damit Sie für sich selbst die beste Wahl treffen können.

SECHS METHODEN DES FASTENS VON UNTERSCHIEDLICHER DAUER

Fasten ist nicht gleich Fasten. Vor diesem Hintergrund werde ich im Folgenden sechs verschiedene Fastenmethoden und die zugehörige Forschung vorstellen und erläutern, unter welchen Voraussetzungen sie sich für Sie eignen. Die sechs Fastenmethoden sind:

- Intervallfasten: 12 bis 16 Stunden
- Autophagiefasten: ab 17 Stunden
- Darm-Reset-Fasten: 24 Stunden
- Fettverbrennungsfasten: 36 Stunden
- Dopamin-Reset-Fasten: 48 Stunden
- Immun-Reset-Fasten: über 72 Stunden

Intervallfasten (12 bis 16 Stunden)

Dies ist die beliebteste Fastenmethode. Die meisten Menschen definieren Intervallfasten als den Verzicht auf Nahrung für 12 bis 16 Stunden. Die beste Vorstellung davon, wie Intervallfasten in der Praxis funktioniert, bekommen Sie, wenn Sie sich vorstellen, wie ein 24-Stunden-Zeitfenster mit Intervallfasten in Ihrem Leben aussehen könnte. Sagen wir, Sie sind um 19 Uhr mit dem Abendessen fertig. Von diesem Zeitpunkt an essen Sie weder etwas noch trinken Sie etwas (außer Wasser und kalorienfreie Getränke), damit Ihr Blutzuckerspiegel abfällt. Wenn Sie Ihr Frühstück am nächsten Tag bis 10 Uhr herauszögern, haben Sie 15 Stunden gefastet. Im Allgemeinen gilt, dass Ihre Leber etwa acht

Stunden nachdem der letzte Bissen Essen oder Schluck Trinken Ihren Mund passiert hat in Gang kommt und beginnt, Ketonkörper zu produzieren. Nach zwölf bis 15 Stunden, wenn Ihr Körper durch Fettverbrennung Energie generiert, zirkulieren diese Ketonkörper in Ihrem Blutkreislauf. Der erste Ort, an dem sie aktiv werden, ist das Gehirn, wo sie das Hungergefühl abstellen und Ihnen einen körperlichen und mentalen Energieschub bescheren. In Ihren Zellen setzt der Prozess der Autophagie ein, und sie beginnen, sich zu reparieren, zu entgiften und zu regenerieren. Ihre Leber löst aufgrund der andauernden Abwesenheit von Glukose Glykogen- und Insulinspeicher auf, indem sie mehr Fettgewebe abbaut. Wenn Sie Ihren Körper wiederholt in einen solchen Fastenzustand versetzen, werden Sie eine nachhaltige Verbesserung Ihrer Stoffwechselmarker erleben, wie Blutdruck, Nüchternblutzucker und -insulin, Hämoglobin A1c und C-reaktives Protein. Die Zusammensetzung Ihrer Bakterien im Darm wird sich ebenfalls verändern, da schädliche Bakterien langsam absterben und gute Bakterien sich wieder bilden. Diese verbesserte Zusammensetzung an Mikroben senkt den Blutdruck, ermöglicht es Ihrem Körper, mehr stimmungsaufhellende Neurotransmitter zu produzieren und Ihren Blutzuckerwert besser im Gleichgewicht zu halten.

Intervallfasten ist ein guter Einstieg in die Welt des Fastens. Es ist die Fastenmethode, die sich am einfachsten in den Alltag integrieren lässt und am schnellsten Ergebnisse liefert. Viele Menschen wenden sich dem Intervallfasten zu, wenn ihr Körper sich der Gewichtsreduktion widersetzt oder sie die Nase voll haben von Diäten mit Jo-Jo-Effekt. Richtig umgesetzt ist Intervallfasten ein riesiger Schritt nach vorne, wenn es darum geht, Ihren Körper dazu zu bewegen, wieder Fett statt Zucker als Energiequelle zu verbrennen.

Wenn Sie gerade erst mit dem Fasten beginnen, setzen Sie sich folgendes erstes Ziel: Essen Sie innerhalb eines acht- bis zehnstündigen Zeitfensters und fasten Sie für die restlichen 14 bis 16 Stunden. Beginnen Sie damit, Ihr Frühstück um eine Stunde nach hinten zu verschieben. Machen Sie das eine Woche lang, schieben Sie dann Ihr Frühstück um eine weitere Stunde nach hinten und vergrößern Sie so nach und nach Ihr Fastenfenster auf 14 Stunden. Zum Abnehmen empfinden manche es als besser, das Abendessen um eine Stunde vorzuverlegen, anstatt das Frühstück nach hinten zu verlegen. Das funktioniert auch, es kommt nur auf die persönlichen Vorlieben an. Zu spät zu essen und dann direkt ins Bett zu gehen kann das Abnehmen erschweren. Das Ziel ist in jedem Fall, Ihren Körper darauf zu trainieren, sich an einen längeren Zeitraum ohne Essen anzupassen, wobei Ihr erstes großes Etappenziel bei 14 Stunden liegt.

Obwohl wir fast alle vom Intervallfasten profitieren können, gibt es ein paar klare Gründe, aus denen Sie sich gezielt für das Intervallfasten entscheiden sollten:

- Sie möchten abnehmen.
- Ihre Denkfähigkeit ist getrübt und Sie leiden unter Brain Fog, einer Art „Nebel im Gehirn".
- Es fehlt Ihnen an Energie.

Abnehmen

Es besteht kein Zweifel daran, dass Intervallfasten Ihre Pfunde purzeln lassen wird. Zum einen wurde dies ein ums andere Mal wissenschaftlich bewiesen, zum anderen habe ich hunderttausende Menschen dabei beobachten können, wie sie allein durch 15 Stunden Fasten am Tag an Gewicht verloren haben. Dies geschieht, weil Sie Ihren Stoffwechselschalter umlegen und Ihren Körper zum ersten Mal dazu bewegen, Energie durch Fettverbrennung zu gewinnen. Hat sich Ihr Körper erst einmal auf Energiegewinnung durch Fettverbrennung umgestellt, schwindet das Gewicht meist schnell.

Brain Fog

Bei den meisten Menschen beginnt das Fettverbrennungsenergiesystem nach etwa 15 Stunden des Intervallfastens mit der Produktion von Ketonkörpern. Die Ketonkörper pushen das Gehirn und bescheren Ihnen vollkommene geistige Klarheit. Das fühlt sich häufig so an, als hätte jemand einen Lichtschalter in Ihrem Gehirn umgelegt. Sie werden sich konzentriert und klar fühlen. Obwohl längeres Fasten diesen mentalen Effekt weiter verstärken wird, ist es das Intervallfasten, durch das sich für die meisten Menschen der „Gehirnnebel", also der Brain Fog, zu lichten beginnt, den sie vielleicht schon seit Jahren erlebt haben. Aufgrund der Wirkung von Ketonkörpern auf Ihr Gehirn, ist Intervallfasten ein super Hilfsmittel, das Sie vor einer großen Prüfung, einer Rede oder irgendeiner anderen Aktivität einsetzen können, für die Sie einen klaren Geist brauchen.

Energiemangel

Von Ihren zwei Energiesystemen gibt das der Fettverbrennung Ihnen den größeren Energieschub. Die Energie, die Sie durch Nahrungsaufnahme gewinnen, hängt häufig von der Qualität der Mahlzeit ab, die Sie zusammenstellen. Mahlzeiten mit hohem Kohlenhydratanteil geben Ihnen vielleicht einen sofortigen Energieschub, der jedoch häufig schnell von einem Energieeinbruch gefolgt wird. Proteinreiche Mahlzeiten lassen Ihr Energielevel zwar nicht so schnell ansteigen, sind jedoch eine gute Möglichkeit, es schrittweise zu erhöhen, ohne einen Einbruch zu erleben. Jede Mahlzeit, die Sie zu sich nehmen, wird sich unterschiedlich auf Ihr Energielevel auswirken. Mit der Energie, die durch die Fettverbrennung gewonnen wird, verhält es sich anders. Wenn Sie während des Intervallfastens zur Energiegewinnung aus Fett übergehen, werden Sie einen gewissen Energieschub wahrnehmen. Viele Fastende können den Zeitpunkt am Tag genau benennen, an dem diese Energieumstellung stattfindet. Es ist, als hätten Sie eine Tasse Kaffee getrunken, nur ohne die unangenehme Zittrigkeit, die diese manchmal begleitet. Ketonkörper sorgen für ein gleichbleibendes Energielevel, das sich unerschöpflich anfühlt, und für geistige Klarheit sorgt. Sobald Sie Ihren Körper auf das Intervallfasten trainiert haben, wird es mühelos gelingen – das verspreche ich Ihnen. Vielen Frauen fällt es leicht, Fastenperioden dieser Länge in ihren Alltag zu integrieren, auch wenn er noch so hektisch ist.

Autophagiefasten (17 bis 72 Stunden)

Es ist umstritten, nach wie vielen Stunden des Fastens die Autophagie einsetzt.[14] Ich stelle mir die Autophagie gerne wie einen Dimmer vor, der ab Stunde 17 langsam aufgedreht wird und bei Stunde 72 seinen hellsten Punkt erreicht. Der gesundheitliche Nutzen der Autophagie ist breit gefächert, aber das deutlichste Zeichen dafür, dass es an der Zeit ist, Ihre Fastenzeiten zu verlängern, um die Autophagie anzukurbeln, ist, wenn Sie die folgenden Dinge erreichen möchten:

- eine Entgiftung,
- eine Verbesserung von Gehirnfunktion und Kognition,
- die Vermeidung einer Erkältung und
- das Ausbalancieren Ihre Sexualhormone.

Entgiften

Sie kommen gerade aus dem Urlaub und haben etwas zu sehr zugeschlagen? Jetzt ist der perfekte Zeitpunkt, um ein paar Tage Autophagiefasten einzuschieben. Es ist eine tolle Methode, wenn ein paar exzessive Tage Ihre Zellen mit Entzündungen und Ermüdungserscheinungen zurückgelassen haben. Stellen Sie sich die Autophagie wie einen magischen Radiergummi vor, der den Schaden ausradieren kann, den eine schlechte Ernährung in Ihren Zellen angerichtet hat. Nach den Feiertagen oder einem Urlaub ist der perfekte Zeitpunkt, um sich dieses Hilfsmittel zur Zellheilung zunutze zu machen. Autophagie kann den Schaden an den Mitochondrien beheben, der durch Giftstoffe im Blutkreislauf entstanden ist.

Gehirnfunktion und Kognition verbessern

Die positiven Effekte, die Intervallfasten auf das Gehirn hat, steigern sich durch Autophagiefasten noch weiter. Die Nervenzellen im Gehirn werden durch Autophagie in die Lage versetzt, neuro degenerative Alterserscheinungen zu verlangsamen, das Erinnerungsvermögen zu verbessern, kognitive Fähigkeiten zu schärfen und die Konzentrationsfähigkeit zu steigern. Machen Sie sich

Autophagiefasten zunutze, wenn Sie sich unkonzentriert fühlen, Gedächtnisprobleme haben oder Sie mehr mentale Kapazitäten brauchen, um eine neue Fähigkeit zu lernen.

Erkältungen vermeiden

Autophagiefasten hat eine erstaunliche Wirkung auf das Immunsystem. Erinnern Sie sich daran, wenn Sie das nächste Mal in Panik verfallen, nachdem jemand Sie angeniest hat. Nutzen Sie diesen Moment für sich als Antrieb, um länger zu fasten und damit die Autophagie anzuregen. Wenn sich Ihre Zellen im Prozess der Autophagie befinden, können sich die Viren und Bakterien, die in sie eindringen, nicht vermehren. Das ist entscheidend während der Erkältungs- und Grippesaison, einer Pandemie oder wann immer jemand in Ihrer Umgebung krank ist. Jede Fastenmethode, bei der Sie länger als 17 Stunden fasten, löst den Prozess der Autophagie aus und stärkt Ihr Immunsystem.

Sexualhormone ins Gleichgewicht bringen

Autophagie entfaltet eine große Wirkung in Ihren Eierstöcken. Das macht Autophagiefasten so nützlich für Frauen in der Perimenopause, für Frauen, die versuchen, schwanger zu werden, oder für Frauen, die an polyzystischem Ovarialsyndrom (PCOS) leiden, da es Ihre Eierstöcke wieder gesunden lässt und Ihre Hormone ins Gleichgewicht bringen kann.

Studien zum PCOS zeigen, dass eine gestörte Autophagie zu den Hauptursachen dieser hormonellen Erkrankung zählt. Eine kleine Studie mit 15 Frauen mit PCOS ergab 2021, dass fünf Wochen, in denen sie ihre Nahrungsaufnahme auf ein Zeitfenster von acht Stunden beschränkten, nicht nur das Eintreten der Menstruation förderten, sondern auch zu Gewichtsverlust, zu einem Rückgang von Entzündungen und zu sinkenden Insulinwerten beitrugen – alles typische Symptome von PCOS. Weil Autophagie einen so starken Einfluss auf die Thekazellen in unseren Eierstöcken hat, lässt sich die Hormonproduktion am besten mithilfe einer längeren Fastenperiode ausbalancieren.

Aus meiner klinischen Erfahrung weiß ich, dass es bei abnehmender Hormonproduktion, wie sie häufig in der Perimenopause und bei Unfruchtbarkeit auftritt, ungemein hilfreich ist, den Prozess der Autophagie anzuregen. Ein- oder zweimal die Woche auf das längere Autophagiefasten umzusteigen, kann häufig helfen, die Sexualhormonproduktion zu maximieren.

Darm-Reset-Fasten (24 Stunden und länger)

Wenn ich mich auf eine Lieblingsfastenmethode festlegen müsste, dann wäre es das Darm-Reset-Fasten, und das nicht ohne Grund: Es ist einfach, in kurzer Zeit sehr wirksam und hat einen enormen Effekt auf Ihr Mikrobiom. Wenn Sie für 24 Stunden oder länger fasten, ist das lang genug, damit ein Stoß Stammzellen in den Darm freigesetzt wird, um die inneren Schleimhäute zu reparieren, die eventuell durch Jahre der chronischen Entzündung beschädigt sind.[15] Es ist die magische Fastendauer, bei der die ersten bedeutenden Veränderungen für die Darmgesundheit eintreten. Ab einer Fastendauer von 24 Stunden beginnt Ihr Körper, Stammzellen zu produzieren, und diese Stammzellen finden angegriffene Zellen und hauchen ihnen neues Leben ein. Manche Menschen zahlen hohe Summen dafür, Stammzellen in ihre Gelenke, Haut oder verletzte Körperteile gespritzt zu bekommen, in der Hoffnung, diese Bereiche so zu regenerieren. Durch Fasten können Sie eine ähnliche Wirkung erzielen.

90 Prozent der Mikroben in Ihrem Körper leben im Darm. Ihre Fastenzeit auf 24 Stunden auszuweiten, stärkt diese Mikroben, die wichtig für Ihr Immunsystem sind und dazu beitragen, Neurotransmitter zu produzieren. Diese sorgen im Gehirn für Zufriedenheit, Ruhe und Konzentration. Dieses längere 24-stündige Darm-Reset-Fasten setze ich in meiner Berufspraxis am häufigsten ein, um:

- die Folgen einer Antibiotikaeinnahme abzufedern,
- die Nebenwirkungen hormoneller Verhütung rückgängig zu machen und

- einer bakteriellen Überwucherung des Dünndarms (SIBO) entgegenzuwirken.

Die Folgen einer Antibiotikabehandlung abfedern

Wie ich oben bereits erwähnt habe, werden durch Antibiotika 90 Prozent der Darmbakterien abgetötet. Dabei trifft es sowohl die guten als auch die schlechten Bakterien. Es werden die schlechten Bakterien, die der Auslöser der Infektion waren, beseitigt, aber auch die Anzahl der guten Bakterien, die Ihre Gesundheit unterstützen, geht extrem zurück. Durch das Einlegen von ein paar 24-stündigen Fastenperioden lassen sich die Stammzellen wieder stärken, damit diese Ihren Darm wieder aufbauen können, in dem die Antibiotika womöglich ihre Spuren hinterlassen haben. So ermöglichen Sie einen Neustart für Ihre Mikroben. Kombinieren Sie das 24-Stunden-Fasten mit Lebensmitteln, die Ihre guten Darmbakterien fördern, und Sie können den Schaden beheben, den Jahre der Antibiotikaeinnahme in Ihrem Körper angerichtet haben.

Die Nebenwirkungen hormoneller Verhütung rückgängig machen

Die Pille zerstört die Vielfalt der Mikroben, fördert das Leaky-Gut-Syndrom und schafft ein Milieu, in dem Hefepilze wachsen können. Beim Leaky-Gut-Syndrom öffnen sich die sogenannten Tight Junctions – der Begriff bedeutet in diesem Kontext „enge Zellkontakte" – zwischen den Schleimhautzellen im Darm. Giftstoffe, unverdaute Nahrung und schädliche Erreger können so in den Blutkreislauf gelangen, was im Körper eine Immunreaktion auslöst. Viele Frauen nehmen die Pille bereits seit Jahrzehnten und leiden in der Folge an den unangenehmen Nebenwirkungen des Leaky-Gut-Syndroms.

Nur weil Sie das Medikament absetzen, heißt das noch lange nicht, dass sich der entstandene Schaden im Darm von selbst repariert. Hier ist das 24-Stunden-Fasten eine wahre Rettung. Je öfter Sie die Möglichkeit haben, Fastenperioden in dieser Länge einzulegen, desto mehr von dem Schaden, den die Pille möglicherweise angerichtet hat, können Sie beheben. Die heilende Wirkung, die sich durch eine 24-stündige Fastenperiode entfalten kann, ist viel besser für einen angeschlagenen Darm als jedes Antibiotikum, teure Nahrungsergänzungsmittel oder ein ausgefallener Ernährungsplan.

Einer bakteriellen Überwucherung des Dünndarms (SIBO) entgegenwirken

Eine bakterielle Überwucherung des Dünndarms, auch „Small Intestinal Bacterial Overgrowth" oder kurz „SIBO" genannt, gehört zu den am schwersten zu überwindenden Darmerkrankungen. Im Gegensatz zum Dickdarm, ist der Dünndarm normalerweise nicht mit Bakterien besiedelt, wenn Bakterien sich dort ansiedeln, führt das also zu Problemen. Ein Erkennungszeichen von SIBO sind Blähungen nach dem Verzehr von faserreichen Nahrungsmitteln, zum Beispiel Gemüse. Es gibt nur sehr wenige Nahrungsergänzungsmittel oder Medikamente, die eine nachhaltige Wirkung bei der Behandlung dieser Erkrankung zeigen.

Das 24-Stunden-Fasten ist hier eine sehr effektive Methode, weil es den Körper zur Selbstheilung anregt. Sie füttern den Bakterien nichts, durch das sie sich weiter vermehren könnten. Sie verändern lediglich die Umgebung im Darm, was Ihren Mikroben erlaubt, zur Homöostase zurückzukehren, also zu dem Gleichgewichtszustand, in dem der menschliche Körper optimal funktionieren kann.

Fettverbrennungsfasten (36 Stunden und länger)

Es steht außer Zweifel, dass die Erfolgsgeschichte des Fastens vor allem damit zu tun hat, dass es für viele ein so wirksames Mittel zum Abnehmen ist. So vielversprechend die Vorteile des Fastens für die Gewichtsreduktion auch sind, es gibt eine Gruppe von Menschen, die täglich fasten – häufig essen sie sogar nur eine Mahlzeit –, und trotzdem bewegt sich der Zeiger auf der Waage nicht. Um ihnen zu helfen, begann ich, Frauen, deren Körper gegen die Gewichtsabnahme resistent zu sein schien, beim 36-Stunden-Fasten zu begleiten. Und es wirkte Wunder! Diese Fastendauer legte einen Fettverbrennungsschalter um, den sie mit kürzeren Fastenintervallen nicht hatten erreichen können. Das 36-Stunden-Fasten sollten Sie gelegentlich aufgreifen, um:

- trotz körpereigener Widerstände Gewicht zu reduzieren,
- gespeicherten Zucker freizusetzen und
- den Cholesterinspiegel zu senken.

Gewichtsabnahme trotz körpereigener Widerstände

Viele Frauen behaupten, sie seien abnehmresistent. Für die meisten dieser Frauen lässt sich diese Hürde bereits mit dem kürzeren Intervallfasten überwinden. Das Fettverbrennungsfasten ist ausgelegt auf die Frauen, die durch kürzeres Fasten kaum bis gar kein Gewicht verlieren konnten.

Warum ist diese Fastenlänge so effizient, um Gewicht zu verlieren? Erinnern Sie sich an all die Jahre schlechter Ernährung? Nun ja, Ihr Körper musste all den überschüssigen Zucker irgendwo speichern, und dafür nutzte er Ihre Leber und Ihr Fettgewebe. Damit dieser gespeicherte Zucker freigesetzt wird, müssen Sie möglicherweise länger als 24 Stunden fasten, und meine klinische Erfahrung hat gezeigt, dass die magische Grenze bei 36 Stunden liegt.

Eine 2019 in der Fachzeitschrift *Cell Metabolism* veröffentlichte Studie untersuchte die Wirkung von Alternate Day Fasting (ADF), einer Methode, bei der auf ein 36-stündiges Fastenintervall ein 12-stündiges Essensfenster folgt. Die Studie war die bisher größte ihrer Art. Bei den Teilnehmern, die 30 Tage lang Fastentage und Tage mit Essen abwechselten, zeigte sich, dass sich die Produktion von Ketonkörpern auch während der 12-Stunden, während denen gegessen wurde, fortsetzte. Es wurde in der Testgruppe außerdem eine Senkung des Cholesterinspiegels und ein Rückgang von Entzündungen beobachtet.[16] Eins der spannendsten Ergebnisse dieser Studie war die Reduktion von Bauchfett, die sich in der ADF-Gruppe zeigte.

Mir ist bewusst, dass es für Fastenneulinge schwer vorstellbar ist, 36 Stunden lang nichts zu essen. Wenn Sie sich mit dem

Fasten jedoch erst einmal etwas wohler fühlen – und in Anbetracht von Studien wie dieser und der Erfolge, die ich in meiner Community beobachten konnte –, kommt vielleicht der Moment, an dem Sie sich bereit fühlen, für 36 Stunden zu fasten, um eine noch intensivere heilende Stoffwechselantwort hervorzurufen.

Gespeicherten Zucker freisetzen

Frauen stellen beim Fasten häufig fest, dass ihr Blutzuckerspiegel ansteigt. Das liegt daran, dass der Körper Zucker freisetzt, der bisher im Gewebe gespeichert war, insbesondere in der Leber und in Fett- und Muskelgewebe. Bei vielen Frauen stellen sich nachhaltige Abnehmerfolge erst dann ein, wenn dieser überschüssige gespeicherte Zucker freigesetzt wird. Es gibt verschiedene Wege, um an diese Speicher heranzukommen. Der erste ist, weiter zu fasten. Ganz einfach: Je öfter Sie fasten, desto mehr Gelegenheiten geben Sie Ihrem Körper, den seit Jahren im Gewebe gespeicherten Zucker zu lokalisieren und freizusetzen. Wenn Sie diesen Prozess beschleunigen und den gespeicherten Zucker schneller freisetzen möchten, sollten Sie zwischendrin 36-stündige Fastenintervalle in Ihre Fastenroutine einbauen. Diese Fastenlänge ist perfekt, um das richtige Maß an Stress in Ihrem Körper zu erzeugen, das ihn dazu zwingt, diesen Zucker freizugeben.

Den Cholesterinspiegel senken

Cholesterin wird in Ihrer Leber gebildet. Wenn Ihre Leber sich um große Mengen Zucker, entzündungsfördernde Fette und Giftstoffe kümmern muss, steigt der Cholesterinspiegel häufig an. Die Leber bildet auch Ketonkörper. Längere Fastenintervalle, wie das 36-Stunden-Fasten, können nicht nur die Ketonkörperproduktion in der Leber auf Touren bringen, sondern auch die Regeneration der Leber unterstützen, sodass sie aufhört, übermäßige Mengen an Cholesterin zu produzieren. Wenn Frauen ihre Ernährung auf eine Diät mit niedrigem Kohlenhydrat- und hohem Fettanteil umstellen, erleben sie häufig einen Anstieg ihrer Cholesterinwerte. Dies deutet darauf hin, dass dieses sich in ihrer Leber staut, weshalb sie ein bisschen Fastenunterstützung braucht. Die Forschung sowie klinische Erfahrung haben immer wieder gezeigt, dass Sie durch das Einlegen einer 36-Stunden-Fastenperiode Ihre Leber dazu bringen können, einmal ordentlich aufzuräumen und Ketonkörper als Energiequelle zu produzieren. Weil die Leber während dieser längeren Fastenperiode Gelegenheit hat, zu heilen, sinkt der Cholesterinspiegel. Einmal im Monat eine Fastenperiode dieser Länge einzulegen kann sich als Lösung für Ihr Cholesterinproblem entpuppen.

Dopamin-Reset-Fasten (48 Stunden und länger)

Diese Fastenlänge ist ein Boost für die mentale Gesundheit. Wie zuvor schon erwähnt, lassen sich durch Fasten Bindungsstellen für Dopamin regenerieren. Es werden neue Dopaminrezeptoren gebildet, und die Dopaminverarbeitungspfade werden verbessert.[17] Es gibt außerdem wissenschaftliche Belege dafür, dass Fastenintervalle von mehr als 24 Stunden die Sensibilität der Dopaminrezeptoren steigern.

Seit einigen Jahren begleite ich meine Online-Community durch unterschiedlich lange Fastenperioden. Ich nenne das Programm „Fast Training Week“, „Fasten-Trainingswoche“. In dieser Zeit fasten wir gemeinsam über unterschiedlich lange Zeiträume. Jedes Mal scheint dabei das 48-stündige Dopamin-Reset-Fasten den größten Einfluss auf die mentale Gesundheit der Fastenden zu haben. Das Interessante daran ist, dass das Fasten an sich nicht sofort für geistige Klarheit sorgt. Es sind vielmehr die folgenden Wochen, wenn das gesamte Dopaminsystem sich regeneriert hat, in denen die positiven Effekte spürbar werden. Häufig lässt sich das schon durch einen einzigen 48-Stunden-Durchgang erreichen. In welchen Fällen sollten Sie sich also für das Programm des 48-Stunden-Fastens entscheiden? Wenn Sie eins der folgenden Dinge erreichen möchten:

- Dopaminspiegel hochfahren
- Ängste reduzieren

Den Dopaminspiegel hochfahren

Keine Freude am Leben zu verspüren, ist häufig keine Frage der äußeren Umstände, sondern der neurochemischen Situation im Körper. Wie ich zuvor bereits beschrieben habe, kommt es vor, dass wir im Laufe unseres Tages von so vielen Ereignissen überschwemmt werden, die zu einer Dopaminausschüttung führen, dass sich unsere Toleranz verschiebt, was es uns erschwert, Momente der Freude zu erleben. Dopamin ist das Molekül, das den Impuls setzt, dass wir immer mehr, mehr und mehr davon wollen. Obwohl ein Dopaminrausch sich gut anfühlen kann, lässt ein Hoch dieses Neurotransmitters Sie nie mit einem Gefühl der Befriedigung zurück. Das gute alte Dopamin-Reset-Fasten kann Ihren Dopaminspiegel wieder ausbalancieren und Ihnen neue Freude schenken. Um einen Neustart dieses Systems zu erreichen braucht es nicht viele 48-Stunden-Fastenperioden – oft reicht schon eine pro Jahr.

Dem Symptom Angst entgegenwirken

Wenn Sie sich in einem Angstzustand befinden, übernimmt der als Amygdala bezeichnete Teil Ihres Gehirns das Ruder. Die Aufgabe der Amygdala ist es, Sie zu beschützen. Wenn von dieser Hirnregion also Impulse ausgehen, neigen Sie dazu, an all die schlechten Dinge in Ihrem Leben zu denken. Das versetzt Sie in einen Kampf-oder-Flucht-Modus, was häufig dazu führt, dass Sie auf alle Arten von Stressfaktoren reagieren, mit denen Sie konfrontiert sind.

Es gibt zwei Möglichkeiten, Ihr Gehirn aus diesem Zustand zu befreien: zum einen durch Stimulation des präfrontalen Cortex und zum anderen durch Bildung des Neurotransmitters GABA. Das 48-Stunden-Fasten unterstützt Ihr Gehirn bei beiden Prozessen. Die meisten Menschen stellen fest, dass sich ihr Gehirn nach den 48 Stunden beruhigt und sich nicht mehr lautstark und beunruhigend bemerkbar macht.

Immun-Reset-Fasten (72 Stunden und mehr)

Diese Fastenmethode wird häufig als drei- bis fünftägiges Wasserfasten bezeichnet. Viele fasten für bis zu fünf Tage, weil sich nach 72 Stunden des Fastens die Stammzellen im Körper regenerieren.[18] Die reaktivierten Stammzellen können verletzte Körperstellen lokalisieren und sie erneuern. Nach drei Fastentagen können neue und regenerierte Stammzellen einen enormen Heilungseffekt auf alternde Zellen haben. Sie werden so lange neue Stammzellen bilden, bis Sie Ihr Fasten beenden. Viele verlängern ihre Fastenperiode auf fünf oder mehr Tage, um die Stammzellenbildung zu maximieren. Ich rate Ihnen zu dieser Fastendauer, wenn Sie auf eines oder mehrere der folgenden Dinge hinarbeiten möchten:

- auf die Linderung einer chronischen Erkrankung,
- auf das Verhindern von chronischen Erkrankungen,
- auf die Verringerung von Schmerzen und Steifheit durch hartnäckige Muskel-Skelett-Verletzungen und
- auf die Verlangsamung von Alterungserscheinungen.

Chronische Erkrankungen lindern

Mir ist bewusst, dass dreitägiges Wasserfasten nicht für jede und jeden geeignet ist, aber für Menschen, die an einer ernsten Erkrankung leiden, kann es Wunder wirken. Da die ersten Studien zu einem dreitägigen Wasserfasten bei Chemotherapie-Patienten durchgeführt wurden, konnte bewiesen werden, dass diese Art des Fastens für Patienten mit Krebsdiagnose sehr nützlich sein kann, um ihr Immunsystem wieder aufzubauen. Am dritten Tag des Wasserfastens werden alte weiße Blutkörperchen, die ineffektiv sind, abgebaut und neue stärkere und strapazierfähigere treten an deren Stelle. Das kann Wunder bewirken bei Menschen, die mit Krebs, Autoimmunerkrankungen – beispielsweise mit rheumatoider Arthritis –, hartnäckigen Muskel-Skelett-Verletzungen, wie zum Beispiel einer Frozen Shoulder, oder mit einem durch den Lebenswandel verursachten Diabetes Typ 2 zu kämpfen haben.

Chronische Erkrankungen verhindern

Obwohl noch nicht eingehend erforscht, glauben viele Experten, dass dreitägiges Wasserfasten ein- bis zweimal im Jahr dabei hilft, Krebszellen loszuwerden, die sich eventuell im Körper angesammelt haben. Wir alle tragen Krebszellen im Körper. Was diese Krebszellen davon abhält, sich in Tumore zu verwandeln, ist ein funktionierendes Immunsystem. Physische, emotionale und chemische Stressfaktoren ermüden unser Immunsystem, sodass es diese Krebszellen nicht mehr aufspüren kann. Weil ein dreitägiges Wasserfasten ein so effektiver Neustart für das Immunsystem ist, wird es gerne als Maßnahme zur Vorbeugung eingesetzt.

Sich von hartnäckigen Muskel-Skelett-Verletzungen erholen

Die durch das dreitägige Wasserfasten revitalisierten Stammzellen bringen nicht nur Ihr Immunsystem wieder in Ordnung. Stammzellen können jedes verletzte Körperteil wieder reparieren, daher eignet sich diese Fastenlänge ausgezeichnet, um chronische Muskel-Skelett-Verletzungen, zum Beispiel Arthritis, zu bekämpfen. In meiner Praxis habe ich erlebt, wie diese Fastendauer bei den zähesten Verletzungen wahre Wunder gewirkt hat. Stammzellinjektionen sind in den letzten Jahren zum Trend unter alternden Sportlern geworden, die damit versuchen, der chronischen Gelenkabnutzung entgegenzuwirken, die durch die sportliche Beanspruchung entstehen kann. Diese Stammzellen können Zehntausende Dollar pro Injektion kosten. Mit Patienten, die hartnäckige Verletzungen mitbringen, probiere ich gerne zuerst das dreitägige Wasserfasten aus, um zu sehen, ob ihr Körper eigene Stammzellen bilden und das verletzte Körperteil so selbst heilen kann.

Ich habe es auch schon an mir selbst getestet, als ich eine Achillessehnenverletzung hatte, die nicht abheilen wollte. Ich hatte alles versucht, um sie loszuwerden – Schonung, Massage, chiropraktische Behandlungen, Kräuter, Akupunktur. Ich hatte wirklich alles versucht, und trotzdem wurde es nicht besser. Als letztes Mittel machte ich eine fünftägige Wasserfastenkur, und sie heilte tatsächlich ab. Ganz im Ernst: Der Schmerz war weg und kam nie wieder. Längeres Fasten hat diese Kräfte.

Alterungserscheinungen verlangsamen

Stammzellen drehen die Zeit zurück. Weil sie verschiedene Arten von Zellen reparieren können, lokalisiert Ihr Körper die am stärksten geschädigten Gewebe und nutzt einen Anstieg der Stammzellen, um diese als Erstes zu heilen. Das Schöne an diesem Stammzellenanstieg, der durch das längere Fasten angeregt wird, ist, dass Ihr Körper die Gewebe priorisiert, die es am dringendsten benötigen.

Es dauert mindestens 72 Stunden bis die Stammzellenproduktion beginnt. Viele Fastenden, die in den Genuss des Anti-Aging-Effekts kommen wollen, verlängern ihr Fastenfenster um ein paar Tage, nachdem sie die 72-Stunden-Marke erreicht haben, um ihrem Körper möglichst viel Gelegenheit für die heilende Stammzellenproduktion zu geben, da ihnen bewusst ist, dass diese zum Stehen kommt, sobald sie wieder essen.

Hoffentlich erkennen Sie nun, wie viel Fasten für Ihre Gesundheit bewirken kann. Ich werde nicht müde, Sie daran zu erinnern, dass es beim Fasten darauf ankommt, Ihren individuellen Rhythmus zu finden. Die Forschung zum Thema ist überzeugend, aber es ist entscheidend, Ihr Fastenprogramm an Ihre gesundheitlichen Ziele, die Anforderungen Ihres Alltags und Ihre hormonellen Bedürfnisse anzupassen. Damit Ihnen das gelingt, möchte ich Sie mitnehmen auf eine lehrreiche Exkursion, damit Sie die Umstellung von Stoffwechselprozessen, Ihren Hormonhaushalt und das Wechseln zwischen verschiedenen Fastenlängen noch besser verstehen.

Die Umstellung von Stoffwechselprozessen – der „Stoffwechselschalter" – ist für Ihre Gesundheit ein Konzept von zentraler Bedeutung. Das Thema wird häufig übergangen, wenn Sie das Konzept jedoch einmal wirklich begriffen haben, werden Sie nicht nur Ihre Gesundheit verbessern, sondern auch den Fastenrhythmus für Ihren Alltag finden, der Sie beim Erreichen Ihrer persönlichen gesundheitlichen Ziele am besten unterstützt.

KAPITEL 3

Der Schlüssel zur Gewichtsreduktion: der Stoffwechselschalter und was er bewirkt

Zu den wunderbaren Eigenschaften unseres Körpers zählt, dass er sich ständig regeneriert. Tatsächlich bekommen wir alle sieben Jahre einen völlig neuen Körper. Alte Zellen sterben ab und neue bilden sich, so entsteht jedes Körperteil in seiner eigenen Geschwindigkeit neu. Ihre Hautzellen erneuern sich beispielsweise alle zwei bis vier Wochen. Die Zellen, die Ihren Magen auskleiden, erneuern sich alle fünf Tage, während Ihre Leberzellen 150 bis 500 Tage brauchen, um sich einmal vollständig zu erneuern.

Aber es gibt einen Haken: Kranke Zellen bilden neue kranke Zellen. Ist eine Zelle einmal erkrankt, reproduziert sie sich immer wieder als kranke Zelle. Sie haben einen großen Einfluss darauf, wie Ihr Körper auf die Aktivitäten in Ihrem Alltag reagiert. Körperliche, emotionale und chemische Stressfaktoren entscheiden, ob Ihre Zellen gesund und leistungsstark bleiben oder erkranken und ermüden. Eine solche Verschlechterung der Zellgesundheit kann Alterungsprozesse beschleunigen, zu einer wachsenden Liste unterschiedlicher Beschwerden beitragen und Ihre Lebensfreude dämpfen. Doch Sie können diese Veränderungen auch wieder rückgängig machen. Um die erkrankten Zellen wieder loszuwerden, müssen Sie wieder gesunde Zellen bilden. Am effektivsten tun Sie dies, indem Sie mithilfe des Fastens den Stoffwechselschalter umlegen und so Ihren zellulären Jungbrunnen anzapfen.

Durch das Umlegen des Stoffwechselschalters stellt dieser sich von der Energiegewinnung aus Glukose auf aus Fettsäuren gebildete Ketonkörper als Energielieferant um. Dieses Umschalten zwischen den beiden Energiequellen hat eine heilende Wirkung. Es gibt aktuell viele beliebte Beispiele, die sich diesen Stoffwechselschalter zunutze machen: Eisbäder, Hypoxie-Atemübungen und das Fasten. In all diesen Szenarien bringen Sie Ihren Körper an seine Grenzen und zwingen Ihre Zellen damit, sich selbst zu reparieren. So extrem ein solches Vorgehen auch klingen mag: Ihr Körper ist auf diese Stoffwechselumstellung ausgelegt.

Die Betrachtung des alltäglichen Lebens unserer Jäger-und-Sammler-Vorfahren liefert Beweise dafür, dass es ihnen trotz vorübergehendem Essensmangel gut ging. Warum waren ihre Körper in der Lage, unter diesen schwierigen Nahrungsbedingungen Leistung zu erbringen? Betrachten wir ein für unsere Vorfahren klassisches Szenario. Wenn sie morgens aufwachten, wartete kein gefüllter Kühlschrank auf sie. Das soll heißen, sie mussten erst mal etwas zu essen beschaffen. Zum Sammeln und Jagen brauchten sie Energie. Bedenken Sie auch, dass sie seit dem Vortag nichts mehr gegessen hatten, ihre Körper sich also in einem Fastenzustand befanden, in dem sie Ketonkörper produzierten, die ihnen die nötigen Ressourcen lieferten, um leistungsfähig zu sein, sowie die Klarheit und Konzentration, um die überlebenswichtige Nahrung finden zu können. Diese Ketonkörper verliehen ihren Zellen Energie und reparierten fehlerhafte Abläufe in ihrem Inneren. Dadurch waren die Menschen trotz Nahrungsmangel zu einer erfolgreiche Nahrungssuche in der Lage. Hatten Sie dann etwas Essbares gefunden, versammelten Sie sich um das Feuer für ein Festmahl – meist bestehend aus Pflanzen und Fleisch –, was durch die Aktivierung des Enzyms mTOR einen Prozess des Zellwachstums anregte, der ihre Gehirne und Muskeln stärkte. Am nächsten Tag begann dieser Kreislauf aus Festmahl und Fasten wieder von Neuem. So ging es Woche um Woche, Monat um Monat. An unseren Vorfahren können wir sehr gut erkennen, wie die Stoffwechselumstellung ihre Überlebenschancen erhöhte.

In unserer modernen Welt bieten sich uns nur wenige Gelegenheiten, unseren Stoffwechselschalter umzulegen. Essen ist rund um die Uhr verfügbar. Wir haben Zugang zu Nahrung vom Aufwachen bis zum Einschlafen. Wir müssen noch nicht einmal unser Sofa verlassen, denn Essen kommt direkt an unsere Tür. Wir schauen eine Folge unserer Lieblingsserie nach der anderen, stellen fest, dass wir hungrig sind, und bestellen über eine App auf unserem Smartphone etwas zu essen. In weniger als einer Stunde wird dieses Essen vor unsere Tür geliefert. Obwohl sich diese modernen Annehmlichkeiten in dem Moment luxuriös anfühlen, machen sie unseren Stoffwechsel krank. Es wird Zeit, es unseren Urahnen gleichzutun.

Lassen Sie uns einen genaueren Blick darauf werfen, welche Vorteile eine Umstellung des Stoffwechsels Ihnen bringt. Täglich Ihren Stoffwechselschalter umzulegen, unterstützt die Reparaturprozesse Ihres Körpers. Ihrer Leber tun Sie durch die Stoffwechselumstellung zum Beispiel einen riesigen Gefallen, weil Sie die Zellen der Leber durch die Fastenperioden dazu zwingen, gespeicherten Zucker freizusetzen, und ihr so die Möglichkeit zur Heilung und Regeneration geben.

Wenn Sie diese Fastenperioden dann noch mit Lebensmitteln ergänzen, die die Lebergesundheit fördern, wie zum Beispiel Löwenzahnblätter oder Radicchio, die Bitterstoffe enthalten, versetzen Sie sowohl dieses lebenswichtige Organ als auch den Stoffwechsel in einen Heilungsprozess.

Auch der Darm profitiert von der Stoffwechselumstellung. Wenn Sie über längere Zeiträume fasten – ich meine damit Zeiträume von über 24 Stunden –, regeneriert sich die Darmschleimhaut und bietet förderlichen Mikroben so bessere Bedingungen, um sich zu vermehren. Diese unterstützen die Verstoffwechselung von Nahrung und die Hormone. Wäre Ihr Darm ein Garten, wäre das Fasten das Werkzeug, mit dem Sie die Erde umgraben und das Unkraut jäten, um den Boden fruchtbar zu machen, damit dort wunderschöne Blumen wachsen. Prä- und probiotische Lebensmittel sind die Blumen, die Sie in Ihrem Garten pflanzen möchten. Damit Ihr Garten gedeiht, braucht es beides, das Umgraben und die Blumen.

Auf Ihr Gehirn hat es ebenfalls einen positiven Effekt, wenn Sie zwischen den beiden Stoffwechselzuständen hin und her wechseln. Ihre Nervenzellen – die Billionen Vermittler der Millionen Informationen, die pro Sekunde durch Ihr Gehirn transportiert werden – werden vor allem durch Giftstoffe und überschüssigen Zucker beschädigt. Während des Fastens beginnen die Nervenzellen sich zu regenerieren, sodass Informationen reibungslos von einer Nervenzelle auf die andere übertragen werden können. Auch die Nervenzellen haben Nahrungsanforderungen: Eine Ernährung, die reich an Vitaminen, Mineralstoffen, Proteinen und Fettsäuren ist, versorgt sie mit der nötigen Energie, damit Sie konzentriert und klar bleiben. Fasten möbelt die Nervenzellen wieder auf, während nährende Lebensmittel sie stärken. Beide Stoffwechselzustände sind notwendig, damit die Billionen Nervenzellen Ihres Gehirns ihre Höchstleistung erbringen können.

Warum ist das Umlegen des Stoffwechselschalters so wirkungsvoll, um den Körper zu regenerieren und zu heilen? Es gibt vier wesentliche Heilungsprozesse, die dabei eine Rolle spielen:

- der Wechsel zwischen Autophagie und mTOR-gesteuertem Zellwachstum,
- die Erzeugung von hormetischem Stress,
- die Heilung der Mitochondrien und
- die Regeneration von Nervenzellen im Gehirn.

DIE STIMULATION VON AUTOPHAGIE UND ZELLWACHSTUM IM WECHSEL

Wenn Sie Ihren Stoffwechsel umschalten, wechseln Sie zwischen zwei Heilungsprozessen auf Zellebene – der Autophagie und dem durch mTOR gesteuerten Zellwachstum. Diese beiden Prozesse schließen aneinander an, können jedoch nicht gleichzeitig stattfinden. Die Autophagie haben wir im vorhergehenden Kapitel behandelt. Der Gegenspieler der Autophagie ist ein durch mTOR gesteuerter zellulärer Prozess. Es handelt sich hierbei um den Signalweg des Zellwachstums. Wenn dieser angeregt wird, kann dies das Wachstum von Zellen fördern, die an der Hormonproduktion beteiligt sind, den Skelettmuskelaufbau anregen und sogar insulinproduzierende Beta-Zellen in der Bauchspeicheldrüse nachwachsen lassen. mTOR hat jedoch auch eine dunkle Seite. Wenn Sie mTOR durch ständiges Essen durchgängig stimulieren, wird das Zellwachstum zu häufig angeregt. Jede Zelle in Ihrem Körper hat eine Lebensdauer. Je mehr Sie das Zellwachstum stimulieren, desto kürzer wird die Lebensdauer der Zelle. Ein zu hohes Maß an mTOR-Aktivität lässt Ihre Zellen schnell altern, während ein geringes Maß an mTOR-Aktivität förderlich ist.

Ein heiß diskutiertes Thema ist der durch das Fasten verursachte Muskelabbau. Hier zeigt sich ein weiterer Vorteil des Stoffwechselschalters. Wer zu lange fastet und durchgängig den Prozess der Autophagie anregt, kann einen übermäßigen Abbau von Skelettmuskeln auslösen, weil im Fastenzustand die in den Muskeln gespeicherte Glukose als Energiequelle genutzt wird. Sobald Sie wieder essen, werden die Muskeln wieder mit der Glukose versorgt, die sie benötigen, um wieder stärker zu werden.

Wer den ganzen Tag über isst, ohne ausreichend lange Fastenperioden einzubauen, versetzt seine Zellen in einen ständigen Wachstumszustand, der die Alterung beschleunigt. Wer jedoch zwischen Perioden des Fastens und des Essens hin und her wechselt, kommt in den Genuss beider Heilungsmechanismen. Während der Fastenphase des Tages wird in den Zellen ordentlich aufgeräumt, und wenn Sie Ihren Körper anschließend mit gutem, gesundem Essen versorgen, liefert das die nötigen Nährstoffe, um die Zellen zu stärken. Viele Frauen stellen fest, dass der Wechsel zwischen den beiden Stoffwechselzuständen Ihnen dabei hilft, abzunehmen und gleichzeitig Muskeln aufzubauen. Wenn Sie diesen Wechsel jetzt noch mit Ihrem Menstruationszyklus abstimmen, nehmen Sie nicht nur ab und bauen Muskeln auf, sondern fördern zudem eine gute Hormonproduktion.

DIE ERZEUGUNG VON HORMETISCHEM STRESS

Der zweite Grund, aus dem das Hin- und Herschalten zwischen den Stoffwechselzuständen so wirkungsvoll ist, ist der hormetische Stress, den es in Ihrem Körper auslöst. Der Körper muss sich an das niedrige Stresslevel des hormetischen Stresses anpassen, was die Zellen dazu zwingt, gesünder und effizienter zu werden.

Sie haben hormetischen Stress vielleicht schon einmal während eines Work-outs erlebt. Wenn Sie zum ersten Mal ein neues Work-out ausprobieren, bedeutet das Stress für Ihren Körper. Nehmen wir Gewichtheben als Beispiel. Jedes Mal, wenn Sie das Gewicht erhöhen, nehmen Ihre Muskeln Schaden, was sie dazu zwingt, sich wieder aufzubauen, aber diesmal stärker. Bleiben Sie bei dem gleichen Gewicht, setzt das Ihren Körper nicht mehr unter Stress und der Kraftaufbau stellt sich ein. Die meisten Trainer wissen das und variieren ihre Work-outs kontinuierlich, damit der Körper sich immer wieder anpassen muss.

Hormetischer Stress wird auch durch Fasten ausgelöst. Wenn Sie von sechs Mahlzeiten am Tag auf Intervallfasten umsteigen, versetzt dieser neue Heilungszustand Ihren Körper zunächst in Stress. In meinem 30-Tage-Programm zum Fasten-Reset zeige ich Ihnen, wie Sie diesen ersten hormetischen Schritt in die Welt des Fastens machen. Frauen, die zum ersten Mal nur zwei Mahlzeiten am Tag zu sich nehmen, statt den ganzen Tag über zu essen, erleben häufig positive Resultate, wie Gewichtsabnahme, besseren Schlaf und einen klareren Kopf. Dieser anfängliche Erfolg kann dazu verführen, sich auf dem neuen Fastenlebensstil auszuruhen. Hier liegt jedoch die Herausforderung: Je länger Sie sich an den gleichen Zeitplan halten, desto weniger hormetischer Stress entsteht und desto weniger positive Effekte hat das Fasten. Um die Vorteile des hormetischen Stresses wieder nutzen zu können, muss die Fastendauer variieren. Durch das Abwechseln zwischen verschieden langen Fastenphasen entsteht ein kontinuierlicher hormetischer Stress in Ihren Zellen, der sie liebevoll dazu antreibt, mehr Stoffwechselleistung zu erbringen.

DIE HEILUNG DER MITOCHONDRIEN

Das Umlegen des Stoffwechselschalters ist wie Magie für Ihre Mitochondrien. Häufig als die Kraftwerke der Zellen bezeichnet, erfüllen Ihre Mitochondrien zwei Hauptfunktionen: Sie versorgen Sie mit Energie und entgiften Ihre Zellen. Sie nehmen Glukose und Nährstoffe aus der aufgenommenen Nahrung auf und verwandeln sie in Adenosintriphosphat, kurz ATP, die biochemische Bezeichnung für Energie. Jede Körperfunktion ist auf ATP angewiesen. Ohne einen ordentlichen Überschuss an ATP fühlen Sie sich erschöpft, schlapp und als würden Sie in einer gesundheitlichen Sackgasse stecken. Einige der am härtesten arbeitenden Teile Ihres Körpers haben die höchste Dichte an Mitochondrien: Herz, Leber, Gehirn, Augen und Muskeln.
Es gibt viele Anzeichen dafür, dass Ihre Mitochondrien nicht in Bestform sind. Vielleicht haben Sie weniger Kraft während Ihres Work-outs, fühlen sich häufiger müde oder chronisch erschöpft, haben Probleme, klar zu denken oder sich zu konzentrieren, oder Sie sind nicht in der Lage, ohne Essen auszukommen.

Es hat sich herausgestellt, dass der Zustand unserer Mitochondrien bezeichnend ist für unsere allgemeine gesundheitliche Verfassung. Jahrelang wurden chronische Erkrankungen auf eine ungünstige genetische Veranlagung zurückgeführt. Jüngste Entdeckungen von Forschern wie Thomas Seyfried, Autor des Zeitschriftenbeitrags „Cancer as a Metabolic Disease“, stellen diese

Theorie allerdings infrage, da sie die Ursache von Krankheiten nicht in der Genetik verorten, sondern in einer Fehlfunktion der Mitochondrien. Dr. Seyfried knüpfte an die bemerkenswerte Arbeit von Otto Warburg an, der für seine Forschung zu den Veränderungen des Säuregehalts in Krebszellen mit dem Nobelpreis ausgezeichnet wurde, und deckte auf, dass Krankheiten in den Mitochondrien beginnen.[1] Sobald in den Mitochondrien eine Fehlfunktion auftritt, können Krankheiten in der Zelle entstehen. Dr. Seyfrieds Forschung ebnete den Weg für weitere Studien zu Veränderungen in den Mitochondrien, die bei zahlreichen chronischen Erkrankungen vorkommen.

Stoffwechselumstellungen haben eine positive Auswirkung auf die Mitochondrien, die sowohl Glukose als auch Ketonkörper als Energiequelle nutzen. Wenn Sie etwas essen, verwandeln diese kleinen Wundermaschinen die Glukose, die Ihre Zellen aufnehmen, in Energie. Wenn Sie fasten, produzieren Sie Ketonkörper, die ebenfalls von Ihren Mitochondrien aufgenommen und als Energiequelle genutzt werden. Sind Ihre Mitochondrien krank, können sie die Glukose nicht mehr so effizient verarbeiten, weshalb Sie sich nach einer Mahlzeit häufig müde fühlen. Indem Sie zwischenzeitlich verschieden lange Fastenperioden einlegen, produzieren Sie Ketonkörper, die Ihre Mitochondrien reparieren, sodass sie Glukose besser nutzen können.

Entgiftung ist die zweite wichtige Aufgabe, die die Mitochondrien für Sie erledigen. Dies geschieht auf zwei Arten: Mitochondrien bilden Glutathion und steuern die Methylierung. Glutathion ist Ihr wichtigstes Antioxidans, das oxidativen Stress reduziert, zelluläre Entzündungen eindämmt, die Insulinsensitivität erhöht, die Haut regeneriert sowie Schuppenflechte und Parkinson entgegenwirkt. Glutathion hat allgemein einen positiven Effekt auf die Herz-Kreislauf-Gesundheit.

Die Methylierung ist ein komplexer zellulärer Prozess, der sich vereinfacht als Weg beschreiben lässt, über den die Zellen Giftstoffe ausscheiden. Gesunde Mitochondrien aktivieren die Methylierung und befördern damit Giftstoffe rasch aus den Zellen hinaus. Sind Ihre Mitochondrien beschädigt, wird weniger

Glutathion gebildet, die Methylierung funktioniert nicht richtig und Giftstoffe können daher nicht nach draußen befördert werden, was zu Entzündungen, beschädigten Zellbestandteilen und in manchen Fällen zur Aktivierung von Krankheitsgenen führt. Wenn Sie lernen, Ihren Stoffwechselschalter zu betätigen, können diese Mitochondrien heilen und die Zellgesundheit wird wiederhergestellt.

DIE REGENERATION DER NERVENZELLEN IM GEHIRN

Jeder Gedanke, jede Erinnerung, die Sie haben, jedes Gefühl, das Sie fühlen, bahnt sich seinen Weg durch die Billionen Nervenzellen Ihres Gehirns. Wenn diese Nervenzellen degenerieren, wirkt sich das direkt auf die kognitiven Fähigkeiten aus – so einfach ist das! Dies kann sich darin äußern, dass Sie mitten in einer Unterhaltung vergessen, was Sie sagen wollten, oder in ein Zimmer laufen und sich nicht mehr erinnern können, was sie dort wollten. Wenn Sie Probleme haben, neue Informationen zu behalten, kann das auch an angeschlagenen Nervenzellen liegen. Die Degeneration von Nervenzellen wird durch schlechte Ernährung, Giftstoffe, Schwermetalle und mangelnden Gebrauch verursacht. Die Alzheimer-Krankheit ist das bekannteste Beispiel dafür, wozu Neurodegeneration führen kann.

Durch das Fasten werden diese schlecht funktionierenden Nervenzellen nicht nur repariert, sondern es wird auch die Bildung neuer Nervenzellen angeregt. Der Verzehr von Lebensmitteln, die reich an gesunden Fetten, Aminosäuren, Vitaminen und Mineralstoffen sind, versetzt den Nervenzellen einen Energieschub, sodass sie zu Höchstleitungen auflaufen. Durch das Umschalten des Stoffwechsels vom Fasten- in den Essensmodus lassen sich die Nervenzellen des Gehirns am besten reparieren. Viele Frauen machen die Erfahrung, dass sie sich umso lebendiger fühlen, je länger sie sich in der Kunst der Stoffwechselumstellung üben. Ich habe schon unzählige Male von Frauen in ihren

Fünfzigern gehört, dass sie sich energiegeladener und geistig klarer fühlen als in ihren Dreißigern.

Sie werden feststellen, wie Ihr Körper dank der vier Heilungsprozesse, die durch die Stoffwechselumstellung angeregt werden, Jahr um Jahr gesünder wird. Jetzt, da Sie die Heilungsprozesse verstanden haben, die stattfinden, wenn Sie zwischen den beiden Energiesystemen hin und her wechseln, lassen Sie uns einen Blick darauf werfen, bei welchen Schwierigkeiten das Hin- und Herschalten des Stoffwechsels am hilfreichsten sein kann. Obwohl diese Art des Wechsels Ihrem Körper immer guttut, gibt es doch bestimmte Umstände, unter denen sich das Wechseln zwischen diesen beiden heilsamen Stoffwechselzuständen als das Wundermittel entpuppt, nach dem Sie immer gesucht haben. Das Umschalten

- verlangsamt den Alterungsprozess,
- ermöglicht nachhaltigen Gewichtsverlust,
- verbessert das Gedächtnis,
- bringt den Darm ins Gleichgewicht,
- schützt vor Krebs,
- mobilisiert Giftstoffe und
- lindert Autoimmunerkrankungen.

DAS ZURÜCKDREHEN DER ZEIT – ODER ZUMINDEST DES ALTERUNGSPROZESSES

Obwohl das Älterwerden unvermeidbar ist, ist es die Geschwindigkeit des Alterungsprozesses nicht. Der Schlüssel, um den Alterungsprozess zu verlangsamen, liegt darin, Ihren Zellen alle notwendigen Ressourcen zur Verfügung zu stellen, damit sie bestmöglich arbeiten können. Vergessen Sie nicht, dass aus gesunden Zellen noch mehr gesunde Zellen entstehen. Im Kampf gegen das Alter kommt es darauf an, Ihre Zellen bei bestmöglicher Gesundheit zu halten. Wie sich herausstellt, stärkt es die Zellen, wenn sie etwas unter dem guten alten hormetischen Stress stehen. Regelmäßig längere Fastenperioden einzulegen, erzeugt das richtige Maß an Stress, das die Zellen zwingt, sich anzupassen.

Ich betone noch einmal: Die Forschung zu hormetischem Stress, Fasten und der resultierenden Anti-Aging-Wirkung ist überzeugend. Die bereits erwähnte Methode des Alternate Day Fasting (ADF), bei der Fasten- und Essenstage abgewechselt werden, steigert die Expression des als Anti-Aging-Gen bekannten Gens SIRT1.[2] Wenn dieses Gen aktiviert wird, ist es ein wichtiger Regulator für viele Abwehrmechanismen der Zellen, die unter Stress ihr Überleben sicherstellen. Das Gen schützt auch vor krankhaften Prozessen, die innerhalb der Zelle stattfinden können. Berichten zufolge reichen bereits drei Wochen Fasten nach der ADF-Methode aus, um die Expression dieses Gens deutlich zu steigern und den Alterungsprozess des Körpers zu verlangsamen. Ziemlich cool, oder?

DIE REALISIERUNG EINES NACHHALTIGEN GEWICHTSVERLUSTS

Jede Diät wird fehlschlagen, solange sie Ihnen nicht die Gelegenheit bietet, zwischen Ihren beiden Stoffwechselmodi – Zucker- und Fettverbrennung – hin und her zu wechseln. Ihren Stoffwechsel in den Fettverbrennungsmodus zu schalten ist der effektivste Weg, Ihren Körper dazu zu bringen, die Glukose hervorzukramen, die er für schlechte Zeiten gespeichert hat. Das Fasten ist physiologisch gesehen diese „schlechte Zeit". Um ein nachhaltiges Abnehmergebnis zu erzielen, müssen Sie den Stoffwechselschalter umlegen. Tatsächlich mehren sich wissenschaftliche Belege dafür, dass bei adipösen Menschen die Fähigkeit, in den Fettverbrennungsmodus umzuschalten, beeinträchtigt ist und dass sie beginnen, Gewicht zu verlieren, wenn diese Anpassungsfähigkeit ihres Stoffwechsels wiederhergestellt wird.[3]

Wenn Sie etwas essen und dadurch Ihr Blutzuckerspiegel steigt, verbrennen Ihre Zellen Energie aus dem Essen, das Sie gerade zu sich genommen haben. Beim Fasten legen Sie den Stoffwechselschalter um und verbrennen Fett, um Energie zu gewinnen. An dieser Stelle versagen Diäten, die ausschließlich mit Ihrem Zuckerverbrennungssystem arbeiten. Wenn Sie verändern, was Sie essen, aber den Zeitraum der Nahrungsaufnahme unverändert lassen, klammern Sie das Fettverbrennungssystem aus.

Wenn Sie auf Dauer Gewicht verlieren möchten, ist es wichtig, Ihren Körper darauf zu trainieren, den überschüssigen Zucker zu lokalisieren, den er gespeichert hat. Wie Sie bereits gelesen haben, speichert Ihr Körper zusätzlichen Zucker an drei Hauptorten: Fettgewebe, Leber und Muskeln. Wer sich schon seit Jahren schlecht ernährt, hat an diesen Orten höchstwahrscheinlich eine Menge Zucker angesammelt. Durch Sport lässt sich der in den Muskeln gespeicherte Zucker freisetzen. Aber wie kommen Sie an den gespeicherten Zucker in Fettgewebe und Leber heran? Durch Fasten. Je länger Sie fasten, desto mehr greift Ihr Körper auf diesen gespeicherten Zucker zurück. Wenn Sie Ihr Abendessen um 18 Uhr beenden und bis 11 Uhr am nächsten Tag nichts mehr essen, geben Sie Ihrem Körper 17 Stunden, um sich über den ganzen gespeicherten Zucker herzumachen. Sobald Sie essen, schalten Sie wieder zurück ins Zuckerverbrennungssystem. Je öfter Sie ihren Körper in den Fastenzustand versetzen, desto mehr zwingen Sie ihn dazu, den überschüssigen Zucker abzubauen.

DIE VERBESSERUNG DER GEDÄCHTNISLEISTUNG

50 Prozent Ihres Gehirns werden mit Glukose betrieben, während die anderen 50 Prozent Energie aus Ketonkörpern beziehen. Wenn Sie noch nie lange genug gefastet haben, um Ketonkörper zu bilden, haben Sie Ihrem Gehirn bisher die Hälfte seines benötigten Brennstoffs vorenthalten.

Sie erinnern sich daran, dass Ihr Körper während des Fastens Ketonkörper produziert? Die Anwesenheit dieser Ketonkörper ist, was Ihr Gehirn dazu anregt, einen neurochemischen Stoff, den

Brain-derived Neurotrophic Factor (BDNF) zu bilden. Dieser Stoff ist wie Dünger für Ihr Gehirn. BDNF stimuliert die Bildung neuer Nervenzellen und verschafft Ihrem Gehirn so mehr Kapazitäten, um neue Informationen aufzunehmen. Der Anstieg der Ketonkörper stimuliert auch die Produktion von Gamma-Aminobuttersäure (GABA), einem beruhigenden Neurotransmitter. Diese beiden Stoffe schaffen die optimalen Voraussetzungen, um Neues zu lernen. Wenn das Gehirn ruhig, konzentriert und mit neuen Nervenzellen ausgestattet ist, können Sie Informationen so gut behalten, wie vielleicht noch nie zuvor.

Viele Fastende fühlen sich während ihrer Fastenperioden so produktiv, dass sie den ganzen Tag in diesem Zustand bleiben möchten, doch so herrlich es auch klingt, dass vermehrte Ketonkörper Ihre Kognitionsfähigkeit verbessern, wird Ihr Gehirn trotzdem nur zu 50 Prozent von Ketonkörpern und zu 50 Prozent von Glukose angetrieben. So sehr wir die Ketonkörper auch lieben, früher oder später müssen wir auf Zuckerverbrennung zurückschalten, um unser Gehirn mit allem zu versorgen, was es braucht. Es ist der Wechsel zwischen den beiden Energiesystemen, der das Gehirn mit allen nötigen Brennstoffen versorgt, um zu seiner Bestform aufzulaufen.

DIE WIEDERHERSTELLUNG DER BALANCE IM DARM

Fasten heilt den Darm – das ist wissenschaftlich bewiesen. Sobald Sie wieder essen, wird jedoch einem Teil der positiven Veränderungen, die sich in Ihrem Darmmikrobiom abspielen, ein Riegel vorgeschoben. Heißt das also, dass die Veränderungen des Mikrobioms nur vorübergehend sind? Auf keinen Fall! Wenn Sie beim Fastenbrechen auf Lebensmittel zurückgreifen, die Ihr Mikrobiom aufbauen, profitiert Ihr Darm auch weiterhin. (In Teil III, Kapitel 2, „Korrektes Fastenbrechen“, zeige ich Ihnen genau, wie Sie das am besten machen.)

Ein Begriff, der im Zusammenhang mit dem Mikrobiom häufig verwendet wird, ist der des Darmmilieus. Dieser beschreibt die Umgebung, in der sich gute Darmbakterien ansiedeln können. Durch Fasten können Sie das Milieu Ihrer Darmflora verändern. Dies ermöglicht Ihrer Darmschleimhaut, Ihre Nahrung effizienter zu verdauen und wichtige Neurotransmitter, wie Serotonin, zu produzieren, die glücklich machen. Die guten Darmbakterien vermehren sich weiter, wenn Sie sie mit Lebensmitteln füttern, die reich an Polyphenolen, Probiotika und Präbiotika sind. Diese Nahrung versorgt die Bakterien, sodass Sie wichtige Neurotransmitter produzieren, ein gesundes Immunsystem unterstützen und Sie mit den notwendigen Vitaminen und Mineralstoffen versorgen können. Das Hin- und Herschalten des Stoffwechsels vom Fasten- in den Essensmodus hat den größten Einfluss auf Ihre Darmflora. Meine Berufspraxis hat mich gelehrt, dass dies der effektivste Weg ist, um den verschiedensten Darmproblemen beizukommen, die Sie vielleicht plagen.

DER SCHUTZ VOR KREBSERKRANKUNGEN

Ihre Mitochondrien benötigen Ketonkörper, um sich zu regenerieren. Wenn Sie durchgängig im Zustand der Zuckerverbrennung verweilen, haben Ihre Mitochondrien keine Chance auf Heilung. Es gibt jedoch Lebensmittel, die Ihre Mitochondrien stärken. Aufgrund ihres einzigartigen Nährstoffgehalts zählen Innereien zu den Lebensmitteln, die den größten positiven Effekt auf Ihre Mitochondrien haben können. Ihre Ernährung sollte eine möglichst farbenfrohe Palette an Gemüsesorten enthalten, damit Ihre Mitochondrien mit den Nährstoffen versorgt werden, die sie brauchen, um gute Leistungen zu erbringen. Ketonkörper sind jedoch das wirkungsvollste Heilmittel für Mitochondrien. Durch das regelmäßige Umstellen Ihres Stoffwechsels können Sie Ihre Mitochondrien sowohl mit heilsamen Nährstoffen als auch mit Ketonkörpern versorgen. Dr. Nasha Winters, Autorin von *Stoffwechsel in Balance – Krebs ohne Chance,* nennt als eines der ersten Anzeichen dafür, dass unsere Zellen die metabolische Anpassungsfähigkeit verlieren, wenn man bei Hunger schlechte Laune bekommt, insbesondere wenn die letzte Mahlzeit erst ein paar Stunden zurückliegt. Das ist ein deutliches Zeichen dafür, dass Ihre Zellen nicht in den Fettverbrennungsmodus umschalten. Gesunde Mitochondrien passen sich problemlos an einen sinkenden Glukosespiegel an, während sie auf den Ketonkörperanstieg warten. Diese Umstellung des Stoffwechsels sollte sich mühelos anfühlen, sodass Sie die längeren Zeiträume ohne Essen überbrücken können, die Ihre Leber benötigt, um Ketonkörper zu produzieren. Für ungesunde Mitochondrien ist es jedoch schwierig, diese Wartezeit bis zur Umstellung zu überbrücken. Die Tatsache, dass Krebs mit einer Fehlfunktion der Mitochondrien beginnt, macht die Stoffwechselumstellung zu einer Kunst, die jede Frau, die Krebs hatte oder sich davor schützen will, erlernen sollte. Erinnern Sie sich noch an die Studie (Teil I, Kapitel 2 im Unterkapitel „Reduktion des erneuten Auftretens von Krebserkrankungen"), in der nachgewiesen wurde, dass bei Frauen, die nach einer konventionellen Brustkrebsbehandlung täglich 13 Stunden fasteten, die Wahrscheinlichkeit für das Wiederauftreten von Krebs um 64 Prozent reduziert war? Dieses Ergebnis lässt sich sehr wahrscheinlich darauf zurückführen, dass sich die dysfunktionalen Mitochondrien, durch die der Krebs überhaupt erst entstehen konnte, während der 13-stündigen Fastenperioden regenerieren konnten. Zweifelsohne ließe sich die Wahrscheinlichkeit einer Wiederkehr der Krebserkrankung noch weiter senken, hätten sie die 13-stündigen Fastenperioden noch mit einer guten, nährstoffreichen Ernährung kombiniert.

DIE MOBILISIERUNG VON GIFTSTOFFEN

Durch das Fasten können Giftstoffe aus den Zellen herausbefördert werden, um dann ausgeschieden zu werden. Diese Ausscheidung von Giftstoffen findet am häufigsten statt, wenn Sie

Fastenperioden einlegen, die länger als 17 Stunden sind. Denn nach 17 Stunden des Fastens kommt die Autophagie in Fahrt. Das ist, als würden Sie einen Arzt in jede Zelle schicken. Dieser Zellendoktor entscheidet, ob die Zelle noch zu retten ist, oder ob sie sterben muss. Wenn eine Zelle zu stark beschädigt ist und es zum Zelltod kommt, gehen die Giftstoffe aus dieser Zelle zur Ausscheidung in Ihren Blutkreislauf über. Das ist der Moment, an dem alle an der Entgiftung beteiligten Organe aktiv werden, um sicherzustellen, dass diese Giftstoffe Ihren Körper verlassen. In der Welt des Fastens sprechen wir von „Entgiftungspfaden", die zuständigen Organe sind die Leber mit der Gallenblase, der Darm, die Nieren und das Lymphsystem.

Je öfter Sie mithilfe längerer Fastenperioden Ihren Stoffwechselschalter umlegen, desto mehr wird Ihnen möglicherweise bewusst, dass Ihre Entgiftungspfade nicht funktionieren, was sich in Form der folgenden Symptome äußern kann:

- Hautausschläge
- Brain Fog („Gehirnnebel", Benommenheit)
- Blähungen
- Durchfall
- Verstopfung
- Energiemangel

Wenn eins dieser Symptome bei Ihnen auftritt, sollten Sie zunächst wissen, dass das ganz normal ist. Ich habe teilweise schon Fastende erlebt, die glaubten, das Fasten funktioniere bei ihnen nicht, weil diese Symptome auftraten. Nichts könnte weniger zutreffen – es funktioniert ganz wunderbar! Sie müssen nur daran arbeiten, Ihre Entgiftungspfade zu öffnen, damit Ihr Körper die Giftstoffe so problemlos ausscheiden kann, dass Sie es überhaupt nicht merken. (In Teil III, Kapitel 3, „Tipps für ein müheloses Fasten", zeige ich Ihnen spezielle Pläne, die darauf ausgelegt sind, Ihre Entgiftungspfade zu öffnen.)

DIE LINDERUNG VON AUTOIMMUNERKRANKUNGEN

Autoimmunerkrankungen treten aus drei sehr konkreten Gründen auf: ein angeschlagener Darm, eine Überbelastung durch Giftstoffe und genetische Veranlagung. Ihren Stoffwechsel regelmäßig umzustellen, kann in allen drei Bereichen hilfreich sein. Es heißt, dass über 70 Prozent unseres Immunsystems im Darm sitzen. Bei jeglicher Autoimmunerkrankung gilt es daher, den Darm in Ordnung zu bringen. Hoffentlich sind Sie mittlerweile überzeugt, dass der effektivste Weg zu einem gesunden Darm, das Wechseln zwischen Ihren Stoffwechselmodi ist. Gesunde Mitochondrien lindern eine Autoimmunerkrankung ebenfalls enorm. Vergessen Sie nicht, dass Ihre Mitochondrien Ihre Zellen bei der Entgiftung unterstützen. Durch die Heilung Ihrer Mitochondrien fahren diese nicht nur die Produktion von Glutathion hoch, das als Antioxidans zur Entgiftung beiträgt, sondern Ihre Zellen können Giftstoffe auch besser ausscheiden. Sobald die Mitochondrien bestmöglich funktionieren und die Entgiftungspfade geöffnet sind, können Gene abgeschaltet werden. Das Aktivieren und Deaktivieren von Genen ist die Grundlage der Epigenetik. Unser Lebenswandel hat einen Einfluss darauf, welche Gene an- und welche abgeschaltet werden.

Vor ein paar Jahren betreute ich eine 57-jährige Frau namens Nancy, die unter mehreren Autoimmunerkrankungen litt. Bei ihr war nicht nur Hashimoto-Thyreoiditis diagnostiziert worden, sondern ihr Körper attackierte auch ihre eigenen Mitochondrien, weshalb die Anzahl ihrer antimitochondrialen Antikörper (AMA) – also der Autoantikörper gegen Mitochondrien – erhöht war. Antikörper sind spezialisierte Zellen des Immunsystems, die darauf programmiert sind, gewisse Krankheitserreger anzugreifen, die in Ihren Körper eindringen, aber auch alles andere, was sie als Eindringling identifizieren. Bei Autoimmunerkrankungen greifen diese Antikörper häufig gesundes Gewebe an. Würde Ihr Körper sowohl Ihre Schilddrüse als auch Ihre Mitochondrien angreifen, ginge es Ihnen ziemlich schlecht, und bei Nancy war das so.

Sie hatte kaum Energie, Schwierigkeiten, klar zu denken, und zahlreiche anhaltende Symptome, wie chronische Schmerzen, was es ihr erschwerte, ihr alltägliches Leben zu bewältigen. Ihr Gesundheitszustand verschlechterte sich rapide. Zahlreiche Arztbesuche hatten sie mit Fehldiagnosen, ausgefallenen Medikamenten und dem Ratschlag, sie müsse sich einfach damit arrangieren, zurückgelassen. Nicht gewillt, sich mit dieser „Behandlung" abzufinden, wandte sie sich an mich. Sie wollte herauszufinden, wie sie selbst aktiv werden könnte. Obwohl es seine Zeit brauchte, Nancys Gesundheit wieder auf den richtigen Kurs zu bringen, war es nicht so kompliziert, ihre Autoimmunerkrankung in den Griff zu bekommen, wie man vielleicht hätte denken können. Unter Anwendung der Prinzipien zur Heilung von Autoimmunerkrankungen brachte ich ihr bei, zwischen verschiedenen Variationen des Fastens und der Ernährung hin und her zu wechseln, um die Heilung ihres Darms und der beschädigten Mitochondrien zu unterstützen, die ihren Körper infiltrierten. Im Laufe eines Jahres probierte sie alle sechs Fastenmethoden und mehrere verschiedene Ernährungsprogramme aus. Dann begannen wir mit der Entgiftung. Wir identifizierten alle Umweltgifte und Schwermetalle, die sich möglicherweise in ihrem Körper angereichert hatten, und dafür verantwortlich waren, dass ihr Immunsystem sich gegen sich selbst wandte. Die Ergebnisse, die sich bei Nancy einstellten, grenzten an ein Wunder. Nach nur einem Jahr hatte sich die Anzahl ihrer Autoantikörper gegen Mitochondrien um die Hälfte reduziert und die gegen die Schilddrüse gerichteten waren ganz verschwunden. Nach zwei Jahren des Selbstheilungsprozesses hatten sich sämtliche Autoantikörperwerte wieder normalisiert und ihre Ärzte waren völlig überrascht, weil sie keinerlei Anzeichen einer Autoimmunerkrankung mehr zeigte. Das Umschalten des Stoffwechsels wirkt in Kombination mit einer Entgiftung bei Autoimmunerkrankungen wahre Wunder.

Wenn Sie Ihren Körper darauf trainieren, zwischen Fasten- und Essensmodus hin und her zu schalten, lösen Sie einen unvergleichlichen Selbstheilungsprozess in Ihrem Körper aus. Das sind für Frauen ganz wunderbare Nachrichten: Wir können Gewicht verlieren, Muskeln aufbauen, unseren Hormonhaushalt ins Gleichgewicht bringen, unser Gehirn auf Touren bringen, unseren Darm sanieren, den Alterungsprozess verlangsamen und eine Autoimmunerkrankung überwinden, und das alles nur, indem wir die Grundlagen der Stoffwechselumstellung auf unseren Alltag anwenden. Wenn wir diese Stoffwechselumstellung nun noch zeitlich mit unserem Menstruationszyklus abstimmen ... Was dann? Sie werden sich so gesund fühlen, wie Sie es vielleicht nie für möglich gehalten hätten!

So ging es Carrie, einer meiner Patientinnen, die mich um Hilfe bat, weil sie ihren BMI-Wert senken wollte. Mit 32 steckte sie in einer gesundheitlichen Sackgasse: Sie hatte Probleme mit Unfruchtbarkeit und Schwierigkeiten beim Abnehmen. Ihre Frauenärztin wies sie darauf hin, dass ihr zu hoher BMI-Wert dazu beitragen könnte, dass sie Probleme hatte, schwanger zu werden. Etwas abzunehmen könnte ihre Chancen auf eine Schwangerschaft erhöhen. Carrie kannte fehlgeschlagene Diätversuche nur zu gut, und als ihre Ärztin ihr sagte, Abnehmen sei ihre einzige Möglichkeit, schwanger zu werden, fiel sie in eine tiefe Depression. Sie war nicht übergewichtig durch zu viel Essen. Ganz im Gegenteil, sie ernährte sich sogar ziemlich gut. Es mangelte ihr nicht an Willenskraft oder Disziplin. Jede Diät, die Carrie je ausprobiert hatte, hatte sie genau befolgt. Wo also lag das Problem?

Hier kommt der Stoffwechselschalter ins Spiel. Ich begann mit Carrie ein Programm, das unterschiedlich lange Fastenperioden und verschiedene Ernährungsformen kombinierte. Es regte ihren Stoffwechsel dazu an, sich umzustellen. Ich zeigte ihr, wie sie ihr Programm zeitlich an ihren Menstruationszyklus anpassen konnte, damit es mit dem Auf und Ab ihrer Hormone optimal in Einklang kam. Mit einem klaren Plan für die Stoffwechselumstellung wies ich sie an, sich 90 Tage lang an diesen Ablauf zu halten und sich dann wieder bei mir zu melden. Nach nur einem Monat rief sie mich an. Sie hatte im ersten Monat nicht nur knapp 5 kg abgenommen, sondern war auch schwanger. Das verdeutlicht, was es alles bewirken kann, wenn wir die Stoffwechselumstellung nach unserem Menstruationszyklus ausrichten.

Jetzt, da Sie die wissenschaftlichen Hintergründe des Fastens kennen und wissen, welche Vorteile das Hin- und Herwechseln zwischen den Stoffwechselmodi Ihnen bringt, freue ich mich, Ihnen zu zeigen, wie Sie diese Konzepte und Ihre hormonellen Bedürfnisse unter einen Hut bekommen. Jetzt lernen Sie, zu fasten wie nur Frauen das können!

KAPITEL 4

Fasten speziell für Frauen

Bridget, eine zielstrebige Managerin aus der Technikbranche, hatte einen sehr beanspruchenden Arbeitsalltag, zwei aktive jugendliche Töchter und einen durchgetakteten Terminplan, der es ihr nie wirklich erlaubte, sich zu entspannen. Mit Stress war Bridget nur zu gut vertraut. Als passionierte Läuferin war Sport die Droge ihrer Wahl. Sie ging Joggen, um ihr Gewicht in Schach zu halten, zur Ruhe zu kommen und um mit ihrem hektischen Alltag zurechtzukommen. Als sie 40 wurde, fühlte sie sich unbesiegbar. Zwei Jahre später hatte sich das Blatt jedoch vollkommen gewendet. Die erste größere Veränderung, die Bridget bemerkte, war, dass sie ohne ersichtlichen Grund anfing zuzunehmen, besonders in der Bauchgegend. Ganz im Sinne ihrer bisherigen Abnehmstrategie versuchte sie, weniger zu essen und mehr Sport zu treiben, doch das hartnäckige Bauchfett wollte nicht weichen. Je mehr sie versuchte, sich mit Sport aus dieser neuen gesundheitlichen Zwickmühle herauszumanövrieren, desto mehr Verletzungen passierten ihr: Muskelzerrungen in der Wade, Probleme mit dem unteren Rücken und alte Schulterverletzungen der Rotatorenmanschette machten sich immer wieder unangenehm bemerkbar. Unter diesen Umständen war es sehr schwer für sie, Sport zu treiben. Ohne das Laufen als Hilfsmittel zum Abnehmen und zur Stressbewältigung fiel Bridget in eine tiefe Depression. Auf der Suche nach einem Ersatz für das Laufen, empfahl eine Freundin Bridget das Intervallfasten. Ehrgeizig wie sie war, wollte Bridget so viel wie möglich über das Fasten lernen. Sie begann damit, ihr Frühstück wegzulassen und MCT-Öl in ihren Kaffee zu mischen, um noch etwas länger fasten zu können. Sie hatte den Dreh ziemlich schnell raus und war begeistert von den Ergebnissen. Bald war sie geradezu besessen vom Fasten, weil sie sich umso besser fühlte, je länger sie fastete. Sie hatte einen klaren Kopf, war voller Energie und fühlte sich ausgeglichen. Sie stellte außerdem fest, dass das Fasten ihr mehr Zeit verschaffte, ihren Hunger verschwinden ließ und sie genauso fit hielt wie das Joggen. Sie war vollauf begeistert von ihrem neuen Fastenalltag!

Nach etwa sechs Monaten zeigten sich bei Bridget jedoch negative Symptome. Als Erstes kam das Herzrasen. Es kam vor, dass sie mittags an ihrem Schreibtisch saß und ihr Herz plötzlich zu rasen begann. Da ihr bewusst war, dass es in ihrem Leben einige Stressfaktoren gab, war ihre erste Vermutung, dass ihr übervoller Alltag sie nun doch eingeholt hatte. Aus dem Herzrasen entstand schnell ein Angstgefühl. Mitten am Tag bekam sie ohne erkennbaren Grund Panikattacken. Sie wusste nicht, was diese Attacken auslöste und, schlimmer noch, was sie dagegen tun sollte. Als nächstes bekam sie Schlafprobleme. Es fiel ihr schwer, ihren Körper so weit zu entspannen, dass sie abends einschlafen konnte. Sie wachte häufig um zwei Uhr morgens auf und konnte nicht wieder einschlafen. Eines Morgens bemerkte sie in der Dusche, dass ihr büschelweise Haare ausfielen. Das ging wochenlang so weiter, bis sie sichtbare kahle Stellen hatte. Besorgt ging sie zum Arzt und ließ ihre Blutwerte bestimmen, die waren jedoch alle unauffällig. Ihre Ärztin erkundigte sich nach ihrer Ernährung, und Bridget erzählte ihr von ihrer Fastenroutine. Zu ihrer Überraschung riet ihre Ärztin ihr, damit aufzuhören, mit dem Hinweis, fasten sei nicht gut für Frauen. Das nahm Bridget alle Hoffnung – sie fühlte sich festgefahren, entmutigt und ratlos.

Glücklicherweise empfahl ihre Freundin ihr meine YouTube-Videos zum Fasten für Frauen. Sie war überrascht zu hören, dass es beim Fasten um mehr ging als nur darum, Mahlzeiten auszulassen, und dass Frauen anders fasten sollten als Männer. Sie erfuhr, dass sie ihre Routine an ihren Hormonhaushalt im Laufe des Monats anpassen sollten. Vielleicht war das Fasten gar nicht das Problem, dachte sie. Vielleicht kamen ihre Schwierigkeiten daher, dass sie ihre Fastenroutine bisher nicht an das Auf und Ab ihrer Hormone angepasst hatte. Diese neue Information machte Bridget wieder Hoffnung. Sofort veränderte sie ihre Fastenroutine und stimmte sie auf ihre monatlichen hormonellen Bedürfnisse ab. Innerhalb nur eines Monats fielen ihre Haare nicht mehr aus, die Angstzustände und Panikattacken verschwanden und sie konnte wieder ruhig schlafen.

Ihr Menstruationszyklus ist eine wahrlich wunderbare Symphonie aus neurochemischen Reaktionen, die sich zu einer perfekt abgestimmten Harmonie der Fruchtbarkeit zusammenfügen. Wenn Sie Ihren Menstruationszyklus bisher nur als lästig empfunden haben, ermutige ich Sie, sich einmal die komplexen Vorgänge klarzumachen, die jeden Monat in Ihrem Körper ablaufen. Was da geschieht, ist geradezu magisch. Unser Menstruationszyklus wird weder ausreichend thematisiert und analysiert noch wird ihm die Priorität für unsere Gesundheit eingeräumt, die ihm gebührt. Diese Ignoranz bekommen wir in den verschiedensten Formen zu spüren, aber letztlich führt sie dazu, dass wir keine konkrete Vorstellung davon entwickeln, wie unser Lebensstil den feinabgestimmten Aufbau dieses Hormonsystems beeinflussen kann. Unter diesem mangelnden Verständnis unseres Menstruationszyklus leiden unsere Hormone und damit leidet unser ganzer Körper. Wenn Sie dem Konzept des Zyklusfastens folgen, stellen Sie das Zusammenspiel dieser wundervollen Neurochemikalien wieder her, die Ihnen so gute Dienste leisten.

Diese Lektion musste ich selbst wie Bridget auf die harte Tour lernen. Als ich 40 wurde und meine Hormone sich auf die Achterbahnfahrt der Perimenopause begaben, wurde mir klar, dass ich zwar wusste, wie mein Menstruationszyklus funktionierte, aber weder wusste ich wirklich, welchen Einfluss die Schwankungen meiner Hormone auf meine Stimmung, Produktivität, meinen

Schlaf und sogar auf meine Motivation hatten, noch wie ich meinen Alltag an diesen monatlichen hormonellen Wandel anpassen konnte. Die meisten von uns haben nie gelernt, die Lebensgewohnheiten an den Hormonhaushalt anzupassen. Tatsächlich wissen die meisten Frauen nicht einmal, wann welche Hormone im Laufe eines 28-tägigen Zeitraums ausgeschüttet werden. Das ist ein großes Problem und führt bei zu vielen Frauen zu einem hormonellen Ungleichgewicht. Wie wir unsere Ernährung, unseren Sport, unser Sozialleben und unsere Fastenroutinen zeitlich am besten planen, sollte bereits ab der Pubertät auf dem Lehrplan stehen. Warum bringen wir Mädchen diese Dinge nicht bei? Wenn Sie einmal verstanden haben, welche Hormone zu welchem Zeitpunkt während Ihres Menstruationszyklus ausgeschüttet werden, können Sie Ihren Lebensstil optimal auf Ihren Hormonhaushalt abstimmen und ihr volles Potenzial entwickeln.

Das Erste, was Sie über Ihren Menstruationszyklus wissen sollten, ist, dass er einzigartig ist. Die Länge des Zyklus unterscheidet sich von Frau zu Frau. Bei den meisten Frauen dauert er etwa 28 Tage, bei manchen ist er kürzer und bei anderen kann er über 30 Tage lang sein. Als Zweites sollten Sie wissen, dass Ihre Hormone im Laufe des Menstruationszyklus ansteigen und abfallen. Sie bleiben nicht den ganzen Monat über auf einem konstanten Niveau, sondern unterliegen einem ständigen Auf und Ab. Das ist wichtig zu wissen, da sich dieses Auf und Ab der Hormone auf Ihre emotionale und körperliche Verfassung zu unterschiedlichen Zeitpunkten während des Monats auswirkt.

Das Zusammenwirken der Hormone ist komplex. Wenn ich genauer auf die hormonelle Hierarchie eingehe, werden Sie sehen, dass jedes Hormon die Performance des nächsten beeinflusst. Ist ein Hormon geschwächt, kann das das ganze System ins Wanken bringen. Wenn Sie wissen, welche Wirkung jedes dieser Hormone auf Ihre Stimmung, Ihren Schlaf, Ihre Motivation, Ihr Energielevel, Ihren Appetit und auf Ihre Fähigkeit zu fasten hat, kann das Ihr ganzes Leben verändern.

Das Schöne am Zyklusfasten ist, dass Sie Ihre Hormone sehr gut kennenlernen werden. Ich stelle Ihnen die wichtigsten Hormone des Menstruationszyklus vor und zeige Ihnen, wie diese im Laufe des Monats zu- und wieder abnehmen. Sollten Sie aktuell keinen Menstruationszyklus haben, lassen Sie diesen Abschnitt trotzdem nicht aus, denn Sie sollten wissen, wie Hormone Ihr Leben beeinflussen.

DER MENSTRUATIONSZYKLUS

Tag 1 bis 10

Zu Beginn Ihres Menstruationszyklus, an Tag eins, befinden sich Ihre wichtigsten Sexualhormone – Östrogen, Testosteron und Progesteron – auf dem niedrigsten Stand. Ein paar Tage nach Beginn Ihres Zyklus sorgt der Hypothalamus, der Teil Ihres Gehirns, der für die Koordination der Hormonproduktion verantwortlich ist, dafür, dass die notwendigen Hormone zirkulieren, damit Ihre Eierstöcke eine Eizelle freisetzen. Diese Zirkulation von Schlüsselhormonen bewirkt einen langsamen Anstieg des Östrogens, das seinen Höhepunkt etwa in der Mitte der fruchtbaren Phase erreicht (um Tag 13).

Während Ihr Östrogenspiegel ansteigt, werden Sie einige körperliche und geistige Veränderungen bemerken. Zum einen trägt Östrogen zur Produktion von Kollagen bei, welches Ihre Haut jung und elastisch hält. Dieser Kollagenanstieg stärkt auch Ihre Knochen und macht Ihre Bänder elastischer, was Sie weniger verletzungsanfällig macht, insbesondere wenn Sie sich beim Sport neue Ziele setzen. Wenn die Menopause einsetzt, sinkt der Östrogenspiegel. Dadurch zeigen sich langsam die gefürchteten Falten, und wir werden anfälliger für Verletzungen.

Östrogen versetzt Sie außerdem in eine gute Stimmung, sorgt für einen klaren Kopf, verbessert die Kommunikationsfähigkeit und verleiht Ihnen eine optimistischere Perspektive auf das Leben. Es fördert die Aktivierung von Serotonin, Dopamin und

Noradrenalin, und dank dieser Neurotransmitter fühlen Sie sich ruhig, glücklich und zufrieden. Östrogen hat außerdem eine beruhigende Wirkung auf die Angstzentren Ihres Gehirns. Aus einem in der Fachzeitschrift *Biological Psychiatry* veröffentlichten Artikel geht hervor, dass Frauen mit niedrigem Östrogenspiegel anfälliger sind für Traumata, wohingegen höhere Östrogenwerte Frauen zum Teil vor psychischen Störungen schützen können.[1] Der Anstieg Ihres Östrogenspiegels in dieser Zyklusphase kann Ihnen eine positivere Einstellung zum Leben bescheren und den Umgang mit stressigen Ereignissen erleichtern. Die Trennung von einem Partner kann beispielsweise emotional belastender sein, wenn Ihr Östrogenspiegel zu diesem Zeitpunkt niedrig ist. So groß kann die Wirkung dieser Hormone sein!

Tag 11 bis 15

Dieser Zeitraum wird als Ovulationsphase bezeichnet. Obwohl alle drei Sexualhormone in dieser Phase eine Rolle spielen, sind es Östrogen und Testosteron, die während dieser fünf Tage den größten Einfluss haben. Die positiven Auswirkungen des Östrogens auf Körper und Geist verstärken sich weiterhin, während das zusätzliche Testosteron dazu führen kann, dass Sie sich in diesem fünftägigen Fenster selbstbewusst und stark fühlen. Aufgrund des Östrogenanstiegs auf der einen Seite, welcher die Stimmung und geistige Klarheit steigert, und des Testosterons, das Ihnen Motivation, Tatendrang und Energie beschert, auf der anderen Seite, ist dies ein ausgezeichneter Zeitpunkt, um ein neues Projekt zu beginnen, sich einer schwierigen Aufgabe zu widmen oder noch ein paar zusätzliche Punkte auf die tägliche To-Do-Liste zu setzen. Es ist ein super Zeitpunkt, um nach einer Gehaltserhöhung zu fragen, eine schwierige Unterhaltung zu führen oder eine neue Geschäftsidee auf den Weg zu bringen. Testosteron unterstützt Sie auch beim Muskelaufbau, Ihr Krafttraining könnte also belohnt werden.

Tag 16 bis 18

In diesem Zeitraum fallen alle Ihre Hormone ab. Sie fühlen sich so ähnlich wie in der ersten Woche Ihres Zyklus, mit einem großen Unterschied: Ihr Körper bereitet sich nicht etwa auf die Östrogenproduktion vor, sondern auf die Progesteronproduktion. Während des Eisprungs fühlen Sie sich möglicherweise voller Energie, doch mit Beginn dieser Phase kann es vorkommen, dass Energie und geistige Klarheit zurückgehen.

Tag 19 bis zum Einsetzen der Blutung

Ihr Körper beginnt jetzt, Progesteron zu produzieren, ein beruhigend wirkendes Hormon, das Ihnen das Gefühl gibt, dass alles gut wird. In dieser Phase Ihres Zyklus fühlen Sie sich wahrscheinlich weniger aggressiv oder reizbar und haben eher Lust, es sich auf der Couch gemütlich zu machen, als auszugehen und Leute zu treffen. Die Aufgabe des Progesterons ist es, Ihre Gebärmutterschleimhaut nach dem Eisprung auf die Einnistung einer befruchteten Eizelle vorzubereiten. Je nachdem, wann Ihr Eisprung stattfindet, erreicht der Progesteronspiegel in der Regel sechs bis acht Tage nach dem Eisprung seinen Höhepunkt. Das bedeutet, wenn Ihr Eisprung an Tag 14 stattfindet, ist Ihr Progesteronspiegel rund um Tag 19 am höchsten.

Wenn Sie Fasten erstmals in Ihren Alltag integrieren, sollten Sie auf diese letzte Phase besondere Rücksicht nehmen, denn Progesteron steht unter starkem Einfluss von Cortisol. Genauso wie Östrogen niedrige Insulinwerte mag, bevorzugt Progesteron niedrige Cortisolwerte. Es gibt ein Steroidhormon namens DHEA, das eine Vorstufe für die Progesteronproduktion ist. Steigt Ihr Cortisolspiegel während dieser Zyklusphase zu sehr an, haben Sie nicht ausreichend DHEA, um Progesteron zu produzieren. Das kommt häufig vor und kann zu ausbleibenden Perioden, Schmierblutungen, erhöhter Reizbarkeit und Schlafproblemen führen. Seit Jahren klagen wir Frauen über unsere prämenstruellen Beschwerden, obwohl sie sich in Wirklichkeit einfach darauf zurückführen lassen, dass wir nicht die richtigen Voraussetzungen für unseren Körper schaffen, um Progesteron zu bilden.

Das Leben ist voller Situationen, die den Cortisolwert ansteigen und den Progesteronwert abfallen lassen. Natürlich sind da die unvermeidlichen Traumata, die wir im Laufe unseres Lebens erleben, und da diese größeren Stresssituationen meist unerwartet auftreten, können wir in diesen Momenten nur versuchen gegenzulenken und unsere Cortisolwerte wieder zu senken. Dann gibt es aber noch andere, weniger starke Stressauslöser, die uns regelmäßiger begegnen und auf die wir uns vorbereiten können, um sicherzustellen, dass sie nicht zu einem Progesteronrückgang führen. Dazu zählen positive Stressoren wie Sport und Fasten. Diese gesunden Angewohnheiten führen beide vorübergehend zu einem leichten Anstieg des Cortisolspiegels, der Ihren Körper zwar letztlich dabei unterstützt, sich anzupassen und stärker zu werden, aber auch zu einem Absinken des Progesteronspiegels führen kann. Ich empfehle Ihnen, in der Woche vor Ihrer Periode nicht zu fasten, da schon ein gesunder geringer Anstieg des Cortisolspiegels Ihr Progesteron auf eine Talfahrt schicken kann. Das ist besonders für Frauen in der Perimenopause wichtig, die möglicherweise noch ihre Periode, aber einen niedrigeren Progesteronspiegel haben.

Ein weiterer Aspekt, dessen Sie sich, wenn Sie Ihre Fastenroutine aufbauen, hinsichtlich Progesteron bewusst sein sollten, ist der Einfluss von Glukose und Insulin auf dieses wunderbar beruhigende Hormon. Obwohl Östrogen und Progesteron beide zu den Sexualhormonen zählen, fordern sie sehr unterschiedliche Verhaltensweisen von uns. Östrogen scheint nicht allzu sehr unter dem Einfluss des Cortisols zu stehen, hohe Glukose- und Insulinwerte sind dagegen sehr nachteilig für dieses Hormon. Progesteron verträgt sich nicht gut mit einem hohen Cortisolspiegel, benötigt dafür aber mehr Glukose im Blutkreislauf, damit der Spiegel hoch genug steigt und die Periode einsetzen kann. Wenn Sie während dieser Zeit fasten oder Kohlenhydrate reduzieren, kann es sein, dass das Progesteron nicht ausreichend Brennstoff hat. In Teil II, Kapitel 2, „Die Hormone von Frauen durch Lebensmittel unterstützen“ gehe ich hierauf noch genauer ein.

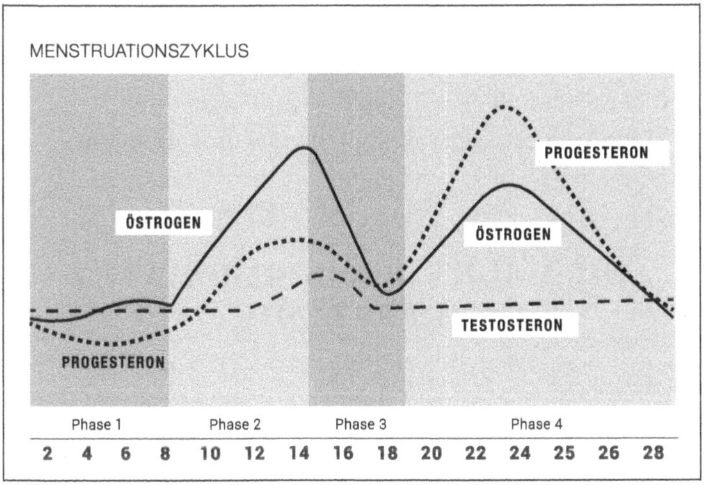

WARUM FRAUEN ANDERS FASTEN SOLLTEN ALS MÄNNER

Sehen Sie nun, wie komplex und genial konstruiert Ihr Körper ist? Hierin liegt ein wichtiger Grund dafür, dass wir anders fasten sollten als Männer. Der männliche Hormonhaushalt ist simpler. Sie haben einen 24-stündigen Hormonzyklus, der hauptsächlich von einem Hormon bestimmt wird – dem Testosteron, das alle 15 Minuten durch ihren Körper strömt. Männer müssen sich nicht mit dem Auf und Ab von Östrogen und Progesteron arrangieren. Ganz gleich, ob wir aktuell einen Menstruationszyklus erleben oder nicht: Wir müssen Rücksicht auf unsere drei wichtigen Hormone nehmen – auf Östrogen, Progesteron und Testosteron –, die im Laufe des Monats und im Laufe der Menopause ein stetiges Auf und Ab durchlaufen. Während Männer an jedem Tag des Monats auf ähnliche Weise fasten können, müssen wir Frauen die vier unterschiedlichen Phasen unseres Zyklus berücksichtigen.

Außerdem müssen wir bei unserem von den Männern abweichenden Fastenstil drei wichtige und einzigartig weibliche Besonderheiten berücksichtigen:

- die Macht der hormonellen Hierarchie,
- die Schwankungen unserer Sexualhormone und
- die Auswirkungen von Giftstoffen auf unseren Körper.

DIE MACHT DER HORMONELLEN HIERARCHIE

Als Erstes soll es um das Prinzip der hormonellen Hierarchie gehen, und so funktioniert sie: Das Hormon Oxytocin senkt den Cortisolspiegel. Ein Anstieg des Cortisolspiegels verursacht einen Anstieg des Insulinspiegels, und ein steigender Insulinspiegel hat direkte Auswirkungen auf Ihre Sexualhormone Östrogen, Progesteron und Testosteron. Beim Fasten müssen wir Rücksicht darauf nehmen, wie diese Hormone sich gegenseitig beeinflussen.

Wie genau funktioniert das Ganze? In Ihrem Gehirn gibt es zwei Bereiche – den Hypothalamus und die Hypophyse –, die das gesamte Hormongleichgewicht Ihres Körpers regulieren. Der Hypothalamus erhält Informationen über Ihren Hormonstatus von den endokrinen Organen und meldet auf dieser Grundlage an die Hypophyse, welche Hormone produziert werden sollen. Die Hypophyse empfängt diese Anweisung und meldet mithilfe von hormonellen Signalen an die endokrinen Drüsen zurück, welche Hormone benötigt werden. Es ist ein bisschen wie bei einem Kontrolltower am Flughafen, wo die eingehenden Flieger überwacht und die Landungen tausender Flugzeuge koordiniert werden: Sobald das Flugzeug gelandet ist, erhält der Tower eine Meldung, dass es sicher am Gate angekommen ist.

An dieser Stelle kommt die Hierarchie ins Spiel. Genauso wie im Tower entschieden wird, in welcher Reihenfolge die Flugzeuge landen, übernimmt Ihr Hypothalamus diese Rolle der Koordination, während er tausende hormonelle Signale erhält. Im Hypothalamus entscheidet sich, von welchen Hormonen Ihr Körper mehr benötigt und bei welchen die Produktion zurückgefahren wird. Wenn der Hypothalamus Cortisolsignale von Ihrer Nebenniere erhält, meldet er an die Hypophyse, dass der Körper sich in einer Krise befindet. Die Hypophyse passt den Glukosestoffwechsel an, indem sie ein Signal an die Bauchspeicheldrüse sendet. Diese reagiert, indem sie die Insulinproduktion hochfährt.

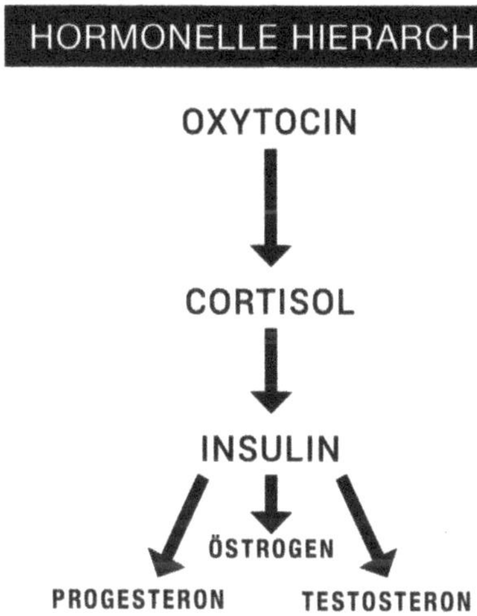

Insulin

Wenn der Insulinspiegel im Körper ansteigt, wird ein Signal zurück an den Hypothalamus gesandt, der wiederum der Hypophyse signalisiert, die Produktion von Östrogen und Progesteron einzustellen, solange die Krise noch in vollem Gange ist. Aus evolutionsbiologischer Perspektive ist es nicht sinnvoll, sich fortzupflanzen, während wir uns in einer Krise befinden. Die Sexualhormone sind dann also überflüssig.

Verstehen Sie langsam, wie die Hierarchie funktioniert? Cortisol löst eine ganze Kaskade an Hormonantworten aus. Hier fängt es an, Spaß zu machen. Wenn Sie wissen, dass Sie unter starkem

Stress stehen, der zu einem Ungleichgewicht des Insulinspiegels und der Sexualhormone führt, sollten Sie sich zuerst auf das oberste Glied der Hormonkette konzentrieren. Erinnern Sie sich noch, welches Hormon an der Spitze der Hormonkette steht? Es ist Oxytocin. Sobald das Gehirn ein Oxytocinsignal erhält, stellt es die Cortisolproduktion ein, was zu einer besseren Glukoseverarbeitung, zur Senkung des Insulinspiegels und zum Ausgleich der Sexualhormone führt. Dieses eine Schlüsselhormon bringt das ganze System wieder ins Gleichgewicht.

Viel zu oft beobachte ich, wie Frauen versuchen, ihre Sexualhormone wieder ins Gleichgewicht zu bringen, ohne sich darüber im Klaren zu sein, dass sie dafür insulinsensitiv sein und einen niedrigen Cortisolspiegel haben müssen. Steht eine Frau unter chronischem Stress und hat eine Insulinresistenz entwickelt, endet der Versuch, ein Gleichgewicht der Sexualhormone herzustellen, in einer Sackgasse. Um wirklich zur Ursache einer sexualhormonellen Problematik vorzudringen, muss diese gesamte Hierarchie beachtet werden. Ich erlebe Frauen, die mit den Resultaten eines klassischen hormonellen Ungleichgewichts zu kämpfen haben, wie Unfruchtbarkeit, PCOS oder ausufernden Symptomen der Menopause. Häufig versuchen sie, diesen Schwierigkeiten mit Behandlungsmethoden beizukommen, die nur an einem Teil dieser Hierarchie ansetzen. Gibt man diesen Frauen die richtigen Hilfsmittel an die Hand, um Stress, Insulin und ihre Sexualhormone ins Gleichgewicht zu bringen, wird sich am Ende eine Besserung dieser Probleme einstellen.

Cortisol

Stress unter Kontrolle zu bringen ist zweifellos leichter gesagt als getan. Ich persönlich hatte jahrelang mit den körperlichen und geistigen Auswirkungen eines zu hohen Cortisolspiegels zu kämpfen. Gute Freunde rieten mir dazu, langsamer zu machen und mir öfter selbst etwas Gutes zu tun. Diesen Rat zu befolgen fiel mir nicht leicht. Nachdem ich *Das Rushing Woman Syndrom: Was Dauerstress unserer Gesundheit antut* gelesen hatte, in dem Dr. Weaver in allen Einzelheiten erklärt, wie Cortisol auf den Körper einer Frau wirkt, begann ich, die negativen physiologischen Auswirkungen besser zu verstehen, die Cortisol auf meine hormonelle Gesundheit hatte. Das motivierte mich, etwas an meinem stressigen Alltag zu verändern. Sehr wahrscheinlich hatten auch Sie schon Momente, in denen das Cortisol Ihre Hormongesundheit in eine Schieflage gebracht hat, und haben die Auswirkungen davon schon am eigenen Körper erlebt.

Frauen erleben Hormonstörungen am häufigsten während oder nach chronischen Stressphasen. Mit dem Stresspegel steigt auch der Cortisolspiegel. Ein Cortisolanstieg signalisiert Ihrem Körper, den Blutzuckerspiegel anzuheben. Dies ist die typische Kampf-oder-Flucht-Reaktion. Ihr Körper bereitet sich darauf vor, zu fliehen – zum Beispiel vor einem Tiger –, indem er gespeicherten Zucker freisetzt, der schnell zu Ihren Muskeln geschickt wird, damit Sie reagieren können. Ihr Körper reagiert auf diesen Blutzuckeranstieg, indem er Ihrer Bauchspeicheldrüse das Signal dafür schickt, mehr Insulin zu produzieren. Wenn Sie versuchen, Gewicht zu verlieren, können diese chemischen Reaktionen Ihnen ziemlich Sand ins Getriebe streuen. Cortisol kann den Insulinspiegel genauso anheben, wie ein Stück Kuchen es kann. Wenn Sie ein sehr stressiges Leben führen, kann Ihnen dadurch das Abnehmen erschwert werden. Durch diesen aufgrund des Cortisols erhöhten Insulinspiegel ist jede Diät, Fastenkur oder Ernährungsumstellung, die Sie in Angriff nehmen, zum Scheitern verurteilt. Der Schaden, den das Cortisol anrichtet, geht jedoch noch weiter. Wiederholte Cortisolspitzen, die die Insulinproduktion anregen, drosseln Ihre Sexualhormonproduktion. Chronischer Stress in Kombination mit einer klassischen westlichen Ernährungsweise machen es sehr schwer, Östrogen, Progesteron und Testosteron ins Gleichgewicht zu bringen.

Verstehen Sie nun, warum Sie Ihre gesundheitlichen Ziele in stressigen Zeiten nicht erreichen konnten? Cortisol ist der Rüpel auf dem Spielplatz, der allen anderen Hormonen das Spiel verdirbt. Das klingt deprimierend? Dann kommen jetzt die guten Nachrichten. Wenn Sie dem Konzept des Zyklusfastens folgen, wirkt das nicht nur den negativen Effekten entgegen, die Cortisol auf Ihren Körper hat, sondern kann auch die Produktion von beruhigenden Neurotransmittern anregen, die Ihnen dabei helfen, besser mit Stress umzugehen.

Sie sollten auch nicht vergessen, dass es ein Schlüsselhormon gibt, das dem Cortisol den Wind aus den Segeln nimmt und den chronischen Stresskreislauf durchbricht. Ganz oben in der Hierarchie steht ein mächtiges Hormon, das das Gleichgewicht aller anderen Hormone weiter unten in der Kette wieder herstellen kann, und das ist das Oxytocin.

Oxytocin

Wenn Sie Oxytocin produzieren, sinkt Ihr Cortisolspiegel, was wiederum Ihren Insulinspiegel ausgleicht und so zu einer besseren Sexualhormonproduktion führt. Oxytocin ist Ihnen vielleicht als das Liebeshormon bekannt. Oxytocinausschüttungen machen ziemlich Spaß! Oxytocin wird freigesetzt, wenn Sie jemanden umarmen, sich mit Ihrem besten Freund unterhalten, lachen, Ihren Hund streicheln, zu einem Baby im Arm „Ich liebe dich« sagen, Dankbarkeit verspüren, kuscheln, Sex haben, masturbieren, meditieren, Yoga machen, massiert werden oder tiefgehende Gespräche mit jemandem führen. Schreiben Sie diese Dinge nicht als belanglos verschwendete Zeit ab. Als Frau benötigen Sie viel Oxytocin – mehr noch als Ihre männlichen Gegenüber. Da Oxytocin an der Spitze der hormonellen Hierarchie steht, hat es die Macht, alle Ihre anderen Hormone ins Gleichgewicht zu bringen. Oxytocin wirkt direkt auf Ihren Hypothalamus im Gehirn. Wenn Oxytocin auf der Bildfläche erscheint, signalisiert das Ihrem Gehirn, dass Sie sicher sind, geliebt werden und die Krise überstanden ist. Ihr Gehirn reagiert darauf, indem es aufhört, Cortisol zu produzieren. Ist das nicht toll? Tägliche Oxytocinschübe sind Balsam für Ihre Gesundheit!

SCHWANKUNGEN DER SEXUALHORMONE

Kennen Sie diese Tage, an denen Sie ohne ersichtlichen Grund viel mehr Hunger haben als gewöhnlich? Wenn Sie Kalorien zählen, sind das wahrscheinlich die Tage, an denen Sie sich über sich selbst ärgern, weil Sie sich nicht an Ihre Diät gehalten haben. Und was ist mit den Gelüsten nach Kohlenhydraten, die uns manchmal aus dem Nichts überkommen? Ist es Ihnen schon passiert, dass Sie sich dann einen Keks nehmen und am Ende haben Sie die ganze Packung leer gegessen? Ich bin mir ziemlich sicher, jede Frau hat solche Essensgelüste und Appetitschwankungen schon erlebt, ohne sie jedoch mit den monatlichen Veränderungen ihres Hormonhaushalts in Verbindung zu bringen. Wir schämen uns dafür, wenn wir etwas essen, nach dem unser Körper verlangt, obwohl unser Verstand uns sagt, wir sollten es nicht tun. Was wäre, wenn es nicht Ihr Verstand ist, der entscheidet, was Sie essen, sondern die Hormone? Für unsere Zwecke ist es wichtig, zu verstehen, dass es im Laufe eines monatlichen Zyklus Phasen gibt, in denen sich das Fasten mühelos anfühlt, und Phasen, in denen es schwierig ist. Das liegt nicht daran, dass es Ihnen an Disziplin mangelt. Es liegt daran, dass jedes Sexualhormon anders auf zwei wichtige Hormone reagiert: Insulin und Cortisol.

Östrogen

Östrogen liebt es, wenn Sie fasten – je länger, desto besser. Am Anfang Ihres Zyklus, wenn der Östrogenspiegel steigt, lässt jede der sechs Fastenmethoden dieses Hormon nur noch mehr Wirkung entfalten. Das liegt daran, dass Östrogen von einem niedrigen Insulinspiegel profitiert. Östrogen und Insulin tanzen einen wunderschönen Tanz miteinander. Steigt das Insulin nach oben, geht das Östrogen nach unten, und umgekehrt. Da können Sie jede Frau in der Menopause fragen: Im Laufe ihrer Wechseljahre hatte sie wahrscheinlich Schwierigkeiten, ihr Gewicht zu halten. Die Achterbahnfahrt in den Jahren der Perimenopause, die ein wildes Auf und Ab für den Östrogenspiegel bedeutet, steigert die Insulinresistenz. Auch Frauen mit Menstruationszyklus bekommen die negativen Auswirkungen eines hohen Insulinspiegels auf ihre Östrogenwerte zu spüren. Bleibt der Insulinspiegel durchgängig hoch, führt das zu einer Veränderung der Hypophyse, der Teil des Gehirns, der den Eierstöcken das Signal zur Östrogenproduktion gibt. Dies ist häufig der Fall bei Frauen, die mit Unfruchtbarkeit zu kämpfen haben: Ein hoher Insulinspiegel und eine geringe Östrogenproduktion beeinträchtigen den Eisprung.

Da das Fasten den Insulinspiegel senkt, funktionieren alle sechs Fastenmethoden gut, wenn Ihr Körper Östrogen produziert. In Teil II, Kapitel 3 werde ich Ihnen das Zyklusfasten erläutern. Sie erfahren dort, wie Sie genau bestimmen können, welche Tage Ihres Monatszyklus sich am besten für längere Fastenperioden eignen. Jetzt reicht es erst mal, wenn Sie wissen, dass uns das Fasten sehr viel leichter fällt, wenn der Östrogenspiegel niedrig ist.

Testosteron

Fasten hat einen interessanten Effekt auf die Testosteronproduktion. Studien zeigen, dass tägliches Intervallfasten den Testosteronspiegel bei Männern enorm steigern kann, mit Frauen wurden allerdings bisher keine Studien durchgeführt. In solchen Fällen bleibt uns nichts anderes übrig, als von Annahmen auszugehen und diese mit klinischen Erfahrungswerten abzugleichen. Meine klinische Erfahrung hat mir gezeigt, dass es, wenn das Testosteron während des Eisprungs ins Spiel kommt, am besten ist, das Intervallfasten auf maximal 15 Stunden zu begrenzen. Während der Ovulationsphase laufen sowohl Östrogen als auch Testosteron auf Hochtouren, während kaum Progesteron vorhanden ist. In dieser Zeit sind mittellange Fastenperioden von 15 Stunden perfekt, jedoch keine längeren. Diese Zyklusphase ist so spektakulär, weil alle drei Hormone auf der Bildfläche erscheinen. Das verleiht Ihnen eine außergewöhnliche Wirkung. Sind Östrogen, Testosteron und Progesteron während des Eisprungs im Gleichgewicht, fühlen Sie sich so gut wie den Rest des Monats nicht. Cortisol kann zu einer enormen Senkung des Testosteron- und Progesteronspiegels führen. Dies ist also nicht der richtige Zeitpunkt, um eine dreitägige Wasserfastenkur zu starten.

Progesteron

Der Zeitraum in Ihrem Monatszyklus, der sich wahrscheinlich am schlechtesten zum Fasten eignet, ist die Woche vor Ihrer Periode. In dieser Zeit bildet Ihr Körper Progesteron. Das Progesteron hat zwei Eigenschaften, die das Fasten zu einer schlechten Option machen: seine Sensitivität gegenüber Cortisol und die gegenüber Glukose. Erstens fällt der Progesteronspiegel, wenn Cortisol ansteigt. Jegliche Aktivitäten, die den Cortisolspiegel anheben, lassen den Progesteronwert einbrechen. Zweitens zieht das Progesteron einen höheren Glukosespiegel vor. Diäten wie die ketogene Diät, die den Glukosewert niedrig halten, haben auch einen negativen Einfluss auf den Progesteronspiegel. Aufgrund dieser zwei Einflussfaktoren auf das Progesteron, sind Fastenperioden jeglicher Länge in der Woche vor Ihrer Periode eine schrecklich schlechte Idee.

SCHILDDRÜSENHORMONE

Eine Gruppe von Hormonen, die ich nicht versäumen möchte zu erwähnen, sind die Schilddrüsenhormone, denn sie stehen in einem wichtigen Zusammenspiel mit Ihren Sexualhormonen. Ein Rückgang der Sexualhormone kann zu einer Schilddrüsenüberfunktion führen, die Gewichtszunahme, Haarverlust, Erschöpfung und Depressionen zur Folge haben kann. Da Frauen zehnmal häufiger von Schilddrüsenproblemen betroffen sind als Männer, möchte ich sichergehen, dass Sie verstehen, wie Ihre Schilddrüsenhormone funktionieren.

Für Ihre Schilddrüsenhormone müssen zunächst einmal fünf Organe reibungslos arbeiten: Gehirn, Schilddrüse, Leber, Darm und Nebenniere. Ihr Gehirn, genauer gesagt, die Hypophyse, die sich an der Basis des Schädels befindet, setzt TSH

(Thyroidea-stimulierendes Hormon) frei, das hinunter zur Schilddrüse wandert und dort die Produktion des Hormons Thyroxin, kurz T4, aktiviert. Dieses Hormon wandert dann zu Leber und Darm, wo es in ein anderes Schilddrüsenhormon umgewandelt wird, das Triiodthyronin, kurz T3. Diese Version ist biologisch sehr aktiv, was bedeutet, sobald es zu T3 umgewandelt wurde, nehmen Ihre Zellen dieses Hormon auf und nutzen es für den Stoffwechsel. Über diese Kette der Schilddrüsenhormonproduktion sollten Sie wissen, dass sie voraussetzt, dass Ihr Gehirn, Ihre Leber und Ihr Darm in bester Verfassung sind. Auch Ihre Zellen sollten in Bestform und frei von Giftstoffen und Entzündungen sein, um diese Hormone aufnehmen zu können. Fasten kann die Heilung all dieser Akteure fördern und so die Schilddrüsengesundheit unterstützen. In Anhang C (ab Seite 373) finden Sie meine liebsten Fastenprogramme zur Verbesserung der Schilddrüsenfunktion.

DIE AUSWIRKUNGEN VON GIFTSTOFFEN AUF DEN KÖRPER

Giftstoffe können auf zwei Arten auf die Hormone wirken. Die erste wohlbekannte Tatsache ist, dass es dramatische Auswirkungen auf unsere Hormonproduktion haben kann, wenn wir in unserer Umgebung chemischen Stoffen ausgesetzt sind, die als endokrine Disruptoren wirken. Von den Hunderttausenden künstlich hergestellten Chemikalien, die es auf unserer Welt gibt, gehören etwa tausend erwiesenermaßen zu den endokrinen Disruptoren, die auf lange Sicht zu chronischen Erkrankungen, wie Brustkrebs und polyzystisches Ovarialsyndrom, führen können.

Bei der zweiten Art, die nur selten thematisiert wird, passiert genau das Gegenteil. Enorme Hormonschwankungen, insbesondere von Östrogen und Progesteron, führen zur Freisetzung von in verschiedenen Geweben gespeicherten Giftstoffen. Blei wird in Knochen, Leber und Lungen gespeichert, Quecksilber in Nieren, Leber und Gehirn. Umweltschadstoffe werden im Fettgewebe gespeichert und Aluminium im präfrontalen Cortex des Gehirns.

Steigen Östrogen- und Progesteronspiegel an, kann das dazu führen, dass diese Giftstoffe nach und nach freigesetzt werden. Damit sind wir bei der dritten Eigenschaft des weiblichen Körpers angelangt: Schwankungen unserer Hormone können dazu führen, dass gespeicherte Giftstoffe aus unseren Geweben freigesetzt werden, insbesondere während einer Schwangerschaft. Laut Angaben der US-amerikanische Gesundheitsbehörde CDC wird während der Schwangerschaft das in den Knochen der Frau gespeicherte Blei freigesetzt. Zwar sind Östrogen- und Progesteronspiegel während einer Schwangerschaft am höchsten, aber der Östrogenwert steigt auch während des Eisprungs an und der Progesteronwert in der Woche vor Ihrer Periode. Hohe Werte dieser beiden Hormone können zur Freisetzung von Giftstoffen führen.

Hier liegt das Problem. Wenn Sie längere Fastenperioden einlegen, die die Autophagie stimulieren, während Ihr Östrogen- und Progesteronspiegel gerade steigen, wird möglicherweise die doppelte Dosis Giftstoffe in Ihren Blutkreislauf freigesetzt. Wenn sich eine Zelle im Prozess der Autophagie befindet, kann es, wie Sie sich vielleicht erinnern, passieren, dass die zelleigene Steuerungszentrale entscheidet, dass der Zelltod die beste Option ist. Im Zuge dieses Zelltods werden jegliche im Inneren gespeicherten Giftstoffe innerhalb Ihres Körpers umverteilt, meistens in Ihr Nerven- und Fettgewebe. Während Ihrer Ovulationsphase, wenn der Östrogenspiegel steigt, können Schwermetalle, zum Beispiel Blei, aus Ihren Knochen freigesetzt werden. Wenn Sie sich dann gerade mitten in einer Fastenperiode befinden, die die Autophagie anregt, kann es sein, dass sie starke Entgiftungssymptome erleben. Bei steigenden Hormonwerten ist es daher ratsam, die Fastendauer zu senken.

Sehr häufig beobachte ich, wie Paare gemeinsam mit dem Fasten beginnen. Schnell stellen sie fest, dass sie dabei sehr unterschiedliche Ergebnisse erzielen. Frauen erleben am häufigsten Entgiftungsreaktionen, wie Haarausfall, Fettaufbau, Brain Fog oder Ausschläge. Regt eine Frau die Autophagie an, während ihre Hormone sich auf einem hohen Niveau bewegen, können sich bei ihr stärkere Symptome zeigen als bei einem Mann. Testosteron regt im Gegensatz zu Östrogen und Progesteron nicht die Freisetzung von Giftstoffen an.

Zyklusfasten bedeutet, seinen ganz eigenen Weg des Fastens zu entdecken und dabei Rücksicht auf diese hormonellen Besonderheiten zu nehmen. Vor Jahren betreute ich eine 45-jährige Frau namens Jude, die lernen wollte, sich einen persönlichen Fastenalltag aufzubauen. Ihr Körper widersetzte sich einem Gewichtsverlust und sie litt unter Angstgefühlen und Energiemangel. Tests hatten erhöhte Quecksilber- und Bleiwerte ergeben, zwei Schwermetalle, die häufig von der Mutter an das Kind weitergegeben werden und zu den obengenannten Symptomen beitragen können. Bevor Sie sich an mich wandte, hatte sie immer wieder versucht, mit der gleichen Intensität und Häufigkeit zu fasten wie ihr Mann. Ihm schien das Fasten leicht zu fallen, und er verlor schnell an Gewicht. Jude dagegen legte sogar Gewicht zu und fühlte sich während des Fastens sehr angespannt, insbesondere wenn sie länger als 17 Stunden fastete. Bei unserem ersten Treffen war ihr nicht bewusst, dass sie ihre Fastenroutine an ihren Monatszyklus anpassen sollte. Ich änderte Judes Fastenroutine so ab, dass die Fastenperioden während des Eisprungs, wenn ihr Östrogenspiegel seinen Höhepunkt erreichte, und in der Woche vor ihrer Periode, wenn der Progesteronspiegel stieg, sehr viel kürzer waren, um die Autophagie in diesen Zeiträumen nicht anzuregen. Das machte einen drastischen Unterschied, und sie begann sehr bald, Gewicht zu verlieren. Ihre Angstgefühle gingen enorm zurück, und sie fühlte sich, als hätte sie unerschöpfliche Energiereserven. So sollte Fasten sich anfühlen! Dafür müssen jedoch unbedingt die Hormonspitzen berücksichtigt werden.

Wenn Sie diese drei Faktoren beim Aufbau Ihrer Fastenroutine bedenken, werden Sie in den Genuss aller Vorzüge des Fastens kommen, ohne dass es, wie bei Bridget und Jude, negative Folgen für Ihren Hormonhaushalt hat. Es gibt so viele wunderbare Arten, wie Fasten unsere körperliche und geistige Gesundheit verbessern kann, doch wir müssen es so tun, wie unser Körper am besten darauf reagiert.

TEIL II

DIE KUNST, ALS FRAU RICHTIG ZU FASTEN

KAPITEL 1

Individuell angepasstes Fasten – ein persönlicher Lebensstil

Aus der Asche der Frustration durch ein einheitliches Gesundheitssystem erhob sich das neue Konzept einer personalisierten Gesundheitsversorgung mithilfe einer „funktionellen Medizin“. Das entscheidende Wort hier ist „funktionell“. Wie gestalten Sie ein Gesundheitsprogramm, durch das Sie bestmöglich funktionsfähig bleiben? Allzu oft führt die Diagnose einer Erkrankung dazu, dass Sie in eine Schublade gesteckt werden und fortan das Etikett dieser Erkrankung vor sich hertragen. Ein großartiges Beispiel hierfür ist Bluthochdruck. Bei jeder Person, die diese Diagnose erhält, kann eine andere Ursache vorliegen. Trotzdem hält die konventionelle Medizin für jede Person mit Bluthochdruck nur eine Lösung parat: Medikamente. Frustriert von dieser verallgemeinernden Vorgehensweise strömen Millionen von Menschen zu Ärztinnen und Ärzten für funktionelle Medizin, um herauszufinden, was die Ursachen ihrer persönlichen Gesundheitsstörung sind, wie sie begann und was sie tun können, um ihre eigene Gesundheitskrise zu lösen.

Die individualisierte Gesundheitsversorgung ist kein neuer Ansatz: Bereits Hippokrates war ein starker Befürworter von Behandlungen, die auf die jeweiligen Patienten abgestimmt waren. In mehr als 70 seiner Werke ist gut dokumentiert, dass er an die Individualität von Erkrankungen glaubte. Er plädierte dafür, bei verschiedenen Krankheitsmustern auch verschiedene Medikamente zu verabreichen. Dabei berücksichtigte er Faktoren, wie Konstitution, Alter und Körperbau einer Person, ebenso wie die Jahreszeit, um festzulegen, welche Medikamente er verschrieb. Es ist dieser ganzheitliche oder holistische, also den ganzen Körper betreffende Ansatz, der verstärkt ins Blickfeld vieler Menschen rückt. Auch wenn ein Symptom häufig sein mag, muss die Behandlung für jede einzelne Person individuell gewählt werden.

Im Zentrum dieses personalisierten, funktionellen Ansatzes zur Gesundheit steht ein Konzept namens „N of 1“, das bedeutet „N-aus-1-Versuch“. Es wird häufig und mit großem Erfolg in klinischen Studien zur Psychotherapie angewendet. Patientinnen und Patienten, die an N-aus-1-Studien teilnehmen, sind am Entscheidungsfindungsprozess über die Behandlung aktiv beteiligt. Bei diesem Behandlungsmodell arbeiten die Ärztinnen und Ärzte mit den Erkrankten zusammen, um den richtigen, jeweils einzigartigen Heilungsweg zu finden. Es hat sich gezeigt, dass diese gemeinschaftliche Vorgehensweise die Ergebnisse bei chronischen Erkrankungen verbessern kann.[1] Es ist gut dokumentiert, dass Teilnehmende an einer N-aus-1-Studie ein größeres Verständnis und Bewusstsein für die eigene Erkrankung haben und ein stärkeres Gefühl der Kontrolle verspüren, wenn es um Entscheidungen über die Gesundheit geht.[2] Dieser Ansatz der Mitwirkungsmöglichkeit heilt nicht nur Ihren Geist, sondern auch Ihren Körper. Deshalb möchte ich, dass Sie genau diesen Ansatz beim Fasten wählen.

Wenn Sie Fasten zu Ihrem Lebensstil machen, begeben Sie sich auf eine persönliche Reise, während der Sie den Weg entdecken, der genau zu Ihnen passt. Das bedeutet, dass Sie herausfinden müssen, wie Sie das Fasten am besten in Ihr Leben integrieren können, unabhängig davon, wie geschäftig dieses Leben auch sein mag. Es ist unbedingt erforderlich, dass Sie festlegen, wie lange Sie jeden Tag fasten wollen. Fasten kann sehr viel Spaß machen, sobald Sie den zu Ihnen passenden Fastenrhythmus gefunden haben. Sie können die Dauer Ihres Fastens an die Bedürfnisse Ihres Körpers anpassen und daran, was Sie gerne erreichen möchten. Sie können Ihre Fastendauer auch dann anpassen, wenn Lebensereignisse, wie Urlaub, soziale Verpflichtungen und Arbeitszeiten, Änderungen an Ihrem Programm erfordern. Die meisten Diäten sind starre Konzepte und lassen sich nur schwer anpassen, was Sie oft dazu zwingt, Ihr Leben zu ändern, um den Ansprüchen des neuen Gesundheitsplans zu genügen. Eigentlich sollte es genau umgekehrt sein. Lassen Sie das Fasten für sich wirksam werden. Damit das funktioniert, wollen wir jetzt, da Sie Ihre Reise beginnen, die vier Säulen der Anpassung des Fastens an den persönlichen Lebensstil genauer betrachten.

DIE VIER SÄULEN DER ANPASSUNG DES FASTENS AN DEN PERSÖNLICHEN LEBENSSTIL

Säule Nr. 1: die Ziele festlegen

Was Sie selbst mit dem Fasten erreichen wollen, ist entscheidend. Sie würden nicht glauben, wie oft ich in den F&A-Sitzungen mit meiner Online-Community gefragt wurde: „Welches Fasten ist am besten für mich?“. Ich wünschte, es wäre so einfach! Alles hängt davon ab, was Sie selbst mit Ihrem Fasten erreichen wollen. Da jede der sechs Fastenmethoden, die ich in diesem Buch vorstelle, unterschiedliche Heilwirkungen hat, müssen Sie unbedingt eine genaue Vorstellung davon haben, was Sie selbst erreichen möchten. Wollen Sie an Gewicht verlieren? Wollen Sie mehr Energie gewinnen? Nur weil ich sechs Methoden mit unterschiedlicher

Fastendauer beschreibe, bedeutet das nicht unbedingt, dass Sie selbst auch alle sechs durchführen möchten. Ich habe festgestellt, dass Frauen meist aus drei Gründen fasten möchten: um abzunehmen, um ihren Hormonhaushalt auszugleichen und/oder um eine Erkrankung zu überwinden.

Gewichtsverlust

Wie bei vielen Diäten kommt es auch beim Fasten sehr häufig vor, dass Frauen anders an Gewicht verlieren als Männer. Beispielsweise können Männer 15 Stunden am Tag fasten und nehmen innerhalb eines Monats 30 Pfund ab. Frauen verlieren in der Regel nicht so schnell an Gewicht. Ich begrüße es, wenn Paare sich gemeinsam entschließen, ihren Lebensstil zu verändern, aber wenn einer der Beteiligten sehr schnell abnimmt, bleibt die andere Person oft frustriert zurück.

Der zweite Punkt, den Sie als Frau beim Fasten berücksichtigen müssen, ist, dass Sie ab und zu längere Fastenphasen einplanen müssen. Wie ich bereits erwähnt habe, kann ein 36-stündiges Fasten zwischendurch die Gewichtsabnahme erheblich beschleunigen, insbesondere bei Frauen. Wenn Sie einen stärkeren hormetischen Stress zum richtigen Zeitpunkt in Ihrem Zyklus erzeugen, können Sie wirklich den Schalter umlegen und Ihre Gewichtsabnahme in Gang setzen. Aber achten Sie unbedingt darauf, dass Sie dies auch zur richtigen Zeit tun!

Ausgleich der Hormone

Viele Frauen haben festgestellt, dass Fasten ein wirksames Mittel zur Regulierung hormoneller Störungen ist, wie beispielsweise PCOS, Unfruchtbarkeit und Wechseljahresbeschwerden. Bei diesen Krankheitsbildern ist Zyklusfasten äußerst wirkungsvoll. Wenn Sie beginnen, die Ausschüttung von Insulin zu regulieren, stellen Sie möglicherweise fest, dass Ihre Sexualhormone ganz natürlich ins Gleichgewicht kommen. Aber berücksichtigen Sie bitte auch, dass Hormone sich schnell verändern – sie sind eine Art bewegliches Ziel. Deshalb empfehle ich Ihnen dringend, dass

Sie die Protokolle für die Erkrankungen befolgen, die ich in Teil III, „Der Fasten-Reset" (ab Seite 195) für Sie beschrieben habe.

Zweitens müssen Sie, wenn Sie durch Fasten Ihre Hormone ausgleichen möchten, unbedingt eine Eigenschaft mitbringen: Geduld! Es könnte bis zu 90 Tage dauern, bis der eigene Fastenrhythmus gefunden ist. Bestimmte Erkrankungen klingen rasch ab, wenn Sie die Konzepte der Stoffwechselumstellung zu Ihrem hormonellen Vorteil zu nutzen beginnen, andere dagegen brauchen Zeit. Je länger ein Hormonungleichgewicht bestand, desto länger dauert es auch, bis es behoben ist. Aber mithilfe von Zyklusfasten können wahre Wunder geschehen, also geben Sie bitte nicht auf. Im Laufe der Zeit und mit Wiederholung wird Fasten auch bei Ihnen zum Ziel führen.

Bei einem Ungleichgewicht der Hormone bietet sich eine Bestimmung des Hormonstatus an, die Sie bei Ihrer Frauenärztin oder Ihrem Frauenarzt machen lassen können, oder Sie nutzen einen Urin-Selbsttest, wie etwa den DUTCH-Test. Damit lässt sich feststellen, wo genau ein Ungleichgewicht besteht. Dann können Sie Ihre Fastenzyklen genau auf diese Hormone hin entwerfen. Wenn Sie beispielsweise wissen, dass Ihr Östrogenspiegel niedrig ist, könnten Sie in den ersten 15 Tagen Ihres Menstruationszyklus länger fasten. Wenn dagegen Progesteron niedrig ist, sollten Sie keinesfalls in der Woche vor Ihrer Periode fasten.

Linderung bei bestimmten Erkrankungen

Viele Frauen möchten das Fasten nutzen, um Herausforderungen, wie Autoimmunerkrankungen, Krebsdiagnosen, Diabetes, affektive Störungen, Demenz oder die Alzheimer-Krankheit, zu überwinden. Auch hier kann Fasten zu einer deutlichen Verbesserung des Gesundheitszustands führen. Allerdings ist für jede Erkrankung ein eigenes spezifisches Protokoll zu befolgen. Diese Protokolle, die ich in Anhang C vorstelle, können als konkrete Fastenpläne angesehen werden. In meiner eigenen klinischen Praxis nutze ich Fasten gerne als erstes Hilfsmittel für eine Patientin. Wenn Sie unter einer der von mir genannten Erkrankungen leiden, achten Sie bitte unbedingt darauf, dass Sie dem zugehörigen Protokoll folgen! Bevor Sie beginnen, sollten Sie Ihre Ärztin oder Ihren Arzt konsultieren, und Sie sollten sie / ihn auch während des Fastenprogramms miteinbeziehen.

Säule Nr. 2: die richtige Dauer des Fastens

Das Ziel beim Fasten ist es, ein Muster zu erlernen, das für Sie funktioniert und das Sie mühelos als dauerhafte Gesundheitsroutine beibehalten können. Wenn Sie sich zum ersten Mal mit dem Fasten befassen, ist der wichtigste Schritt, die besten Zeiten für den Verzicht auf Essen herauszufinden. Nach meiner klinischen Beobachtung funktioniert bei den meisten Menschen ein Fastenrhythmus, bei dem sie in einem 8-stündigen Zeitfenster von etwa 11 Uhr vormittags bis 19 Uhr abends essen.

Sobald Sie diese grundlegende Fastenzeit und -dauer herausgefunden haben, besteht ihr nächster Schritt darin, darüber nachzudenken, wie Sie Kuren mit anderer Fastendauer einbauen können. Ich nenne dies „Fastenvariation". Zu variieren ist eine wirkungsvolle Methode, um sicherzustellen, dass sich die Erfolge Ihres Fastens nie auf einem bestimmten Niveau einpendeln, das sich nicht mehr verbessert. Es gibt drei Gründe, warum Sie beim Fasten variieren sollten: um die Stabilisierung des Erfolgs auf einem bestimmten Niveau zu vermeiden, um bestmöglichen Nutzen aus Hormonschüben zu ziehen und um größtmögliche Flexibilität zu erreichen.

Phasen ohne Veränderung vermeiden

Da Ihr Körper so programmiert ist, dass er immer versucht, mit wenig Leistung ein Gleichgewicht zu erreichen, wird er mit der Zeit bequem, wenn Sie jeden Tag auf die gleiche Art fasten. Dies bedeutet, dass Sie wie bei jeder Diät oder bei jedem Trainingsprogramm keine Verbesserung der Ergebnisse mehr erzielen, sobald Ihr Körper beginnt, sich auf einem bestimmten Niveau auszuruhen. Deshalb ist Abwechslung so wichtig. Kleine Stressoren zwingen den Körper, sich erneut anzupassen und stärker aufzubauen. Ohne diese Stressoren wird der Körper träge und bequem. Wird die Fastendauer variiert, entsteht gerade so viel hormetischer Stress, dass der Körper immer wieder adaptieren muss und kontinuierlich sein Bestes gibt.

Hormonschübe bestmöglich nutzen

Der weibliche Körper verlangt, dass wir unser Fasten an unsere Hormone anpassen. Wenn Sie dem Konzept des Zyklusfastens folgen und Ihre Fastenzeiten so variieren, dass sie dem Einfluss Ihrer Hormone gerecht werden, finden Sie einen natürlichen Rhythmus, der das Fasten mühelos macht. Wir haben einen natürlichen zyklischen Ablaufplan, der von Natur in uns angelegt ist. Nur wenn wir uns nicht auf diese Veränderungen des Menstruationszyklus einstellen und unsere Fastenzeiten entsprechend einplanen, treten unerwünschte Wirkungen auf. Wenn Sie Ihren Fastenplan in Übereinstimmung mit Ihren Hormonschüben variieren, tun Sie das, was Ihr Östrogen und Ihr Progesteron brauchen. Östrogen entfaltet sein volles Potenzial, wenn Sie ein wenig länger fasten, während dem Progesteron eher eine kürzere Fastendauer förderlich ist.

Es gibt zwei wichtige Zeitpunkte, um Ihre Fastendauer anzupassen: Wenn Ihre Hormonspiegel beim Eisprung ihren Höhepunkt erreichen und in der Woche vor Beginn Ihrer Periode. Denken Sie daran, dass die Fastendauer kürzer sein sollte, wenn Ihre Sexualhormone ihren höchsten Wert erreichen, nämlich beim Eisprung und in der Woche vor Ihrer Periode. Wenn die Hormonspiegel niedrig sind – bei Beginn des Zyklus und nach dem Eisprung – kann die Fastendauer länger sein. In Teil II, Kapitel 3 werden die Zusammenhänge zwischen Monatszyklus und Fastenzyklus genauer beschrieben.

Ein häufiger Hinweis darauf, dass eine Frau ihr Fasten nicht so variiert, wie es ihrem Zyklus am besten entspricht, sind die Ergebnisse, die sie erzielt. Manche Frauen bemerken, dass sie zunehmen, bei anderen bleibt die Periode aus, bei wieder anderen treten alte Symptome erneut auf. Ich habe zu viele Frauen gesehen, die entgegen dem gefastet haben, was die Hormone erfordern, und das hat ihnen eine Reihe unerwünschter Symptome beschert. Wenn Sie sich also für das Fasten als Lebensstil entscheiden, bedenken Sie bitte immer, dass der weibliche Körper gedeiht, solange seine Zyklen respektiert werden.

Flexibel sein

Jedes Lifestyle-Tool, das zu starr und zu schwer zu befolgen ist, wird zweifelsfrei mit der Zeit scheitern. Das Schöne an der Variation Ihres Fastenprogramms ist, dass sie es an die natürlichen Abläufe Ihres Lebens anpassen können. Mit dieser Flexibilität werden Sie erfolgreich sein. Es geht hier um Urlaub, Feiertage und Zeiten, in denen eine bestimmte Routine eine Änderung der Fastendauer erforderlich macht. Nehmen wir an, im Büro wird etwas mit einer großen Party gefeiert. Ich schlage vor, dass Sie den ganzen Tag fasten und sich dann an diesem Abend das großartige Essen mit Ihren Kollegen gönnen. Die Familie ist zu Besuch und will zum Frühstück ausgehen? Vielleicht fasten Sie an diesem Tag einfach gar nicht. Oder vielleicht sind Sie im Urlaub: Wer will gerade im Urlaub auf das köstliche Essen verzichten? Lassen Sie es sich schmecken! Sobald Sie wieder zu Hause sind und Ihre übliche Routine aufnehmen, können Sie sofort wieder mit Ihrem strukturierteren Fastenprogramm beginnen.

Es ist genau diese Flexibilität, warum Fasten so viel Spaß macht. Sie können Ihr Fastenprogramm so gestalten, das es bestens zu allem passt, was das Leben für Sie bereithält. Viele Diäten leisten das nicht, was ein großes Manko ist. Zuhause lässt sich die Diät in Ihrer Alltagsroutine möglicherweise leicht einhalten. Aber sobald sich diese ändert oder eine Veranstaltung ansteht, bei der nicht genau die in einer bestimmten Diät vorgeschriebenen Lebensmittel gereicht werden, stehen Sie vor der schwierigen Frage, was Sie denn nun essen sollen. Fasten ist Freiheit.

Säule Nr. 3: Vielfalt bei der Auswahl der Lebensmittel

Essen Sie immer wieder die gleichen Lebensmittel? Jahrelang habe ich Frauen diese Frage gestellt, und die Antwort war immer die gleiche: Sie essen tatsächlich immer wieder die gleichen etwa

30 Lebensmittel. Ich kann es nicht oft genug betonen: Ihr weiblicher Körper blüht auf, wenn Sie neue und einzigartige Lebensmittel auswählen und Vielfalt auf den Tisch bringen. Können Sie sich noch an diese Diäten erinnern, bei denen Sie jeden Tag das Gleiche gegessen haben? Davon profitiert weder Ihr hormonelles System noch Ihr Darm. Im nächsten Abschnitt stelle ich Ihnen Schritt für Schritt die beiden von mir empfohlenen Ernährungsvarianten für Frauen vor, die Ihnen die Abwechslung bieten, die Ihr Körper benötigt, um optimal zu funktionieren: ketobiotische Ernährung und hormonfördernde Ernährung.

Ein Grund, aus dem wir oft die gleichen Lebensmittel wählen, sind Gelüste oder Heißhungerattacken. Häufig diktieren einfach Ihre Geschmacksknospen, welche Lebensmittel Sie auswählen. Heißhungerattacken sind eine Hürde, die viele Frauen nur schwer überwinden können. Wenn Ihnen Ihr Gehirn ständig signalisiert, dass es bestimmte Lebensmittel möchte, die nicht gut für Ihre Gesundheit sind, rückt eine langfristige Gesundheit in weite Ferne. Lassen Sie sich davon nicht deprimieren! Sie können Ihr hartnäckiges Verlangen überlisten, indem Sie immer wieder andere Lebensmittel auswählen. Mit jedem neuen Essen, das Sie probieren, füttern Sie neue Mikroben. Wenn diese Mikroben gedeihen, senden sie Signale an Ihr Gehirn, wodurch sich dessen Signale und damit Ihre Gelüste verändern. Zahlreiche Studien belegen, dass Ihr Mikrobiom einen erheblichen Einfluss darauf hat, welche Lebensmittel Sie bevorzugen. Wussten Sie beispielsweise, dass sich in Ihrem Darm Mikroben befinden, die dafür sorgen, dass Sie Verlangen nach Schokolade haben? Fragen Sie einfach jemanden, bei dem Candida – ein im Darm lebender Pilz – diagnostiziert wurde: Die Betroffenen haben extremes Verlangen nach Süßem. Das liegt daran, dass ein Pilz wie Candida Ihre Essensvorlieben beeinflusst, indem er Signale an Ihr Gehirn sendet und diesem mitteilt, was Sie essen sollen, damit der Pilz am Leben bleibt. Ist das nicht verrückt?! Wenn Sie den Wünschen dieser Mikroben nach bestimmten Lebensmitteln nachgeben und die verlangten Lebensmittel immer wieder essen, werden die Mikroben nur stärker.

Einer der Vorteile von Abwechslung sowohl beim Fasten als auch beim Essen besteht darin, dass Sie mit der Zeit die Darmumgebung verändern und damit die Mikroben abtöten, die Ihnen nicht förderlich sind. Wenn diese Mikroben absterben, vergeht auch das Verlangen. In meiner klinischen Praxis habe ich festgestellt, dass Fasten im Alltag besser gegen Heißhungerattacken wirkt als jedes andere Hilfsmittel, das ich kenne, und dies wird auch von der Wissenschaft bestätigt!

Säule Nr. 4: Unterstützung durch das soziale Umfeld

Ein Großteil des Erfolges jeder Diät beruht darauf, dass Sie ein Unterstützungssystem haben, das Ihnen den Rücken freihält. Wenn Sie sich mit Menschen umgeben, die Sie unterstützen und genauso begeistert von dieser neuen Reise sind wie Sie selbst, hat diese Positivität einen Kaskadeneffekt. Und denken Sie daran, dass wir als Frauen von Natur aus für die Gemeinschaft geschaffen sind. Erinnern Sie sich noch an die hormonelle Hierarchie? Alle Ihre Hormone werden stark von Oxytocin, der Königin der Hormone, beeinflusst. Wenn Sie Ihr Fastenprogramm so gestalten, dass es das Insulin beeinflusst, verbessern Sie Ihre Ergebnisse durch die Maximierung von Oxytocin. Durch die Verbindung mit anderen in einer Gemeinschaft erhalten Sie einen massiven Oxytocinschub. Ehrlich gesagt glaube ich, dass dies einer der Gründe ist, warum die Frauen in meiner Online-Community derart erstaunliche Ergebnisse erzielen. Ich habe sie mit einem unterstützenden Team und einer positiven Gemeinschaft, die sie anfeuert, umgeben. Nichts gibt Ihnen ein so gutes Gefühl wie Oxytocin.

Gemeinschaft ist auch der Schlüssel zur Heilung. Ich kann das nicht genug betonen. Isolation schadet uns, Gemeinschaft vereint uns. Vertrauen Sie auf die Gemeinschaft mit anderen Frauen, während Sie diesen erstaunlichen heilenden Lebensstil für sich selbst entdecken. Bringen Sie einige Freundinnen zusammen, und fasten Sie gemeinsam! Trainieren Sie gemeinsam! Feuern Sie sich gegenseitig an! Seien Sie sich untereinander eine Stütze und scheitern Sie das eine oder andere Mal gemeinsam! Aber genießen Sie die Erfahrung, dass Sie einen neuen Ansatz für Ihre Gesundheit ausprobieren. Haben Sie Spaß dabei! Heilung sollte ein Gemeinschaftserlebnis sein, bei dem alle gewinnen.

EIN BLICK AUF DEN LEBENSSTIL

Die meisten Frauen entdecken, dass das Fasten zu einer Lebensweise wird, die sie über Jahre hinweg aufrechterhalten können. Daher möchte ich Ihnen einige Hinweise geben, wie Sie diesen neuen Lebensstil am besten für sich nutzen können.

Beziehungen

Diese Überlegung steht ganz oben auf meiner Liste, und zwar aus den folgenden Gründen: Es gibt viele Faktoren in Ihrem Leben, die bestimmen, wie gesund Sie sind, und Ihre Beziehungen sind definitiv einer davon. Gute, positive und unterstützende Beziehungen sind der Schlüssel zu einem gesunden Leben, nicht zuletzt durch den Oxytocinschub, den Sie bekommen, wenn Sie darauf achten, dass Sie von den Menschen umgeben sind, die Sie lieben. Wir wollen darauf achten, dass Sie, während Sie die Kunst des Fastens erlernen, immer noch in der Lage sind, sich mit Ihren Lieben an einen Tisch zu setzen, um gemeinsam zu essen. Denken Sie daran, dass Fasten ein Lebensstil ist, der Spaß machen sollte. Er sollte außerdem flexibel anpassbar sein, damit Sie die Gesellschaft Ihrer Lieben genießen können, während gleichzeitig Ihre Gesundheit gedeiht.

Häufig wird die Frage gestellt, wie man zugleich fasten und den Ansprüchen der Familie gerecht werden kann. Das Pausenbrot für die Kinder, das Sie morgens vorbereiten, das gemeinsame Abendessen mit der Familie, unterschiedliche Essensvorlieben ... Wie lässt sich dies mit einem Lebensstil vereinbaren, der das Fasten mit umfasst? Das lässt sich alles regeln. Sie werden sehen, dass Zyklusfasten Ihnen ermöglicht, all diesen Anforderungen gerecht zu werden. Flexibilität ist das Zauberwort!

Zeitplan

Sie werden auch feststellen, dass Abwechslung beim Fasten und Essen Ihnen ermöglicht, das Fasten an alle Umstände anzupassen. Den wohl schwierigsten Zeitplan, der erlaubte, das Fasten zum Lebensstil zu erheben, musste ich für die Schauspielerin Kat Graham entwickeln. Sie wandte sich an mich zu einer Zeit, als sie gerade einen Film drehte - und die Aufnahmen mussten nachts gemacht werden. Wenn das nicht den zirkadianen Rhythmus durcheinanderbringt! Wegen der nächtlichen Dreharbeiten musste sie um 6 Uhr morgens schlafen gehen und ihren Tag um die Mittagszeit beginnen. Durch die langen Arbeitstage mit einem unregelmäßigen Zeitplan waren ihre Energiereserven fast erschöpft. Deshalb mussten wir das Fastenprogramm für sie so gestalten, dass ihre Mitochondrien wieder zu Kräften kommen konnten. Ich brachte ihr ein kurzes Intervallfasten bei: Sie trank bis zum frühen Abend lediglich Kaffee mit etwas MCT-Öl und brach dann ihr Fasten mit einer proteinreichen vegetarischen Mahlzeit, direkt vor Beginn ihrer Hauptdrehzeit. Diese kleine Veränderung brachte ihre Energie zurück und half ihr, die Strapazen dieses Filmdrehs zu überstehen.

Aktivitätsniveau

Es kann für Sie entscheidend sein, dass Sie Ihren Fastenstil an Ihr Aktivitätsniveau anpassen. Gleichgültig, ob Sie eine Hochleistungssportlerin sind oder einfach nur mehr Energie für einen langen Tag im Büro benötigen, Sie können Ihre Fasten- und Essensfenster an Ihren Energiebedarf anpassen. So kenne ich Hochleistungssportlerinnen, die ihr Fastenprogramm in den Zeiten als Lebensstil etablierten, in denen sie keine Bestleistungen erbringen mussten. Eine meiner Patientinnen, Susie, war eine 37-jährige Marathonläuferin. In einer wöchentlichen Routine hatte sie einige Läufe mit kürzerer Laufstrecke, und an anderen Tagen dehnte sie ihre Läufe aus und legte weite Strecken zurück. Wir stimmten ihre Fasten- und Essenszeiten auf ihren Trainingsplan ab und berücksichtigten dabei ihre Hormonschwankungen. Durch einen maßgeschneiderten Ansatz, bei dem Susie sich an den Tagen mit kürzerer Laufstrecke auf längeres Fasten konzentrierte und an den Tagen vor ihren längeren Läufen ihre Fastenfenster verkürzte, gewann sie nicht nur mehr Ausdauer, sondern verbesserte auch ihre Zeiten. Wenn Sie vor großen körperlichen oder geistigen Herausforderungen stehen, wird ein auf Ihren Lebensstil angepasstes Fasten Ihre Leistung verbessern und nicht etwa verringern. Hoffentlich sehen Sie hier ein Muster. Sie sind einzigartig, daher wird die Anpassung Ihres Fastenprogramms und Ihrer Ernährung an Ihre Hormone und Ihren Lebensstil Ihre Leistungsfähigkeit und die Freude, die Sie bei jedem Unterfangen Ihres Lebens erleben, verbessern.

Ein großartiges Beispiel dafür, wie Sie die Säulen für die Anpassung des Fastens an Ihren persönlichen Lebensstil berücksichtigen und ihren Gesundheitszustand wandeln können, ist Kathy, ein Mitglied der Reset Academy, meiner privaten Fastengruppe. Als 45-jährige Frau in der Perimenopause, die sowohl mit Typ-2-Diabetes als auch mit Adipositas kämpfte, hatte sie fast 100 Pfund Übergewicht und riskierte ihre Gesundheit – was sie auch wusste. So suchte sie häufig in der Praxis ihres Arztes nach Hilfe, nur um die Praxis immer wieder frustriert zu verlassen, weil ihr Arzt ihr keinen Rat im Hinblick auf ihre Lebensführung geben konnte. Er empfahl ihr lediglich, dass sie abnehmen und auf ihren Zuckerkonsum achten sollte. Aber wie sollte sie das anstellen? Sie hatte seit Jahren alle möglichen Diäten ausprobiert, nur um immer wieder zuzunehmen. Sie war bereit, etwas zu unternehmen, und suchte verzweifelt nach einem Ausweg aus ihrer Blutzuckerdysregulation und der Abhängigkeit von Medikamenten.

Kathy nahm die Sache selbst in die Hand und suchte auf YouTube nach Erklärungen für die Ursachen von Typ-2-Diabetes. Denken Sie jetzt einmal kurz darüber nach: Kathy fühlte sich machtlos, weil ihr Arzt nicht zu einer zielführenden Ernährungsberatung in der Lage war. Sie war gezwungen, an anderen Stellen nach Lösungen zu suchen. Ein Vorteil der Social Media ist es, dass Sie viele Informationen finden können, wie Sie vielen Ihrer gesundheitlichen Herausforderungen begegnen können. Damit hat sich ein großer Paradigmenwechsel in der Welt des Gesundheitswesens vollzogen. Die Ratschläge, die viele Ärzte und Gesundheitsexperten auf diesen Plattformen geben, können solide sein. Sie benötigen jedoch Hartnäckigkeit, um die richtigen Informationen für sich selbst herauszufinden. Nun, Kathy hat die richtigen Informationen zum Fasten gefunden.

Im ersten Schritt entschied sie sich für das Intervallfasten und nahm innerhalb weniger Monate knapp 20 Pfund ab. Dieses Ergebnis ermutigte sie, sich ihrer Lebensmittelauswahl zuzuwenden. Sie kombinierte ihr Intervallfasten mit der Whole30-Diät, einem auf 30 Tage angelegten Ernährungsplan, der auf einer vollwertigen Ernährung beruht, und verlor noch mehr Gewicht. Jedes weitere Pfund, das sie weniger wog, motivierte sie. Sie benötigte weniger Medikamente, ihre Blutzuckerwerte sanken, und zum ersten Mal seit Jahren hatte sie das Gefühl, ihre Gesundheit wieder unter Kontrolle zu haben.

Nach einigen Monaten des Intervallfastens beschloss Kathy, mit der Wahl ihrer Nahrungsmittel mehr zu spielen. Sie beschäftigte sich mit der ketogenen Diät und erkannte, dass eine Reduzierung des Kohlenhydratanteils an ihrer Ernährung ihre Gewichtsabnahme beschleunigte. Mittlerweile war ihr klar geworden, wie hilfreich das Fasten für ihre Bemühungen um eine bessere Gesundheit war, und sie nahm nur noch eine Mahlzeit am Tag zu sich. Die Kombination aus einer extrem kohlenhydratarmen Version der ketogenen Diät und der Beschränkung auf nur eine Mahlzeit am Tag führte zu geradezu unglaublichen Erfolgen. Neun Monate, nachdem Kathy zuletzt in der Arztpraxis nach Lösungen für ihre chronischen Gesundheitsprobleme gefragt hatte, war sie 70 Pfund leichter.

Das Wunder sind Sie - nicht die Diät! Denken Sie bei unserer gemeinsamen Fastenreise immer daran, dass Ihre Hormone jeden Aspekt Ihres Lebens bestimmen. Ob wir Frauen es mögen oder nicht: Unsere Hormone haben immer die Kontrolle. Gleichgültig, ob Sie 25 oder 65 Jahre alt sind: Ihre Hormonschübe sind komplex. Daher werden Sie immer einen anderen Fastenstil brauchen als Ihr Mann, Ihr Bruder, Ihr Sohn oder Ihr bester Freund. Verzichten Sie beim Fasten auf Vergleiche mit Männern. Wenn ein Mann zu fasten beginnt, wird er oft schnelle Ergebnisse erzielen. Bei Frauen ist das nicht immer so. Bleiben Sie positiv und in Ihrer hormonell vorgezeichneten Spur.

Wenn Sie sich irgendwann frustriert fühlen sollten, denken Sie immer daran, dass es beim Fasten kein Scheitern gibt. Wenn Sie an einem Tag ein Gefühl des Versagens haben, sehen Sie dies einfach als eine Art Feedback und lernen Sie weiter. Geben Sie nicht auf! Genau durch diese Frustration entstehen neue Nervenzellen in Ihrem Gehirn. Nur wer auch einmal scheitert, wird langfristig Erfolg haben. Wenn Sie Ihren Lebensstil finden, der das Fasten für Sie perfekt integriert, werden Sie unglaubliche Erfolge erzielen - aber es wird auch Rückschläge geben. Wissen ist Macht. Wenn Sie also etwas vergessen oder nicht richtig verstanden haben, lesen Sie die entsprechenden Kapitel noch einmal. Sie sind nur dann gescheitert, wenn Sie das Fasten aufgeben. Aber nur Mut: Sie können es schaffen, und ich werde Sie auf jedem Schritt dieses Weges begleiten.

KAPITEL 2

Die Hormone von Frauen durch Lebensmittel unterstützen

Unser Feind ist nicht das Essen, ganz im Gegenteil: Die richtigen Lebensmittel können unsere hormonellen Superkräfte freisetzen! Der Fehler liegt meist darin, wie wir an Lebensmittel herangehen. So wie uns nicht beigebracht wurde, beim Fasten unseren weiblichen Zyklus mitzuberücksichtigen, haben die meisten von uns nie etwas davon gehört, dass wir zu verschiedenen Zeitpunkten unseres Menstruationszyklus eine unterschiedliche Ernährung benötigen. Wir essen, was uns schmeckt, und nicht, was unserer hormonellen Lage entspricht. Wenn Sie lernen, auf Ihre Hormone zu hören, können Sie alles auf einmal haben: Gesundheit, Energie und ein Essen, das Sie mögen.

So wie man beim Bau eines Hauses zunächst ein gutes Fundament legt, benötigen auch Sie eine solide Basis, wenn Sie durch die Auswahl Ihres Essens Ihre Hormone unterstützen wollen. Dabei gilt es, vier Prinzipien zu berücksichtigen: die Wahl der richtigen Zutaten, die richtige glykämische Last, die Bedeutung abwechslungsreicher Kost und die Bedeutung des Menstruationszyklus. Sobald Sie das Zusammenspiel verstanden haben, können Sie die Lebensmittel Ihren hormonellen Bedürfnissen entsprechend intuitiv auswählen.

ERNÄHRUNGSPRINZIP NR. 1: DIE WAHL DER RICHTIGEN ZUTATEN

Als Kind ging ich oft mit meiner Mutter in den Supermarkt, und wie jedes andere Kind bettelte ich immer um Süßigkeiten, während wir uns durch die Gänge schlängelten. Also fing sie ein Spiel mit mir an: Jedes Mal, wenn ich etwas haben wollte, musste ich ihr die ersten vier Zutaten vorlesen. Wenn darunter Zucker auftauchte, durfte es nicht gekauft werden. Einmal wollte ich unbedingt Fruit Roll-ups haben. Schließlich hatten alle Kinder in meiner Schule diese dabei und liebten sie. Ich wollte nicht nur zusehen. So schlimm konnten Fruit Roll-ups nicht sein, wenn sie doch „FRUCHTrollen" hießen! Aber an erster Stelle der Zutatenliste stand Zucker, also kamen sie für mich nicht in Frage. So frustrierend es auch war, meine Mutter hat mir eine wichtige Lektion beigebracht: Auf die Zutaten kommt es an.

Betrachten Sie einmal ein Lebensmitteletikett: Im oberen Teil werden die Nährwerte des Lebensmittels aufgeschlüsselt, der untere Teil enthält die Zutaten. Die meisten von uns sind so konditioniert, dass wir auf den oberen Teil schauen und dabei direkt einen Blick auf die Kalorien werfen. Aber Kalorienzählen nützt nichts für unsere hormonelle Gesundheit. Die Zutaten dagegen haben einen großen Einfluss auf Ihre Hormone. Schulen Sie sich darin, zuerst die Zutatenliste genau zu studieren. Gute, gesunde Inhaltsstoffe, wie gesunde Fette und Öle, Bio-Obst und Bio-Gemüse sowie Protein aus Fleisch und Milch von Weidetieren, sorgen für eine hervorragende Hormonproduktion. Dagegen werden künstliche Inhaltsstoffe mit einer Veränderung der natürlichen Hormonproduktion in Verbindung gebracht. Sie können zu Stoffwechselerkrankungen beitragen.

Beim Betrachten dieser Zutatenliste sollten Sie sich einige Fragen stellen. Die erste ist: Wie lang ist die Liste? Je länger die Zutatenliste ist, desto mehr mögliche chemische Substanzen kann dieses Lebensmittel enthalten. Nehmen wir beispielsweise ein Kochrezept. Wie viele Zutaten benötigen Sie, um dieses Gericht zuzubereiten? Fünf bis acht vielleicht? Und jetzt schauen Sie sich die meisten der heutigen Lebensmitteletiketten an: Die Zutatenlisten sind nicht nur extrem lang, sondern nennen auch eine Unmenge an schwer verständlichen Inhaltsstoffen. Hier meine einfache Regel, die Sie sich merken sollten: Wenn eine Zutatenliste mehr als fünf Einzelposten enthält, legen Sie den Artikel zurück ins Regal. Je mehr Zutaten, desto größer ist die Wahrscheinlichkeit, dass sich auch die eine oder andere chemische Substanz eingeschlichen hat.

Die zweite Frage, die Sie sich stellen sollten: Erkenne ich die Inhaltsstoffe? Die Qualität von Lebensmitteln ist von entscheidender Bedeutung. Fragen Sie sich beim Lesen einer Zutatenliste, ob Sie wissen, wo Sie diesen Inhaltsstoff in Ihrem Lebensmittelgeschäft finden würden. Wenn Sie noch nie von diesem Inhaltsstoff gehört haben und nicht wissen, in welchem Lebensmittelregal Sie ihn finden könnten, ist es recht wahrscheinlich, dass es sich um einen synthetischen Inhaltsstoff handelt, der durchaus schädlich für Ihre Gesundheit sein könnte.

Die Vermeidung giftiger Inhaltsstoffe

Die traurige Wahrheit ist, dass die Zeiten vorbei sind, in denen alle Zutaten in Lebensmitteln sicher waren. Für viele Nahrungsmittelhersteller haben Haltbarkeit und Gewinn eine höhere Priorität als Ihre Gesundheit. Deshalb finden wir immer mehr giftige Inhaltsstoffe in unseren Lebensmitteln. Einige davon kommen Ihnen vielleicht bekannt vor. Häufig sind Pestizide, Konservierungsstoffe, Farbstoffe und künstliche Aromen gängige Zutaten auf Lebensmitteletiketten. Eine gute Faustregel: Wenn Sie den Namen der Zutat nicht aussprechen können, handelt es sich wahrscheinlich um eine chemische Substanz.

Sie fragen sich, wie es überhaupt sein kann, dass für unsere Gesundheit schädliche Inhaltsstoffe in unsere Lebensmittel gelangen? Sollte es nicht Vorschriften darüber geben, wie gesund oder schädlich Inhaltsstoffe sind? Früher war das so. Leider wurden in den letzten Jahrzehnten die Vorschriften darüber, was in Lebensmitteln als sicher gilt, drastisch geändert. Für neuartige Inhaltsstoffe wurde in den USA eine neue Kategorie geschaffen: Generally Recognized As Safe (GRAS) - der Name bedeutet „allgemein als sicher anerkannt". Inhaltsstoffe, die in diese Kategorie fallen, gelten so lange als sicher, bis bewiesen wurde, dass sie es nicht sind. Lebensmittelkonzerne müssen also nicht mehr jahrelange, teure Untersuchungen durchführen, die die Sicherheit eines Inhaltsstoffs nachweisen, sondern können die Zulassung beschleunigen, indem sie den Inhaltsstoff von einem Expertengremium der Food and Drug Administration (FDA), der US-amerikanischen Lebensmittelüberwachungs- und Arzneimittelbehörde, beurteilen lassen. Wenn es trotz fehlender Langzeitforschung keine eindeutigen Beweise für die Schädlichkeit gibt, kann der Inhaltsstoff als GRAS eingestuft werden. In den letzten 20 Jahren fielen mehr als 50 000 Inhaltsstoffe in diese Kategorie.

Ein Beispiel für eine gängige GRAS-Zutat, die in unseren Lebensmitteln zugelassen war und sich später als schädlich herausstellte, sind teilgehärtete Fette. Nachdem sich diese bereits jahrzehntelang auf der GRAS-Liste befunden hatten, wurde 2015 nachgewiesen, dass teilgehärtete Fette Herz-Kreislauf-Erkrankungen verursachen. Dadurch waren die Lebensmittelkonzerne in den Vereinigten Staaten gezwungen, auf diesen Inhaltsstoff zu verzichten.[1] In Deutschland gilt für die sog. industriellen trans-Fettsäuren, die durch die Fetthärtung entstehen, seit 2019 ein niedriger Grenzwert. In Europa gilt die Verordnung (EG) Nr. 1333/2008 - Lebensmittelzusatzstoffe, in der alle zugelassene Zusatzstoffe sowie die Bedingungen für ihre Verwendung und Kennzeichnung enthalten sind. Doch 60 Jahre lang war dieser Inhaltsstoff widerspruchsfrei geblieben. Diese mangelnde Regulierung sehen viele Verbraucherschutzgruppen mit Sorge. Seien Sie sich also dieser Tatsache bewusst. Ich ermutige Sie, auf Lebensmittel zu verzichten, wenn Sie eine Zutat auf der Liste nicht erkennen. Je mysteriöser eine Zutat klingt, desto misstrauischer würde ich ihr gegenüberstehen. Einige Beispiele für Inhaltsstoffe der GRAS-Liste bzw. der entsprechenden europäischen Liste, die Sie besser vermeiden sollten, sind Sorbit, Natriumaluminiumphosphat, BHA- und BHT-Konservierungsstoffe, Nitrate und Nitrite.

Was die Sache noch komplexer macht: Es gibt einige Zutaten, die harmlos klingen mögen, aber schädlich sein können – zum Beispiel „natürliche Aromen". Ist es nicht natürlich, was wir mit unserem Essen anstreben? Ja, aber wir müssen uns genauer ansehen, was „natürlich" bedeutet. Die FDA definiert ein natürliches Aroma als „eine Substanz, die aus pflanzlichen oder tierischen Stoffen extrahiert, destilliert oder in ähnlicher Weise gewonnen wird, entweder so wie sie ist oder nachdem sie geröstet, erhitzt oder fermentiert wurde, und deren Funktion dem Geschmack und nicht der Ernährung dient". Der wichtigste Teil dieser Definition ist, dass der Zweck dieser vagen Zutat der Geschmack und nicht der Nährwert ist.

Es gibt schätzungsweise 3000 Lebensmittelzusatzstoffe, die in die Kategorie der natürlichen Aromen eingeordnet werden können. Nach Angaben der Environmental Working Group handelt es sich bei vielen dieser Aromen um chemische Substanzen, Trägerlösungsmittel und Konservierungsstoffe wie Propylenglykol, Polyglycerinester von Speisefettsäuren, Mono- und Diglyceride, Benzoesäure und Polysorbat 80.[2] Einer der natürlichen Aromastoffe, den Sie wahrscheinlich sogar kennen, ist Mononatriumglutamat, ein nachgewiesenes Nervengift, das wissenschaftlich mit Fettleibigkeit, neurodegenerativen Erkrankungen und Fortpflanzungsstörungen in Verbindung gebracht wurde.[3]

Das mag alles sehr verwirrend klingen, aber es gibt einige einfache Fragen, mit denen Sie sicherstellen können, dass das gewählte Lebensmittel nicht voller chemischer Substanzen steckt, darunter solche, die schädlich für Ihr gesamtes hormonelles Gleichgewicht sein können. Diese sind:

- Wie lang ist die Zutatenliste?
- Welche Zutaten werden an erster Stelle genannt?
- Erkennen Sie die Zutaten?
- Klingt eine der Zutaten wie aus einem Experiment im Chemieunterricht?
- Welche Arten von Fetten und Ölen, Zuckern und Mehl sind aufgeführt?
- Sind künstliche Farbstoffe oder Aromen aufgeführt?

Wenn Sie sich die Zutatenliste eines Lebensmittels ansehen, sollten Sie das Gefühl haben, dass Ihr Essen aus der Natur und nicht aus einem Chemielabor stammt. Fazit: Die Lebensmittel der Natur – diejenigen, die direkt aus dem Boden kommen – sind für Ihre Hormone am besten. Vergleichen Sie einmal eine Kartoffel mit Kartoffelchips: Eine Kartoffel, die Sie kaufen und zu Hause kochen, ist nahrhafter als eine Tüte Kartoffelchips, die in schädlichen Ölen erhitzt und mit giftigen chemischen Substanzen behandelt wurden. Kartoffelchips enthalten häufig Acrylamid. Dieses verursachte in Tierversuchen Krebs, und bei Fabrikarbeitern, die über eine längere Zeit mit Acrylamid zu tun hatten, wurden Nervenschäden nachgewiesen.[4]

Lebensmittel, die Sie verstärkt essen sollten

Sobald Sie anfangen, schlechte Zutaten zu erkennen und zu vermeiden, können Sie sich auf das konzentrieren, was Ihnen zuträglich ist. Qualitativ hochwertige Lebensmittel unterstützen Ihre Gesundheit in vielerlei Hinsicht. Ihnen ist sicher aufgefallen, dass ich von „Lebensmitteln" gesprochen habe, nicht von „Zutaten". Die hochwertigsten Lebensmittel haben keine Zutatenliste. Denken Sie an frisches Obst und Gemüse! Ein Apfel benötigt kein Etikett, da er in seiner ursprünglichen Form vorliegt und nicht verändert werden muss. Qualitativ hochwertige Lebensmittel lassen sich in drei Kategorien einteilen: Sie unterstützen die Hormonproduktion, sie bauen die Muskeln auf und sie vergrößern das Darmmikrobiom.

Lebensmittel für die Unterstützung der Hormone

Ihre Sexualhormone – Östrogen, Progesteron und Testosteron – werden stark davon beeinflusst, was Sie essen. Wenn Sie in einem Restaurant wären und Ihre Hormone die Bestellung aufgeben würden, würden sie jeweils etwas anderes verlangen. Deshalb sollten Sie unbedingt verstehen, welche Lebensmittel welchen Hormonen dienlich sind, damit Sie die Auswahl zu Ihrem hormonellen Vorteil nutzen können.

Östrogen gedeiht, wenn Sie Glukose und Insulin niedrig halten. Würde Östrogen die Bestellung übernehmen, dann bekämen Sie einen Salat und nicht etwa ein Sandwich. Brot lässt den Blutzucker in die Höhe schießen, was Östrogen nicht gefällt. Sobald Ihre Periode einsetzt und Ihr Körper den Östrogenspiegel hochfährt, kann eine kohlenhydratarme Ernährung bis zu Ihrem Eisprung dem Östrogen die Chance geben, seine Wirkung bestmöglich zu entfalten. Wenn Sie eine Frau in den Wechseljahren sind, die mit schnell sinkenden Östrogenspiegeln zu kämpfen hat, kann eine kohlenhydratarme Ernährung eine Art Rettungsring sein, der Sie vor der Unmöglichkeit einer weiteren Gewichtsabnahme, vor Benommenheit und vor Hitzewallungen schützt. Bei Problemen mit der Fruchtbarkeit aufgrund eines Mangels an gesundem Östrogen kann die ketogene Diät wieder einen normalen Eisprung herbeiführen. Es gibt sehr viele Gründe, die für eine ketogene Diät sprechen, der wichtigste Grund bei Frauen ist aber ihr positiver Einfluss auf die Regulierung von Östrogen. Bei zu vielen Frauen sind die Östrogenspiegel nicht in der Balance. Zu hohe Östrogenspiegel tragen zu den hohen Raten hormonell bedingter Krebserkrankungen bei, während ein Östrogenmangel Frauen in den Wechseljahren zur Verzweiflung bringt. Die Wurzel dieser beiden Östrogenextreme ist die Insulinresistenz, doch zu viele Frauen wissen nicht, dass sie insulinresistent sind.

Östrogen möchte nicht nur, dass Sie Ihre Kohlenhydratbelastung niedrig halten, sondern es bevorzugt bestimmte Lebensmittel, von denen Sie gerne mehr essen dürfen. Als erstes sind gute Fette zu nennen, insbesondere Lebensmittel, die von Natur aus einen hohen Cholesteringehalt haben. Cholesterin ist eine

Vorstufe zur Herstellung von Östrogen, und jedes Lebensmittel, das eine gesunde Cholesterinproduktion unterstützt, ist ein Gewinn für Östrogen. Wenn Sie die Vorstellung eines höheren Cholesterinspiegels ängstigt, denken Sie daran, dass es gutes und schlechtes Cholesterin gibt. Für die Östrogenproduktion wird mehr gutes HDL-Cholesterin benötigt – „HDL" steht für „High-density Lipoprotein" –, das schlechte ist das LDL-Cholesterin – „LDL" steht für „Low-density Lipoprotein". Das gesunde HDL-Cholesterin ist sogar so entscheidend für die Östrogenproduktion, dass Ihr wundersamer Körper Ihren Cholesterinspiegel während Ihres gesamten Menstruationszyklus anpasst und das HDL-Cholesterin an den Zeitpunkten in Ihrem Zyklus erhöht, an denen Sie mehr Östrogen benötigen.[5] Ist das nicht großartig? Sie können Ihre Ernährung zu Ihrem Vorteil nutzen, indem Sie sicherstellen, dass Ihr Körper über genügend gesundes HDL-Cholesterin verfügt, damit er Östrogen effizient herstellen kann.

Östrogen liebt auch gesunde Phytoöstrogene. Dies sind pflanzliche Verbindungen, die Östrogen nachahmen. Wenn diese Verbindungen in Ihren Körper gelangen, binden sie an Östrogenrezeptoren, und Ihr Körper behandelt sie so, als seien sie Östrogen. Das wohl bekannteste Phytoöstrogen ist Soja. Soja geriet in Verruf, weil es zu hormonell bedingten Krebsarten, wie Brust- und Eierstockkrebs, beitragen könnte. Jedoch belegen aktuelle Studien, dass Bio-Soja die Produktion von schützendem Östrogen unterstützen kann.[6] Im Hinblick auf den Zusammenhang zwischen Lebensmitteln und Östrogen sind die Botschaften teilweise widersprüchlich. So sollen einige Lebensmittel eine gesunde Östrogenproduktion unterstützen, andere aber die Vermehrung schädlicher Östrogene verursachen.

Wenn Sie Ihre Ernährung um etwas Bio-Soja in Form von Tofu oder durch Edamame ergänzen, kann dies für eine gesunde Östrogenproduktion förderlich sein. Aber Soja ist nicht das einzige Phytoöstrogen. Andere hilfreiche Phytoöstrogene, die Ihren Blutzucker niedrig halten, sind Samen, Nüsse und Hülsenfrüchte sowie Obst und Gemüse.

LEBENSMITTEL, DIE ÖSTROGEN UNTERSTÜTZEN

GUTE FETTE

- Olivenöl
- Leinöl
- Sesamöl
- Avocados

SAMEN UND NÜSSE

- Paranüsse
- Mandeln
- Cashewkerne
- geröstete gesalzene Erdnüsse
- Pinienkerne
- Kürbiskerne
- Sonnenblumenkerne
- Walnüsse
- Sesamsamen

HÜLSENFRÜCHTE

- Erbsen
- Kichererbsen
- Sojabohnen
- Limabohnen
- Johannisbrot
- Kidneybohnen
- Mungbohnen
- Pintobohnen
- Augenbohnen
- Linsen

OBST UND GEMÜSE

- Sprossen
- Kohl
- Spinat
- Zwiebel
- Knoblauch
- Zucchini
- Brokkoli
- Blumenkohl
- Erdbeeren
- Blaubeeren
- Cranberrys

Der Verzehr dieser phytoöstrogenhaltigen Lebensmittel bringt viele gesundheitliche Vorteile mit sich, darunter ein geringeres Risiko für Osteoporose, Herzerkrankungen, Brustkrebs und Wechseljahresbeschwerden. Eine gesunde Östrogenproduktion ist auch der Schlüssel für einen normalen Eisprung. Während des Menstruationszyklus muss in den Tagen vor dem Eisprung das meiste Östrogen produziert werden. Daher ist es entscheidend, dann viele gute Fette und Phytoöstrogene zu sich zu nehmen.

Progesteron ist ein weiteres Hormon, das stark von Ihrer Lebensmittelauswahl beeinflusst wird. Sie können sich Progesteron und Östrogen als Schwestern vorstellen: Sie mögen aus derselben Familie stammen und sich sehr ähnlich sehen, haben aber sehr unterschiedliche Persönlichkeiten. Das heißt, dass wir Ihre Einzigartigkeit berücksichtigen müssen, wenn es um Essen und Fasten geht. Für Ihren Östrogenspiegel ist es gut, wenn Ihr Blutzucker niedrig ist, für den Progesteronspiegel dagegen ist ein etwas höherer Blutzucker förderlicher. Deshalb ist der Heißhunger auf Kohlenhydrate in der Woche vor der Periode so häufig. Wenn Sie Ihren Blutzucker regelmäßig kontrollieren, haben Sie vielleicht festgestellt, dass der Blutzucker in der Woche vor Ihrer Periode auf natürliche Weise ansteigt. Dies ist eine normale Reaktion Ihres Körpers, mit der er sicherstellt, dass alle richtigen Komponenten zur Herstellung von Progesteron vorhanden sind. Lebensmittel, die die Progesteronproduktion unterstützen, haben von Natur aus einen höheren glykämischen Index. Beispielsweise verursachen Kartoffeln höhere Blutzuckerspitzen, durch die Progesteron den benötigten Glukoseschub erhält. Beachten Sie jedoch, dass Kartoffeln in Verbindung mit schädlichem Öl sehr schnell entzündungsfördernd werden können. Deshalb sollten Sie besser keine Pommes frites essen!

LEBENSMITTEL, DIE PROGESTERON UNTERSTÜTZEN

WURZELGEMÜSE

- Kartoffeln
- rote Kartoffeln
- Süßkartoffeln
- Yamswurzeln
- Rote Bete
- Rüben
- Fenchel
- Kürbis
- Butternut-Kürbis
- Eichelkürbis
- Honignusskürbis
- Spaghettikürbis

KREUZBLÜTLER

- Rosenkohl
- Blumenkohl
- Brokkoli

TROPISCHE FRÜCHTE

- Bananen
- Mangos
- Papaya

ZITRUSFRÜCHTE

- Orangen
- Grapefruit
- Zitronen
- Limetten

SAMEN

- Sonnenblumenkerne
- Leinsamen
- Sesamsamen

HÜLSENFRÜCHTE

- Kichererbsen
- Kidneybohnen
- Schwarze Bohnen

Lebensmittel für die Unterstützung des Muskelaufbaus

Die Muskelkraft ist für Ihre allgemeine Gesundheit von großer Bedeutung. Forschungsergebnisse belegen, dass Frauen, die sich ihr ganzes Leben lang auf den Muskelaufbau konzentrieren, nicht nur einen gesünderen Stoffwechsel, sondern auch stärkere Knochen haben, weniger unter Depressionen leiden und länger leben. Muskeln werden nicht nur im Fitnessstudio aufgebaut, sondern benötigen auch proteinreiche Lebensmittel. Proteine stimulieren einen heilenden zellulären Signalweg, an dessen Anfang das Enzym mTOR steht. Durch Fasten wird der Autophagie-

Signalweg stimuliert, durch Essen mTOR. Es handelt sich um zwei gegensätzliche zelluläre Heilungsmechanismen. Wenn Sie einen schlanken, muskulösen Körper möchten, ist Fasten das Mittel der Wahl, und durch den Verzehr von Proteinen werden Sie stärker. Fasten und Proteine sind eine gute Kombination!

Aber die richtigen Proteine für Ihren Körper auszuwählen, ist leichter gesagt als getan. Wie bei vielen gängigen Lebensmitteln gibt es auch hier gute und schlechte Varianten. In Bezug auf Proteine sind zwei Dinge zu beachten: die Qualität und die Quantität. Beginnen wir mit der Qualität. Protein gibt es in zwei Formen – tierisch und pflanzlich. Beide haben Vor- und Nachteile. Es ist wichtig, dass Sie wissen, welche Proteinquelle zum Erreichen Ihrer Gesundheitsziele am besten geeignet ist.

Die wichtigsten Moleküle proteinreicher Lebensmittel sind die Aminosäuren, die nicht nur für den Muskelaufbau, sondern auch für die optimale Leistung des Gehirns und des Immunsystems unerlässlich sind. Ein Aminosäuremangel kann zu einer verminderten Immunität, Verdauungsproblemen, Depressionen, Fruchtbarkeitsproblemen und Benommenheit führen. Aufgrund der positiven Auswirkungen, die Aminosäuren auf viele Aspekte der Gesundheit haben können, sollten Sie sich mit Lebensmitteln vertraut machen, die reich an Aminosäuren sind.

Es gibt insgesamt 20 verschiedene Aminosäuren, von denen neun als essenziell gelten. Dies bedeutet, dass der Körper sie nicht selbst herstellen kann. Sie müssen sie also mit der Nahrung aufnehmen. In tierischem Protein sind alle neun essenziellen Aminosäuren enthalten, was bei pflanzlichem Protein leider nicht der Fall ist. Es gibt keine einzige Pflanze, die alle neun essenziellen Aminosäuren enthält, daher müssen Sie bei pflanzlichen Lebensmitteln unbedingt auf die Auswahl achten, damit Sie alle Aminosäuren zu sich nehmen, die Ihr Körper benötigt. Da es schwierig ist, eine Vielfalt an pflanzlichen Nahrungsmitteln zu essen, die das gesamte Aminosäureprofil abdeckt, finden viele Vegetarier es hilfreich, ihre Ernährung um ein Aminosäurepräparat zu ergänzen.

Für den Muskelaufbau gibt es drei spezifische Aminosäuren, auf die Sie sich konzentrieren sollten: Leucin, Isoleucin und Valin. Leucin ist die wichtigste. Zu den tierischen Lebensmitteln, die reich an Leucin sind, gehören Huhn, Rind, Schwein, Fisch, Milch, Käse und Eier. Leucinreiche pflanzliche Lebensmittel sind Kürbiskerne, weiße Bohnen und Tofu. Wenn Sie Vegetarierin sind und Muskeln aufbauen möchten, achten Sie darauf, dass Sie genügend leucinreiche Lebensmittel zu sich nehmen. Wenn diese Auswahl begrenzt sein sollte, könnte die Supplementierung mit einem Aminosäurepräparat sinnvoll sein.

DEN MUSKELAUFBAU UNTERSTÜTZENDE LEBENSMITTEL

LEUCIN-, ISOLEUCIN- UND VALINREICHE LEBENSMITTEL

- Huhn
- Rindfleisch
- Schweinefleisch
- Fisch
- Milch
- Käse
- Eier
- Kürbiskerne
- weiße Bohnen
- Tofu

Sowohl bei tierischen als auch bei pflanzlichen Lebensmitteln sollten Sie darauf achten, dass Sie keine hormonaktive Substanzen enthalten. Pflanzliche Produkte wurden möglicherweise mit Pestiziden besprüht, die sich negativ auf Ihren Hormonhaushalt auswirken können. Bei tierischen Produkten sollten Sie Antibiotika und Wachstumshormone vermeiden, die bei Intensivhaltung der Tiere im Fleisch enthalten sind. Wenn Sie auf unbelastete, gesunde Lebensmittel Wert legen, wählen Sie nach Möglichkeit grundsätzlich Bioprodukte und Lebensmittel, die ohne Gentechnik, Antibiotika und Hormone produziert wurden.

Das zweite Prinzip, auf das Sie sich bei Proteinen konzentrieren sollten, ist die Quantität. Wenn Sie über Proteine Muskeln aufbauen wollen, müssen Sie ausreichend Proteine verzehren. Um den mTOR-Signalweg auszulösen und den Muskelaufbau zu fördern, müssen Sie 30 Gramm Protein in einer Mahlzeit verzehren.[7] Die Menge wird mit zunehmendem Alter immer wichtiger. Ab dem 40. Lebensjahr werden die Aminosäuresensoren in unseren Muskeln schwächer. Jüngere Frauen legen meist Wert auf eine straffe Muskulatur, weil sie im Badeanzug gut aussehen wollen. Mit zunehmendem Alter werden Muskeln aber für die Funktionalität immer wichtiger. Unabhängig von Ihrem Alter gilt: Je mehr Muskeln Sie haben, desto stärker werden Sie sich fühlen und desto besser funktioniert ein Stoffwechsel-Reset.

Lebensmittel für die Unterstützung des Mikrobioms

In Ihrem Körper gibt es zehnmal mehr Bakterienzellen als menschliche Zellen, und 90 Prozent aller Bakterien, die in unserem Körper leben, existieren in unserem Darm. Wenn Sie sich gesund ernähren, stärken Sie die guten Bakterien, welche die innere Darmschleimhaut bevölkern. Erhalten diese Bakterien die richtige Nahrung, bauen sie Östrogen ab, damit es ausgeschieden wird, stellen Neurotransmitter für Ihr Gehirn her, sorgen für die Balance Ihres Immunsystems und versorgen Sie mit Melatonin für einen guten Schlaf. Wenn Sie sehr stark verarbeitete Lebensmittel essen, die schlechte Fette und Öle, Zucker und chemielastige Inhaltsstoffe enthalten, töten Sie Ihre nützlichen Bakterien ab und schaffen eine Umgebung, in der schädliche Bakterien gedeihen. Dadurch entsteht ein sehr mangelhaftes Mikrobiom, das zu Angstzuständen, hohem Blutzucker, geringer Melatoninproduktion und der Unfähigkeit, Östrogen für die Ausscheidung abzubauen, führen kann. Die gute Nachricht ist: Wenn Sie die nützlichen Bakterien mit den richtigen Lebensmitteln füttern, dauert es nur drei Tage, bis sie wieder voll funktionsfähig sind.

Bakterien gedeihen, wenn Sie drei Arten von Lebensmitteln verzehren: probiotische, präbiotische und polyphenolhaltige. Probiotische Lebensmittel enthalten lebende Mikroben, die die Produktion von Neurotransmittern, den Vitaminstoffwechsel, eine gute Funktion des Immunsystems und die Verringerung von

Entzündungen unterstützen. Probiotische Lebensmittel sind oft fermentiert, wie zum Beispiel Sauerkraut oder Joghurt. Präbiotische Lebensmittel ernähren die hilfreichen Mikroben in Ihrem Darm, sodass sich diese vermehren können. Präbiotische Lebensmittel enthalten in der Regel viele Ballaststoffe, was sie zu einem hervorragenden Brennstoff für Ihr Mikrobiom macht. Polyphenole kommen hauptsächlich in pflanzlichen Lebensmitteln vor. Sie ernähren nicht nur Ihre Darmmikroben, sondern wirken auch als Antioxidantien.

Eine Ernährung, die reich an probiotischen, präbiotischen und polyphenolhaltigen Lebensmitteln ist, wird Ihnen helfen, die guten Mikroben heranzuziehen, die für Ihre hormonelle Gesundheit von entscheidender Bedeutung sind. Die Lebensmittel, die bei der Produktion von Hormonen unterstützen, wurden bereits erwähnt. Im Gegensatz dazu sorgen probiotische, präbiotische und polyphenolhaltige Lebensmittel dafür, dass die bereitgestellten Hormone für Ihre Zellen nutzbar gemacht und schließlich auf gesunde Weise ausgeschieden werden können. Wenn Sie Ihr Mikrobiom aufbauen möchten, haben Sie vielerlei Möglichkeiten.

Probiotikareiche Lebensmittel

Im Darm leben schätzungsweise mehr als 4000 verschiedene Bakterienarten. Sie alle arbeiten hart daran, Ihren Körper gesund zu erhalten. Im Laufe Ihres Lebens haben Sie höchstwahrscheinlich mehrfach eine Behandlung mit Antibiotika erhalten, phasenweise chronischen Stress erlebt oder vielleicht ein paar Jahre die Antibabypille eingenommen. Dadurch wurden die guten Mikroben in Ihrem Darm abgetötet.

Der schnellste Weg, um einen erschöpften Vorrat wieder aufzufüllen, ist der zusätzliche Verzehr von probiotikareichen Lebensmitteln. Am stärksten wirksam sind fermentierte Lebensmittel, bei denen über Mikroben der Zucker abgebaut, die glykämische Last gesenkt und eine starke probiotische Wirkung erzielt wird. Durch den Prozess der Fermentation gedeihen hilfreiche Bakterien in Lebensmitteln, allerdings entsteht dadurch meist ein säuerlicher Geschmack.

Mit fermentierten Lebensmitteln können Sie neue Stämme nützlicher Bakterien in Ihren Darm einbringen. Die Vorteile von fermentierten Lebensmitteln sind vielfältig: Sie sind oft leichter verdaulich, liefern mehr Vitamine und Mineralstoffe als normales Gemüse, können Angst- und Depressionssymptome lindern und Ihr Immunsystem stärken. Jedes fermentierte Lebensmittel kann unterschiedliche heilende Wirkungen entfalten. Beispielsweise enthält Kimchi fermentierte Frühlingszwiebeln, die bekanntermaßen die Abwehrkräfte gegen Viren stärken.[8] Kefir ist ein fermentiertes Milchprodukt, das Sie mit Unmengen hilfreicher Bakterien versorgt, das schlechte LDL-Cholesterin und den Blutdruck senkt und Antioxidantien in großen Mengen liefert. Aber achten Sie darauf, dass diesen eigentlich zuckerarmen Leckereien kein Zucker zugesetzt wurde![9]

Glücklicherweise sind fermentierte Lebensmittel mittlerweile so beliebt, dass Sie verschiedenste fermentierte Gemüsesorten und Milchprodukte im Supermarkt vor Ort finden können. Fermentierte Lebensmittel lassen sich auch einfach und sicher in der eigenen Küche herstellen. In Teil 4 stelle ich Ihnen einige Rezepte mit fermentierten Lebensmitteln vor, die sich leicht zu Hause zubereiten lassen.

PROBIOTIKAREICHE FERMENTIERTE LEBENSMITTEL

- Sauerkraut
- Kimchi
- Essiggurken
- Joghurt
- Kefir
- Wasserkefir
- Kombucha

Präbiotikareiche Lebensmittel

Stellen Sie sich einmal vor, die guten Bakterien in Ihrem Darm seien ein Haustier, das Sie glücklich macht und Ihnen immer ein Lächeln ins Gesicht zaubert. Was würde passieren, wenn Sie es nicht füttern würden? Es würde irgendwann einfach sterben. Wenn Sie die Bakterien in Ihrem Darm nicht füttern, passiert genau dasselbe. Nur wenn sie gut versorgt werden, können sie erstaunliche Leistungen für Ihre Gesundheit vollbringen.

Am liebsten sind ihnen präbiotische Lebensmittel. Einige der präbiotischen Lebensmittel, die ein gesundes Mikrobiom unterstützen, ähneln den Lebensmitteln, die den Hormonhaushalt unterstützen. Das macht sie für Frauen besonders vorteilhaft. Nachfolgend sind einige präbiotische Lebensmittel aufgeführt, die Sie essen können und die eine besonders positive Wirkung entfalten.

PRÄBIOTIKA

- Zichorienwurzel
- Löwenzahnwurzel
- Konjakwurzel
- Klettenwurzel
- Zwiebeln
- Topinambur
- Knoblauch
- Porree
- Spargel
- Kidneybohnen
- Kichererbsen
- Schälerbsen
- Cashewkerne
- Pistazien
- Hummus

Polyphenolhaltige Lebensmittel

Die zahlreichen Antioxidantien in pflanzlichen polyphenolhaltigen Lebensmitteln sorgen für eine Darmumgebung, in der verschiedenste Mikroben gedeihen können. Präbiotische Lebensmittel ernähren die guten Bakterien in Ihrem Darm, und die polyphenolhaltigen Lebensmittel schaffen ein nährendes Zuhause, in dem sie sich vermehren können. Übrigens: Zwei Lebensmittel mit der höchsten Polyphenoldichte sind Rotwein und dunkle Schokolade. Aber bevor Sie jetzt losrennen, um sich eine Flasche Cabernet Sauvignon zu gönnen, denken Sie daran, dass bei den polyphenolhaltigen Lebensmitteln die Qualität eine große Rolle spielt. Glücklicherweise gibt es immer mehr leichte Bio-Weine ohne schädliche chemische Substanzen, dafür aber mit einem höheren Polyphenolgehalt. Sie unterstützen ein gesundes Mikrobiom besser als konventionell angebauter Rotwein, den es in jedem Lebensmittelgeschäft gibt. Übers Internet lassen sich Winzer, die ihre Weine biologisch anbauen, leicht finden, Weinhändler weisen Bio-Weine in Ihren Shops aus, und selbst im Supermarkt um die Ecke gibt es immer häufiger ein entsprechendes Weinangebot. Außerdem sollte der Wein weniger als 13 Prozent Alkohol enthalten, denn bei Rotwein steigt und fällt der Zuckergehalt mit dem Alkohol.

Auch bei Schokolade sollten Sie genauso auf die Qualität achten. Dunkle Schokolade mit mehr als 70 Prozent Kakaoanteil und minimalem Zuckerzusatz liefert Ihrem Mikrobiom deutlich mehr Polyphenole als gängige Milchschokoladen, die höchstwahrscheinlich große Mengen Zucker enthalten.

Die Forschungsergebnisse zu Polyphenolen sind beeindruckend. Polyphenolreiche Lebensmittel helfen, Ihren Blutdruck zu regulieren, die Durchblutung zu verbessern, chronische Entzündungen zu reduzieren, Sie vor neurodegenerativen Erkrankungen zu schützen und Ihren Blutzuckerspiegel zu senken.[10] Wie viele probiotischen und präbiotische Lebensmittel sind auch die meisten polyphenolhaltigen Lebensmittel pflanzlicher Natur. Eine besonders interessante Kategorie sind Kräuter und Gewürze. Gewürze werden oft nur als Geschmacksverstärker angesehen, aber sie dienen einem größeren Zweck als nur der Verbesserung des Geschmacks. Nelken zum Beispiel sind nicht nur lecker, sie haben auch einen der höchsten Polyphenolgehalte. Dadurch unterstützen sie nachweislich eine gesunde Leber und senken den Blutzucker.[11] Dieses hilfreiche Gewürz sollte in keiner Ernährung fehlen, da es die Fastenbemühungen unterstützt. Hier sind zahlreiche Lebensmittel, die die hormonheilende Kraft der Polyphenole besitzen:

POLYPHENOLHALTIGE LEBENSMITTEL

- Artischockenherzen
- Brokkoli
- Rosenkohl
- Gewürznelken
- Safran
- Oregano
- Rosmarin
- Thymian
- Basilikum
- Zimt
- Kreuzkümmel
- Curry
- dunkle Schokolade
- Oliven
- Petersilie
- Rotwein
- Schalotten

Ob Sie nun Lebensmittel zu sich nehmen, die Ihre Hormone unterstützen, Ihre Muskeln aufbauen oder Ihr Mikrobiom nähren: Entscheidend ist, dass Sie eine bewusste Wahl treffen. Allzu oft lassen wir uns bei unserer Lebensmittelauswahl von unseren Gelüsten leiten. Während Sie Fasten und zugleich Ihren Lebensstil verändern, werden Sie feststellen, dass Ihr Appetit und Ihre „Fresslust" abnehmen. Das habe ich am eigenen Leib erfahren.

Die meiste Zeit meines Lebens kämpfte ich mit einem Heißhunger auf Zucker und Kohlenhydrate. Wenn ich nicht alle paar Stunden etwas zu essen bekam, wurde ich sehr unleidlich. Als ich dann lernte, das Fasten an meine hormonellen Bedürfnisse anzupassen, verschwanden Hunger und Verlangen nach Süßem. Das klingt vielleicht zu schön, um wahr zu sein, aber wenn Sie das Zyklusfasten erlernen, werden auch Sie feststellen, dass Essen für Sie nicht mehr so wichtig ist. Aber Vorsicht: Umso wichtiger ist es, dass Sie sich bewusst ernähren und durch die Wahl der Lebensmittel die Hormonproduktion, das Muskelwachstum und Mikrobiom stärken.

ERNÄHRUNGSPRINZIP NR. 2: DIE RICHTIGE GLYKÄMISCHE LAST

Bei den Vitalparametern, die Ärzte erheben, wenn Sie ihre Praxis betreten, fehlt häufig eine Messung: der Blutzucker. Der Blutzucker ist jedoch ein entscheidender Messwert, wenn Sie verstehen wollen, in welche Richtung sich Ihre Gesundheit gerade entwickelt. Liegt der Blutzucker außerhalb des Normbereichs, kann dies darauf hindeuten, dass eine Stoffwechselerkrankung droht. Herz-Kreislauf-Erkrankungen, Bluthochdruck, erhöhte Cholesterinwerte, zunehmender Taillenumfang, Diabetes und Fettleber könnten oft verhindert werden, wenn Frauen die Entwicklung ihres Blutzuckerspiegels besser verstehen würden. Ihr Blutzucker wird zwar von vielen Faktoren beeinflusst, aber die Lebensmittel, die Sie essen, haben den größten Einfluss. Allerdings wirkt sich jedes Lebensmittel, das Sie essen, anders auf Ihren Blutzucker aus. Glücklicherweise gibt es ein System, mit dem Sie die Auswirkungen eines Lebensmittels auf Ihre Blutzuckerwerte bewerten können. Es wird als „glykämischer Index" bezeichnet.

Der glykämische Index stuft Lebensmittel auf einer Zahlenskala von 1 bis 100 ein. Lebensmittel, die näher an 100 liegen, lassen Ihren Blutzucker höher ansteigen als Lebensmittel, die näher an 1 liegen. Raffinierte Kohlenhydrate, wie sie in Weißbrot enthalten sind, haben tendenziell den höchsten Wert. Vollkornbrot hat einen glykämischen Index von 59. Ein Lebensmittel mit vielen Ballaststoffen und Fetten, wie eine Avocado, hat einen glykämischen Index von 15. Je mehr Lebensmittel mit niedrigem glykämischen Index Sie essen, desto weniger Insulin muss Ihre Bauchspeicheldrüse freisetzen. Wenn Sie Lebensmittel mit niedrigem glykämischen Index wählen, reduzieren Sie sowohl Glukose als auch Insulin, was das Fasten mühelos macht.

Ihr Blutzucker wird nicht durch Kalorien, sondern durch die Makronährstoffe der Nahrung beeinflusst. Deshalb ist es für Ihre Stoffwechselgesundheit entscheidend, dass Sie verstehen, wie diese Makronährstoffe zu einem Anstieg oder einem Absinken des Blutzuckerspiegels führen. Wenn Sie Makronährstoffe auswählen, die verhindern, dass Ihr Blutzucker in die Höhe schießt, schaltet Ihr Körper schneller auf Fettverbrennung um. Sobald dieser Wechsel vollzogen ist, werden Sie feststellen, dass Ihre Energie zunimmt, Ihr Gewicht schneller sinkt und sich Ihre geistige Klarheit verbessert. Dieses Konzept ist deshalb so wichtig, weil Lebensmittel, die Ihren Blutzucker erhöhen, die Wurzel aller chronischen Erkrankungen sind.

Es gibt drei wichtige Makronährstoffe, auf die Sie sich konzentrieren sollten: Kohlenhydrate, Proteine und Fette. Jeder dieser Makronährstoffe wirkt sich unterschiedlich auf das Hormonsystem und den Blutzucker aus. Kohlenhydrate führen zum stärksten Anstieg des Blutzuckers und Protein zum zweitstärksten. Dagegen hilft Fett bei der Aufrechterhaltung eines gleichmäßigen Blutzuckerspiegels – Fett kann den Blutzuckerspiegel sogar senken. Für die Flexibilität des Stoffwechsels, die hormonelle Balance und die Umstellung des Körpers auf die Fettverbrennung muss der Blutzucker so stabil wie möglich bleiben. Daher ist es wichtig, die Wirkung der Makronährstoffe gut zu verstehen.

Kohlenhydrate

Vereinfacht sind Kohlenhydrate ein Maß für Zucker, Stärke und Zellulose in Lebensmitteln. Kohlenhydrate gibt es in zwei Formen: einfach und komplex. Einfache Kohlenhydrate lassen Ihren Blutzucker in die Höhe schnellen und erhöhen ihn möglicherweise sogar weit über das Maß hinaus, mit dem Ihr Körper gut umgehen kann. Wenn der Körper einen plötzlichen Anstieg von Glukose aus der Nahrung nicht verarbeiten kann, sucht er Orte, an denen er diesen Zucker speichern kann. Dies sind zunächst die

Leber und die Fettzellen. Wenn Sie sich so wie viele andere Menschen seit Jahrzehnten westlich ernährt haben, dürfte Ihr Körper viel Glukose in Ihrer Leber und Ihren Fettzellen gespeichert haben. Aber: Durch Fasten können Sie all den gespeicherten Zucker wieder loswerden.

Für Ihre aktuelle Ernährung gilt: Wenn Sie Kohlenhydrate essen, dann besser weniger einfache, dafür mehr komplexe. Da komplexe Kohlenhydrate mehr Ballaststoffe enthalten als einfache, verursachen sie einen geringeren Anstieg Ihres Blutzuckers. Die Aufnahme des Zuckers in die Zellen geht dann langsam voran, und es bleibt weniger Zucker für die Speicherung in Leber und Fettzellen übrig.

Ob ein Kohlenhydrat einfach oder komplex ist, finden Sie am einfachsten durch folgende Frage heraus: Wurde dieses Lebensmittel vom Menschen hergestellt oder ist es naturbelassen? Naturbelassene Lebensmittel sind komplex und enthalten mehr Ballaststoffe, was die Aufnahme von Zucker in den Blutkreislauf verlangsamt. Sie erfüllen auch die Anforderungen des Ernährungsprinzips Nr. 1 und unterstützen Muskeln, Hormone und Mikrobiom. Bei richtiger Abstimmung auf Ihren Zyklus, sind Kohlenhydrate aus naturbelassenen Lebensmitteln sehr gesundheitsfördernd.

Einfache Kohlenhydrate hingegen führen mit der Zeit zu Fettleibigkeit, einem schlechten Immunsystem und Östrogendominanz. Lebensmittel mit einfachen Kohlenhydraten sind recht leicht zu erkennen: Die meisten von ihnen haben eine lange Haltbarkeit. Dies liegt daran, dass die meisten einfachen Kohlenhydrate voller Zucker und Konservierungsstoffe sind, wodurch sie sich für eine lange Bevorratung eignen. Leider haben sie keinerlei Nährwert und tragen nicht zur Unterstützung Ihrer Gesundheit bei. In diese Kategorie fallen Kekse, Cracker, Müsli, Chips, Brot, Nudeln und die meisten verarbeiteten Lebensmittel.

Einfache Kohlenhydrate enthalten keine Ballaststoffe und führen zu einem raschen Anstieg des Blutzuckers. Damit geht eine massive Ausschüttung von Insulin einher. Bei einem plötzlichen Anstieg von Glukose und Insulin speichert der Körper den Überschuss. Je öfter Sie einfache Kohlenhydrate essen, desto mehr Glukose und Insulin wird als Fett gespeichert. Wenn Sie sich im Spiegel betrachten und Ihre Speckrollen verfluchen, denken Sie daran, dass Ihr Körper Ihnen auf diese Weise das Leben gerettet hat: Er hatte die Wahl, ein Zuviel an Zucker und Insulin in Organen oder als Fett zu speichern, und er entschied sich für Fett – eine viel bessere Wahl, die zweifellos Ihr Leben verlängert hat.

In Zusammenhang mit der Messung dieser Makronährstoffe beim Zyklusfasten müssen Sie wissen, dass Sie die Netto-Kohlenhydrate messen müssen und nicht die gesamten Kohlenhydrate. Netto-Kohlenhydrate sind die gesamten Kohlenhydrate in einem Lebensmittel abzüglich der Ballaststoffe. Die Ballaststoffe sind hilfreich, da sie die Aufnahme von Zucker in den Blutkreislauf verlangsamen. Ein Kohlenhydrat ohne Ballaststoffe lässt den Blutzucker schnell ansteigen – so wie bei den einfachen Kohlenhydraten. Wenn ein Kohlenhydrat Ballaststoffe enthält, steigt der Blutzuckerspiegel wesentlich langsamer an, sodass Ihr Körper Zeit hat, die Glukose richtig in die Zellen aufzunehmen. Dies ist einer der wichtigsten Gründe, warum ich empfehle, verarbeitete Kohlenhydrate wie beispielsweise Weißmehlprodukte gegen solche aus der Natur auszutauschen. Die Natur wusste, was sie tat, als sie Kohlenhydrate herstellte. Wenn Sie mit der Zeit Ihren Körper besser verstehen, werden Sie sehr schnell komplexe Kohlenhydrate aus der Natur bevorzugen.

Proteine

Sie lesen viel darüber, wie wichtig Proteine, also Eiweiß, für den Muskelaufbau sind, aber genauso entscheidend ist es zu wissen, wie sich dieser Makronährstoff auf den Blutzucker auswirkt – für eine Frau, die Fasten lernt, ist das ein gutes Hilfsmittel! Proteine können sich auf drei Wegen sehr positiv auf den Blutzucker auswirken. Zunächst einmal wird Protein langsamer zu Glukose abgebaut als Kohlenhydrate. Das bedeutet, dass es den Blutzucker nicht schnell ansteigen lässt und damit auch keinen Insulinschub aus der Bauchspeicheldrüse verursacht. Dann kann Protein auch die Aufnahme von Kohlenhydraten verlangsamen. Dies ist hilfreich, wenn Ihre Mahlzeit sowohl Protein als auch komplexe Kohlenhydrate enthält. Wenn Sie ein Kohlenhydrat mit einem Protein in derselben Mahlzeit kombinieren, können Sie feststellen, dass die Glukosereaktion viel langsamer abläuft. Ein gutes Beispiel hierfür ist die Kombination aus einem Steak mit einer Kartoffel. Eine Kartoffel allein kann Ihren Blutzucker schnell ansteigen lassen, was mit der Zeit zu Insulinresistenz und Entzündungsreaktionen führen kann. Wenn Sie diese Kartoffel nun mit etwas Butter, einem Steak und einem Salat kombinieren, fallen die glykämischen Spitzen geringer aus.

Ein weiterer Pluspunkt: Protein macht satt. Da die Verdauung von Protein länger dauert als die von Kohlenhydraten, erhält das Gehirn das Signal, dass Sie noch satt sind. Viele Frauen stellen fest, dass ein proteinreicher Snack zum Fastenbrechen den Hunger stillt, für einen Energieschub und geistige Klarheit sorgt und somit den Übergang vom Fasten zum Essen viel reibungsloser gestalten kann.

Wegen seines Einflusses auf den Blutzucker empfehle ich Ihnen dringend, Protein den Vorzug gegenüber einfachen Kohlenhydraten zu geben, insbesondere wenn Sie von einer kohlenhydratreichen, fettarmen Diät mit sechs Mahlzeiten pro Tag auf das Fasten umsteigen. Mehr Protein in Ihrer Ernährung kann Ihnen den Schwung geben, den Sie brauchen, um erfolgreich zu sein.

Aber beachten Sie eine Einschränkung: Sie dürfen nicht zu viel Protein essen. In der ketobiotischen Diät, die ich später in diesem Kapitel bespreche, empfehle ich 75 Gramm pro Tag. Wenn Sie mehr essen, kann Ihr Blutzucker zu hoch ansteigen, was es Ihnen erschwert, in die Ketose zu gelangen.

Vor Jahren hatte ich eine Freundin, die zum ersten Mal die ketogene Diät praktizierte. Sie beschloss, alle raffinierten Kohlenhydrate für einen Monat aus ihrer Ernährung zu streichen. Anfangs war sie hungrig, also fand sie, dass Protein hilfreich wäre, um Hunger und Gelüste zu stillen. Nach ein paar Monaten nahm sie nicht weiter ab, also wandte sie sich an mich, um das Problem zu beheben. Als ich sie die Menge an Protein, die sie jeden Tag zu sich nahm, berechnen ließ, lag sie zwischen 150 und 200 Gramm Protein – das war viel zu viel! Wenn Sie abnehmen möchten, sollten Sie das Protein in einem moderaten Bereich um 75 Gramm pro Tag halten, um sicherzustellen, dass Ihr Blutzucker nicht zu hoch ansteigt und einen Insulinschub verursacht. Bei meiner Freundin blieb wegen der großen Proteinmenge der Blutzuckerspiegel hoch, sodass ihr Stoffwechsel viel schwerer von einem zuckerverbrennenden in einen fettverbrennenden Modus übergehen konnte. Nach einer Senkung der Proteinmenge auf 75 Gramm wurde die Stoffwechselumstellung viel einfacher und das Gewicht sank.

Fette

Im Hinblick auf den glykämischen Index ist Fett zweifellos der Held. Es stabilisiert nicht nur den Blutzucker, sondern besiegt auch den Hunger. Wenn Sie bisher glaubten, dass Fett Ihrer Gesundheit schade, ermutige ich Sie, Fett nun mit anderen Augen zu betrachten. Fett ist Ihr Freund, nicht Ihr Feind.

Entscheidend ist: Fett ist nicht gleich Fett. Ja, dieses Ernährungskonzept kann verwirren, aber man muss zwischen gutem und schlechtem Fett unterscheiden: Gute Fette nähren Ihre Zellen, schlechte Fette führen zu Entzündungen. Von jetzt an sollten Sie sich auf gute Fette freuen und schlechte Fette um jeden Preis vermeiden.

Die Außenhülle der Zellen wird durch gutes Fett genährt. An dieser Membran entscheidet sich, welche Nährstoffe in der Zelle verbleiben und welche Giftstoffe freigesetzt werden. Schlechte Fette führen zu einer Entzündung dieser Membran. Das verändert ihre Durchlässigkeit. Nährstoffe gelangen nicht in die Zelle, und Giftstoffe können nicht nach außen abgegeben werden. Gute Fette reparieren diese Membran, und die Zellregulation kann von nun an zu Ihrem gesundheitlichen Vorteil wirken. Das ist auch der Grund, weshalb gesunde Fette gerade ein Comeback erleben und die Tage, in denen Fett als rundum schlecht angesehen wurde, der Vergangenheit angehören. Die Fachwelt zu Ernährungsfragen beginnt die Bedeutung dieses Makronährstoffs anzuerkennen. Sobald Sie beginnen, sich für gute Fette und ihr Potenzial zu interessieren, werden Sie feststellen, dass es unter den Lebensmitteln eine reiche Auswahl gibt.

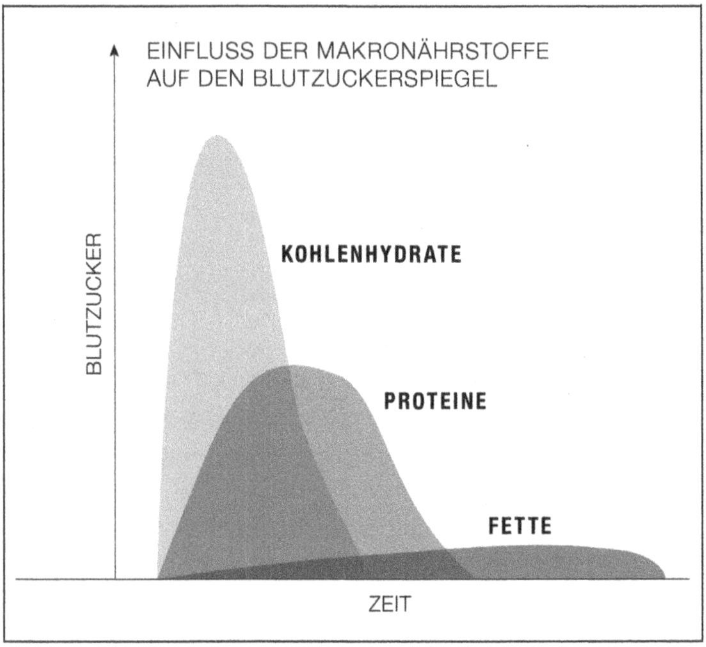

ERNÄHRUNGSPRINZIP NR. 3: DIE BEDEUTUNG ABWECHSLUNGSREICHER KOST

Der am häufigsten vernachlässigte Faktor bei der Lebensmittelauswahl ist Abwechslung. Wie oben beschrieben, nähren unterschiedliche Lebensmittel auch unterschiedliche Darmbakterien. Wenn Sie sich auf wenige Lebensmittel einschränken, kann dies das Wachstum hilfreicher Mikroben beeinträchtigen. Überlegen

Sie einmal, was Sie essen ... Sind es nicht immer wieder die gleichen Lebensmittel? Ich war selbst schockiert, als ich feststellen musste, dass ich mich ständig für die gleichen Lebensmittel entschied. Wenn Sie wollen, dass mehr gesunde Mikroben Ihren Darm besiedeln, sollten Sie für Abwechslung beim Essen sorgen.

Je größer die Abwechslung beim Essen, desto besser gedeihen die Mikroben im Darm. Unterschiedliche Lebensmittel enthalten unterschiedliche Nährstoffe, die wiederum unterschiedliche Bakterien ernähren. Mikroben sind lebendig und benötigen bestimmte Nährstoffe, um zu überleben. So wachsen Prevotella-Bakterien am besten mit Kohlenhydraten. Ballaststoffe bieten Bifidobakterien einen Wettbewerbsvorteil, und die Bacteroidetes haben eine Substratpräferenz für bestimmte Fette.[12] Es gibt viele Stuhltests, mit denen Sie feststellen können, welche Spezies bei Ihnen in zu geringer Menge vorhanden ist. Dadurch erhalten Sie einen klaren Hinweis, auf welche Lebensmittel Sie sich konzentrieren sollten, um Ihre mikrobielle Fitness zu verbessern.

Oft entscheiden wir uns gar nicht bewusst für eine eingeschränkte Auswahl an Lebensmitteln. Dafür, warum wir immer wieder das Gleiche essen, gibt es verschiedene Gründe. Manchmal sind es einfach bestimmten Vorlieben, oder es geht um Bequemlichkeit und Gewohnheiten. Wenn Abwechslung für Sie eine Herausforderung ist, versuchen Sie es einfach einmal mit dem Food Group Diversity Score (FGDS), bzw. mit den Empfehlungen der Deutschen Gesellschaft für Ernährung e.V. (DGE). Gehen Sie die Sache spielerisch an. Schauen Sie sich die Lebensmittel an, die Sie essen, und zählen Sie alles: von verschiedenen Gemüse- und Obstsorten bis hin zu Fleisch und sogar Gewürzen. Das Ziel ist es, in einem Monat bis zu 200 verschiedene Arten von Lebensmitteln in Ihre Ernährung aufzunehmen. Diese Lebensmittel sollten einer dieser drei Kategorien zugeordnet werden: Kohlenhydrate, Proteine und Fett. Sie zählen nur komplexe Kohlenhydrate, die aus der Natur stammen. Ein Keks, der nur aus einfachen Kohlenhydraten besteht, zählt nicht, Gewürze dagegen schon. Hier können Sie für Abwechslung sorgen. Schmecken Sie Ihre Mahlzeiten mit verschiedenen Gewürzen ab und Ihre

Punktzahl wird steigen. Dieses Vorgehen hilft mir, für ausreichend Abwechslung in meiner Ernährung zu sorgen, damit mein Darm gesund bleibt. Einige meiner Lieblingsgewürze, die nicht fehlen sollten, um verschiedenste pflanzliche Inhaltsstoffe aufzunehmen, sind:

- Kardamom
- Kreuzkümmel
- Selleriesamen
- Zwiebelpulver
- Knoblauchpulver
- Sternanis
- schwarzer Pfeffer
- Kurkuma
- Rosmarin
- Thymian
- Basilikum
- Safran
- Muskatnuss
- Piment
- Gewürznelken
- Zimt
- Senfsaat

ERNÄHRUNGSPRINZIP NR. 4: DIE BEDEUTUNG DES MENSTRUATIONSZYKLUS

Abwechslung in der Ernährung ist gut für das Mikrobiom, Essen nach dem Menstruationszyklus ist gut für den Hormonhaushalt. Wir Frauen haben den Vorteil, dass wir über einen hormonellen Zyklus verfügen, an dem wir unsere Ernährung ausrichten können. Genau das werde ich Ihnen anhand des in Teil II, Kapitel 3 beschriebenen Konzepts des Zyklusfastens beibringen.

Wenn das Östrogen im ersten Teil unseres Menstruationszyklus ansteigt, leistet uns die ketobiotische Ernährung gute Dienste. In der Woche vor unserer Periode benötigt Progesteron komplexere Kohlenhydrate, weshalb wir jetzt auf hormonfördernde Lebensmittel umsteigen können. Wenn Sie bereits die Wechseljahre hinter sich oder keinen regelmäßigen Zyklus haben, können Sie anhand des 30-Tage-Programms zum Fasten-Reset in Teil III dieses Buches sicherstellen, dass Sie in einem Zeitraum von 30 Tagen Ihre Ernährung und Ihr Fasten in den richtigen Zyklen aufeinander abstimmen. Unsere Hormone folgen einem bestimmten Zyklus, das sollte auch für Essen und Fasten gelten. Wir können uns also am Monatszyklus orientieren, wenn wir eine zyklische Routine für das Essen und Fasten entwickeln.

Mir ist klar, dass die Abstimmung auf den Zyklus die Lebensmittelauswahl für Sie noch komplexer macht. Denken Sie daran, dass Ihre Hormone Superkräfte besitzen, und wenn Sie Ihre Lebensmittelauswahl an Ihren Hormonschüben ausrichten, werden Sie diese noch um ein Vielfaches verstärken. In Teil III, Kapitel 1 werden im Unterkapitel „Vorbereitung auf den Fasten-Reset: die zwei Wochen vor Beginn“ zwei Möglichkeiten beschrieben, wie Sie mühelos die besten Lebensmittel und Fastenzeiten herausfinden können, um beides zur Unterstützung Ihres Hormonhaushalts an Ihren Monatszyklus anzupassen. Sobald Sie Ihr persönliches hormonelles Muster verstanden haben, werden Sie feststellen, dass es Spaß macht, Ihre Ernährung so zu gestalten, dass sie diesem entspricht. Das ist dann ganz einfach und gibt Ihnen das Gefühl, dass alles möglich ist.

DIE ERNÄHRUNGSPRINZIPIEN IN KOMBINATION ANWENDEN

Sie haben jetzt die vier Ernährungsprinzipien kennengelernt, und nun wollen wir sie so zusammenführen, dass Sie damit im Alltag arbeiten können. Es gibt zwei wichtige Ernährungsformen, die für den Hormonhaushalt am besten funktionieren. Die erste hilft, den Blutzucker zu regulieren, sodass Östrogen seine positive Wirkung entfalten kann, während die andere den Glukosespiegel gezielt erhöht, um den Bedarf des Progesterons zu decken. Diese beiden Ernährungsformen umfassen alle vier Ernährungsprinzipien und geben Ihnen eine Struktur, der Sie während Ihres gesamten Menstruationszyklus folgen können. Auch wenn Sie die Wechseljahre bereits hinter sich oder keinen Menstruationszyklus haben, sind die beiden Ernährungsformen von Nutzen. In Teil III, Kapitel 1 beschreibe ich das 30-Tage-Programm zum

Fasten-Reset, das es Ihnen ermöglicht, das Beste herauszuholen, auch wenn es keinen Monatszyklus mehr gibt, an dem Sie sich orientieren könnten.

KETOBIOTISCHE ERNÄHRUNG

Frauen müssen nicht nur anders fasten als Männer, sondern sollten auch bei der ketogenen Ernährung einige Besonderheiten beachten. Ein Mann kann alle Kohlenhydrate weglassen, und es geht ihm bestens mit der ketogenen Diät. Frauen benötigen mehr Kohlenhydrate und Proteine, um ihre Sexualhormone herzustellen. Als die ketogene Diät erstmals populär wurde, hatte ich einige Bedenken. Wenn Sie Kohlenhydrate auf ein Minimum beschränken, was passiert dann mit Obst und Gemüse? Die Natur schenkt uns einige der besten pflanzlichen Lebensmittel für eine optimale Gesundheit. Andererseits kann ein kohlenhydratarmes Leben Wunder für den Blutzucker, die Fettverbrennung und eine gesunde Östrogenproduktion bewirken. Um die Vorteile dieser großartigen Ernährungskonzepte zu kombinieren, habe ich eine eigene Version der ketogenen Diät entwickelt: Ich nenne sie „ketobiotische Ernährung“. Die Makronährstoffe dieser Keto-Version unterscheiden sich geringfügig von einer traditionellen ketogenen Diät. Ich richte bei der ketobiotischen Diät meine besondere Aufmerksamkeit auf die Verbesserung der mikrobiellen Fitness und darauf, dass Sie die Nahrung zu sich nehmen, die für die Ernährung der Mikroben benötigt wird, die Ihnen helfen, Östrogen abzubauen.

Welche Regeln eingehalten werden sollten

Ketobiotische Ernährung ist ganz einfach erklärt: Sie essen Protein, viele verschiedene Obst- und Gemüsesorten sowie viel gutes Fett. Die Regeln für die ketobiotische Ernährung sind:

- Essen Sie nicht mehr als 50 Gramm Netto-Kohlenhydrate pro Tag.

- Konzentrieren Sie sich auf natürliche Kohlenhydrate aus Obst und Gemüse.
- Essen Sie nicht mehr als 75 Gramm reines Protein pro Tag.
- Mehr als 60 Prozent Ihrer Ernährung sollten aus gutem Fett bestehen.

Die Vorteile der ketobiotischen Ernährung sind vielfältig. Wenn Sie abnehmen möchten, bleibt durch die ketobiotische Ernährung der Blutzuckerspiegel niedrig, sodass Sie viel schneller in Ihr fettverbrennendes Energiesystem umschalten können. Dies unterstützt auch eine optimale Östrogenproduktion. Die ketobiotische Ernährung berücksichtigt zudem, dass Frauen mehr Gemüse benötigen. Sowohl Ihre Leber als auch Ihr Darm gedeihen mit Gemüse. Diese beiden Organe sind für die Entgiftung schädlicher Östrogene unerlässlich, daher sollten Sie sicherstellen, dass Sie sie ernährungsphysiologisch unterstützen.

Ein weiterer Grund, warum diese Form der Ernährung bei Frauen so gut funktioniert, ist der Anstieg der Anzahl der Ketonkörper, den er auslöst. Ketonkörper heilen, und das gilt insbesondere für das wichtigste hormonelle Kontrollzentrum des Gehirns: den Hypothalamus und die Hypophyse. Die ketobiotische Ernährung bietet eine optimale Kombination von Nahrungsmitteln, um den Blutzuckerspiegel niedrig zu halten, die Leber und den Darm zu unterstützen und über Ketonkörper das Gehirn mit Energie zu versorgen.

Hormonfördernde Ernährung

Eine der Herausforderungen, vor denen viele Frauen standen, als die ketogene Diät populär wurde, lag darin, dass sie keine Lebensmittel mehr aßen, die die Progesteronproduktion unterstützten. Die hormonfördernde Ernährung berücksichtigt diese wichtigen Nährstoffe und führt zu einem Anstieg des Progesteronspiegels, womit sich Ihre Stimmung hebt, Sie geistig klarer sind und nachts besser schlafen können.

Hormonfördernde Lebensmittel enthalten mehr Kohlenhydrate. Die Absicht dahinter ist, dass Sie die erforderlichen Nährstoffe für die Produktion von Progesteron aufnehmen. An den Tagen, an denen die Hormonbildung unterstützt wird, steigt der Blutzuckerspiegel an, wodurch höchstwahrscheinlich die Ketose endet. Dies ist beabsichtigt und wichtig für die Progesteronproduktion. An diesen Tagen dürfen Sie auch mehr Obst essen, darunter Beeren, Äpfel, Zitrusfrüchte und tropische Früchte. Dadurch erhalten die Darmmikroben eine Energiezufuhr, die sie an den ketobiotischen Tagen nicht bekommen.

Folgende Regeln gelten für die Tage mit hormonfördernder Ernährung:

- Essen Sie nicht mehr als 150 Gramm Netto-Kohlenhydrate pro Tag.
- Konzentrieren Sie sich auf natürliche Kohlenhydrate, wie Wurzelgemüse und Obst.
- Essen Sie nicht mehr als 50 Gramm Protein pro Tag.
- Verzehren Sie gesunde Fette nach Belieben.

Ich entdeckte die Tage des Hormonaufbaus in meinen späten Vierzigern, als mein Progesteronspiegel schneller als altersgerecht sank. Die ketogene Diät und lange Fastentage wirkten sich so gut auf mein Gewicht und meine geistige Klarheit aus, dass ich den ganzen Monat über zu wenig Kohlenhydrate aß. Dies trug zu unregelmäßigen Zyklen, dünner werdendem Haar und Angstzuständen bei. Ich musste eine neue Ernährungslösung finden, um meine Progesteronproduktion zu maximieren. So sehr ich es auch liebe, Fasten für die Heilung zu nutzen: Wenn es um den Aufbau von Progesteron geht, ist Essen das Mittel der Wahl. Die Lebensmittel, die Progesteron aufbauen, sind unglaublich lecker: Kürbisse, Bohnen, Quinoa, Kartoffeln, das Fleisch von Weiderindern sowie tropische Früchte und Zitrusfrüchte gehören dazu. Eine vollständigere Liste meiner hormonfördernden Lieblingsspeisen enthält Anhang B. Dass ich hormonfördernde Ernährung zum richtigen Zeitpunkt des Menstruationszyklus einbaute, bewirkte Wunder für meine Progesteronproduktion und ließ meine unerwünschten Symptome schnell verschwinden.

Die größte emotionale Hürde, vor der viele Frauen im Hinblick auf die Tage mit hormonfördernder Ernährung stehen, ist ihre Sorge vor einer Gewichtszunahme. Ich möchte, dass Sie das großartige Konzept genau verstehen: Wenn Sie Ihren hormonellen Bedürfnissen entsprechend essen und fasten, werden Sie auf jeden Fall abnehmen, auch in den Zeiten, in denen Sie mehr Kohlenhydrate zu sich nehmen. Das mag verrückt klingen, ist aber ein großer Vorteil dieser Art des Fastens. Übergewicht bleibt dann erhalten, wenn wir nicht in Einklang mit unseren Hormonen leben.

Sowohl die ketobiotische als auch die hormonfördernde Ernährung sind Ernährungsformen, die gut für Ihre Gesundheit sind. Übergewicht kann ein Zeichen für einen schlechten Gesundheitszustand sein. Vertrauen Sie darauf, dass Sie auf natürliche Weise abnehmen, sobald Sie lernen, im Rhythmus Ihres hormonellen Zyklus zu fasten und zu essen. Der einfachste Weg, sich diesen beiden Ernährungsformen anzunähern, ist folgendermaßen: An den Tagen kurz vor dem Eisprung und eine Woche vor Ihrer Periode, an denen die Hormonspiegel ihren Höhepunkt erreichen, essen Sie hormonfördernde Lebensmittel. Wenn Ihre Hormone während der ersten 10 Tage Ihres Zyklus und in den 5 Tagen nach dem Eisprung auf dem niedrigsten Stand sind, erfolgt der Wechsel zur ketobiotischen Ernährung, damit der Insulinspiegel niedrig bleibt.

Durch den Wechsel zwischen diesen beiden Ernährungsformen ahmen wir den Zyklus unserer Urmütter mit seinem Wechsel von Sattessen und Hungern nach – und dies alles perfekt auf unsere hormonellen Bedürfnisse abgestimmt. Sind Sie bereit, all diese Informationen in einem brauchbaren Plan zusammenzufassen, der zu Ihnen passt?

Im nächsten Kapitel lernen Sie das Zyklusfasten kennen, ein Konzept, das alle anderen Konzepte, die Sie bisher kennengelernt haben, in sich vereint. Das Zyklusfasten gibt Ihnen eine Strategie an die Hand, mit der Sie Fasten und Essen auf Ihren Menstruationszyklus abstimmen können.

KAPITEL 3

Das Zyklusfasten

Der Körper einer Frau ist komplex, daher ist Fasten für Frauen etwas ganz anderes, als lediglich 13 Stunden lang auf Nahrung zu verzichten. Im Gegensatz zu Männern müssen wir die verschiedensten Hormone bedenken und daher unbedingt unser Fasten mit unseren Menstruationszyklus abstimmen. Aber die Ergebnisse sind verblüffend: Mit dem richtigen Timing werden die Hormone perfekt ausbalanciert, die Energie nimmt zu, unglaublich viel Fett wird verbrannt und Krankheiten abgewehrt. Mit dem Zyklusfasten ist es wie mit dem Routenplaner: Verschiedene Wege führen zum selben Ziel. Sie haben die Wahl, welchen Sie beschreiten möchten.

Das Zyklusfasten ermöglicht Ihnen durch die sechs Fastenmethoden, die ich in Teil I, im Kapitel 2, im Unterkapitel „Sechs Methoden des Fastens von unterschiedlicher Dauer" beschrieben habe, dieselbe Flexibilität. In Teil III, „Der Fasten-Reset" können Sie nachlesen, wie Sie das Zyklusfasten im Rahmen eines 30-Tage-Programms in die Tat umsetzen.

SO FUNKTIONIERT DAS ZYKLUSFASTEN

Zunächst einmal unterteilt das Konzept des Zyklusfastens Ihren Menstruationszyklus in drei Phasen: die Kraftphase, die Manifestationsphase und die Nährphase. Sie sind nach der hormonell bedingten Grundverfassung in der jeweiligen Phase benannt. Diese Benennungen sollen Ihnen verdeutlichen, worauf in den betreffenden Phasen der Schwerpunkt liegt. Beispielsweise könnten Sie während der Kraftphase ein längeres Fasten einplanen, das Heilprozesse beschleunigt, und während der Nährphase Ihre Fastenbemühungen etwas zurücknehmen und vermehrt gesunde Lebensmittel essen.

Der Fastenzyklus umfasst zwar einen Zeitraum von 30 Tagen, jedoch dauert der Menstruationszyklus bei jeder Frau unterschiedlich lang. Wenn Ihr Zyklus 28 Tage dauert, wenden Sie dieses Fastensystem bis zum 28. Tag an. Bei Einsetzen der Periode beginnen Sie wieder mit Tag 1. Wenn Ihr Zyklus 32 Tage dauert, befolgen Sie die Richtlinien der letzten Phase – Ihrer Nährphase –, bis Ihre Periode einsetzt, und fangen dann den Zyklus von vorne an.

Es kann hier keine Vorgehensweise geben, die für alle Frauen gilt. Ich gebe Ihnen für jeden Zyklus Fasten- und Ernährungsvorschläge, und Sie experimentieren mit jeder Option und schauen, was für Sie am besten funktioniert. Damit Sie diese Fastenphilosophie gut nachvollziehen können, ist es hilfreich, das 30-Tage-Programm zum Fasten-Reset als anfängliche Leitlinie zu verwenden. Wenn Sie bisher noch nie gefastet haben, Ihr Menstruationszyklus unregelmäßig ist oder Sie die Wechseljahre bereits hinter sich haben, gibt Ihnen das im nächsten Kapitel beschriebene 30-Tage-Programm zum Fasten-Reset mehr Struktur, um diese Methode des Fastens in die Tat umzusetzen. Sobald Sie verstanden haben, wie sich Zyklusfasten anfühlt, können Sie mit längeren Fastenzeiten experimentieren und sich gegebenenfalls dabei an Ihrem Zyklus orientieren.

Wenn Sie die Fastendauer etwas länger ausdehnen möchten, als Sie es vielleicht gewohnt sind, kann dies eine hormetische Reaktion in den Zellen hervorrufen. Sie wissen bereits, dass Sie Heilungsprozesse beschleunigen können, indem Sie Ihren Körper immer wieder liebevoll ermutigen, sich an neue Stressoren anzupassen. Scheuen Sie sich nicht, einige der längeren Fastenzeiten auszuprobieren. Achten Sie aber darauf, dass dies in der richtigen Phase Ihres Zyklus geschieht.

Es gibt unglaubliche Heilungsprozesse, wenn man erst seinen richtigen Fastenrhythmus gefunden hat. Beispielsweise ließ ich eine meiner Patientinnen das Zyklusfasten ausprobieren, um ihr zu helfen, ihre Unfruchtbarkeit zu überwinden. Mit 35 Jahren wollte Amy unbedingt schwanger werden. Ihr Gynäkologe sagte ihr, dass es für sie fast unmöglich sein würde, ein Kind zu bekommen, bis sie abgenommen hätte. Sie war seit vielen Jahren fettleibig und probierte jede nur mögliche Diät aus, aber bislang mit wenig Erfolg. Sie glaubte nicht mehr, dass überhaupt irgendeine Diät bei ihr funktionieren würde. Jahrelang hatten sie und ihr Mann versucht, Eltern zu werden, und sie waren kurz davor, eine teure In-vitro-Fertilisation (IVF), also eine Form der künstlichen Befruchtung in Anspruch zu nehmen. Amy war von der Aussage ihres Arztes, dass sie nur dann schwanger werden könne, wenn sie abgenommen hätte, entmutigt, suchte aber nach einem Ausweg. Dabei stieß sie auf das Fasten. Könnte Fasten das Hilfsmittel sein, das sie zur Gewichtsabnahme und Fruchtbarkeit benötigte? Da sie nicht wusste, wie wichtig es ist, das Fasten auf den eigenen Zyklus abzustimmen, befolgte sie die üblichen Fastenstrategien und hatte auch rasch Erfolg: Zum ersten Mal in ihrem Leben nahm sie ab. Hiermit konnte sie also zufrieden sein. Aber: Sie hatte keinen Menstruationszyklus mehr! Das war nun tatsächlich ein ernstes Problem für eine Frau, die schwanger werden wollte.

Entmutigter denn je folgte sie dem Rat einer Freundin, die sie auf meinen YouTube-Kanal aufmerksam gemacht hatte. Amy verschlang alle meine Videos zum Thema Fasten für Frauen in der Hoffnung, dass das Abstimmen ihres Fastens auf ihre Hormone zu der gewünschten Gewichtsabnahme führen würde und sie dennoch schwanger werden könnte. Mit dem Wunsch, das schnellstmögliche Ergebnis zu erzielen, trat Amy meiner Reset Academy bei und stellte bei unseren wöchentlichen Telefongesprächen Fragen. Ich brachte ihr bei, wie sie ihre Fastenlängen anpassen und mithilfe des Zyklusfastens ihre Hormone regulieren konnte, sodass ihre Periode wieder einsetzen würde. Kaum hatte sie einen Fastenrhythmus gefunden, der zu ihrem Menstruationszyklus passte, setzte ihre Periode wieder ein, und ihr

Gewicht war so gut wie seit Jahren nicht mehr. Vier Monate nach dieser neuen Fastenkur war Amy schwanger. Ich mache keine Witze, wenn ich sage, dass Fasten der beste Freund oder der schlimmste Feind Ihrer Hormone sein kann. Der ganze Erfolg hängt davon ab, wie Sie das Fastenkonzept während des Monatszyklus variieren.

SO WIRD DAS KONZEPT DES ZYKLUSFASTENS KONKRET UMGESETZT

Drei Phasen, fünf Hormone, sechs verschiedene Fastendauern, zwei grundlegende Ernährungsformen: Sind Sie bereit zu lernen, wie Sie Ihr neues Wissen gezielt für Ihre Gesundheit einsetzen können? Lassen Sie uns in jede Phase eintauchen, damit Sie sie besser kennenlernen können.

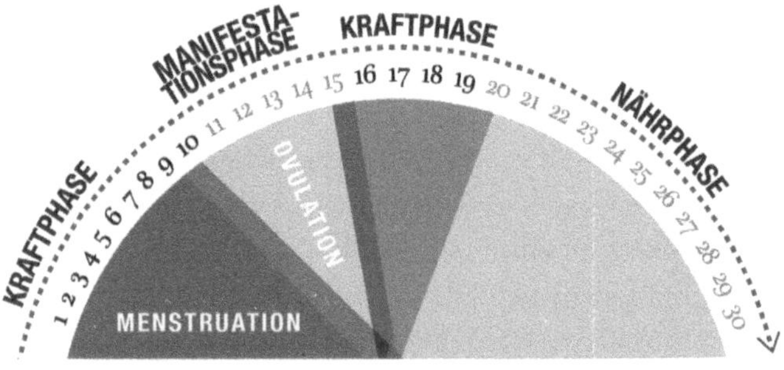

FASTENZYKLUS UND MENSTRUATIONSZYKLUS

TAG 1–10	TAG 11–15	TAG 16–19	TAG 20–BLUTUNG
KRAFTPHASE (MENSTRUATION)	MANIFESTATIONS-PHASE (OVULATION)	KRAFTPHASE	NÄHRPHASE
FASTENDAUER: 13–72 STUNDEN	FASTENDAUER: 13–15 STUNDEN	FASTENDAUER: 13–72 STUNDEN	KEIN FASTEN
ERNÄHRUNG: KETOBIOTISCH	ERNÄHRUNG: HORMONFÖRDERND	ERNÄHRUNG: KETOBIOTISCH	ERNÄHRUNG: HORMONFÖRDERND

FASTENZYKLUS

Die Kraftphasen (Tag 1 bis 10 und 16 bis 19)

Empfohlene Fastendauer: 13 bis 72 Stunden
Empfohlene Ernährungsweise: ketobiotisch
Hormone im Fokus: Insulin, Östrogen
Heilende Wirkung durch Autophagie und Ketose

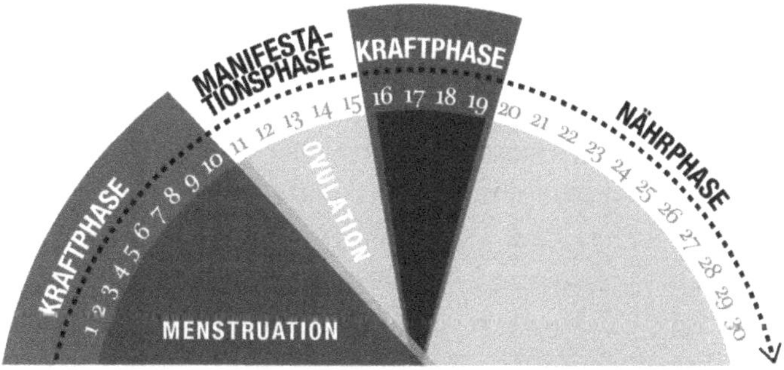

FASTENZYKLUS UND MENSTRUATIONSZYKLUS

TAG 1–10	TAG 11–15	TAG 16–19	TAG 20–BLUTUNG
KRAFTPHASE (MENSTRUATION)	MANIFESTATIONS-PHASE (OVULATION)	KRAFTPHASE	NÄHRPHASE
FASTENDAUER: 13–72 STUNDEN	FASTENDAUER: 13–15 STUNDEN	FASTENDAUER: 13–72 STUNDEN	KEIN FASTEN
ERNÄHRUNG: KETOBIOTISCH	ERNÄHRUNG: HORMONFÖRDERND	ERNÄHRUNG: KETOBIOTISCH	ERNÄHRUNG: HORMONFÖRDERND

KRAFTPHASE

Es gibt Zeiten in Ihrem Zyklus, in denen aggressives Fasten, also Fasten mit einer Dauer von mehr als 17 Stunden, willkommen ist, und Zeiten, in denen dies nicht der Fall ist. Es sind die Kraftphasen, in denen Sie die Heilung durch Fasten maximieren können, vor allem, weil dies die Zeit ist, in der die Spiegel der Sexualhormone am niedrigsten sind. Während eines Menstruationszyklus gibt es zwei solcher Tiefpunkte: der erste, nachdem die Blutung eingesetzt hat, und der zweite nach dem Eisprung. An diesen Tagen fühlen Sie sich häufig emotional stabiler, haben mehr Energie und weniger Hunger. Das ist eine großartige Zeit für längere Fastendauern. In der ersten Kraftphase (Tag 1 bis 10) konzentriert sich

Ihr Körper auf die Produktion von Östrogen. Sie benötigen Östrogen, um Ihren Eierstöcken zu signalisieren, dass sie eine Eizelle freisetzen sollen. Ohne Östrogen kann der Eisprung nicht stattfinden. Am Anfang dieser Phase beginnt der Körper langsam mit der Östrogenproduktion. Je näher Sie dem 10. Tag Ihres Zyklus kommen, desto mehr Östrogen wird produziert. Wenn Sie sich kohlenhydratreich mit sechs Mahlzeiten am Tag ernähren, könnte Ihr Insulinspiegel für den Geschmack von Östrogen zu hoch sein. Ein Insulinüberschuss verringert nicht nur die Östrogenproduktion, sondern kann langfristig auch zu einer Überproduktion von Testosteron führen. Dies ist das klassische Szenario für ein polyzystisches Ovarialsyndrom (PCOS). Bei Frauen in den Wechseljahren ist es umgekehrt. Mit dem natürlichen Rückgang von Östrogen tritt verstärkt eine Insulinresistenz auf. Das ist wie eine Wippe: Wenn das Insulin steigt, sinkt das Östrogen und umgekehrt.

In der zweiten Kraftphase (Tag 16 bis 19) kommt es zu einem weiteren starken Einbruch der Hormonproduktion. An diesem Punkt des Menstruationszyklus enden die Hormonschübe, die in der Manifestationsphase auftreten. Möglicherweise verspüren Sie einen Rückgang von Libido, geistiger Klarheit, Motivation und Energie. Da Ihre Hormonspiegel jetzt niedriger sind, ist dieses kurze viertägige Zeitfenster eine weitere großartige Gelegenheit für eine der länger als 17 Stunden dauernden Fastendauern. Das Ziel dabei ist, die Autophagie zu stimulieren, den Darm zu reparieren, mehr Fett zu verbrennen, die Dopaminsignalwege zu verbessern oder das Immunsystem neu auszubalancieren.

Die beiden Heilungsprozesse, die Sie hier auslösen möchten, sind Autophagie und Ketose. Kürzere Fastenzeiten (weniger als 17 Stunden) verbessern die Fähigkeiten Ihres Körpers, Fett zu verbrennen, längeres Fasten führt dagegen zu einer dauerhaften Reparatur Ihrer Zellen. Bestimmte Körperteile reagieren stärker auf Autophagie als andere, insbesondere die Nervenzellen, aus denen die hormonellen Kontrollzentren des Gehirns bestehen, und die äußeren Thekazellen der Eierstöcke. Für die Hormone ist das super. Eine gesunde und ausgewogene Hormonproduktion setzt voraus, dass Ihr Gehirn und Ihre Eierstöcke gesund sind. Ein jahrelang zu hoher Insulinspiegel und wiederholter Kontakt mit Giftstoffen können dazu führen, dass diese Organe träge werden und die Hormonproduktion durcheinandergerät. Ähnlich wie sich ein Rohr zusetzt, verstopfen Giftstoffe und ein hoher Insulinspiegel die Zellen im Gehirn und in den Eierstöcken, was zu Problemen bei der Hormonproduktion führt. Wird nun zeitweise die Autophagie angeregt, ist dieses System schnell repariert. Aber achten Sie unbedingt darauf, dass Sie dies während Ihrer Kraftphasen tun!

Ein Zustand der Ketose führt zu einem Energieschub für die Zellen, Aurophagie reinigt sie. Ketonkörper sind die perfekte Form von Energie für die Mitochondrien. So wie ein Mobiltelefon aufgeladen werden muss, benötigen auch die Mitochondrien eine regelmäßige Aufladung durch Ketonkörper, damit sie leistungsfähig bleiben. Autophagie und Ketose während Ihrer Kraftphasen wirken heilend auf Ihre Organe, die wiederum Ihre Hormone steuern. Daher sind Kraftphasen ein ausgezeichneter Zeitpunkt für eine längere Fastendauer, durch die Sie die Organe auf die nächste Phase der Hormonproduktion vorbereiten.

Was nun die besten Lebensmittel für Ihre Kraftphasen angeht, empfehle ich dringend, Glukose und Insulin niedrig zu halten. Deshalb ist die ketobiotische Ernährungsweise zu diesem Zeitpunkt ideal. Weniger Kohlenhydrate, aber gleichzeitig mehr gute Fette zu essen und die Proteinaufnahme zu mäßigen, ist die perfekte Ernährungsweise, die Sie mit Ihrem Fasten kombinieren können.

In meinen Kraftphasen faste ich oft 17 Stunden, breche mein Fasten mit guten Fetten, indem ich beispielsweise eine Avocado mit Sauerkraut, beträufelt mit Leinöl esse und zum Abendessen ein Steak vom Weiderind mit einer großen Schüssel Salat. Obst und Stärke, wie sie zum Beispiel in Süßkartoffeln enthalten ist, hebe ich mir für meine hormonfördernden Tage auf. In Teil IV, Kapitel 1 finden Sie einige wunderbare ketobiotische Rezepte und in Anhang B eine Liste der beliebtesten ketobiotischen Lebensmittel.

Die Manifestationsphase (Tag 11 bis 15)

Empfohlene Fastendauer: <15 Stunden
Empfohlene Ernährungsweise: hormonfördernd
Hormone im Fokus: Östrogen, Testosteron
Heilende Wirkung durch die Unterstützung eines gesunden Darms und einer gesunden Leber

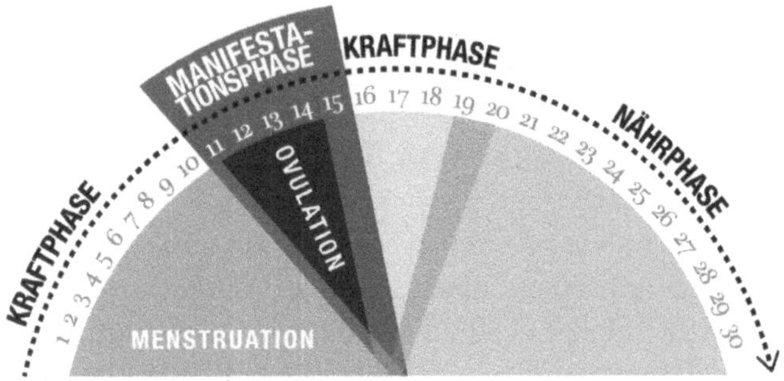

FASTENZYKLUS UND MENSTRUATIONSZYKLUS

TAG 1–10	TAG 11–15	TAG 16–19	TAG 20–BLUTUNG
KRAFTPHASE (MENSTRUATION)	MANIFESTATIONS-PHASE (OVULATION)	KRAFTPHASE	NÄHRPHASE
FASTENDAUER: 13–72 STUNDEN	FASTENDAUER: 13–15 STUNDEN	FASTENDAUER: 13–72 STUNDEN	KEIN FASTEN
ERNÄHRUNG: KETOBIOTISCH	ERNÄHRUNG: HORMONFÖRDERND	ERNÄHRUNG: KETOBIOTISCH	ERNÄHRUNG: HORMONFÖRDERND

MANIFESTATIONSPHASE

Wenn ich sagen sollte, welcher Teil des monatlichen Zyklus mir am liebsten ist, würde ich die Manifestationsphase nennen, in der Östrogen und Testosteron ihren Höhepunkt erreichen und ein leichter Progesteronschub auftritt. All diese Hormone wirken perfekt zusammen und bewirken ein Hochgefühl. Während dieses kurzen fünftägigen Zeitraums sind Sie nicht nur empfängnisbereit, sondern der Östrogenanstieg regt auch Ihre Kreativität an, verschönert Haar und Haut und macht Sie zu einer großartigen Gesprächspartnerin. Zu dem riesigen Östrogenschub gesellen sich große Mengen an Testosteron. Das kurbelt nicht nur die Libido an, sondern führt auch zu einem Motivationsschub. Wenn Sie einen Marathon laufen möchten, dann ist diese Phase die beste. Sie werden überrascht sein, wie stark und kraftvoll Sie sich fühlen. Gibt es ein schwieriges Gespräch, das Sie mit jemandem führen müssen? Planen Sie es für diese Zeit ein, in der Ihre Hormone auch Ihre Kommunikationsfähigkeiten verbessern. Der leichte Anstieg von Progesteron schenkt Ihnen innere Ruhe und Frieden. Von den Hormonen her werden Sie sich während dieser Phase unglaublich gut fühlen!

In der Manifestationsphase wollen wir unseren Heilungsfokus von der Produktion von Hormonen auf deren Verstoffwechslung verschieben. Die Verstoffwechslung eines Hormons bedeutet zweierlei: die Zerlegung dieses Hormons in eine verwertbare Form, damit es von den Zellen leichter genutzt werden kann, und die Vorbereitung dieses Hormons für die Ausscheidung. Leber und Darm sind die beiden entscheidenden Organe für die Verstoffwechslung von Hormonen. Wenn diese beiden Organe optimal arbeiten, erreichen hormonabhängige Kräfte in dieser Zeit ihren Höhepunkt.

Ein Hormon, das unbedingt ausgeschieden werden muss, ist Östrogen. Wenn es nicht abgebaut und aus Ihrem Körper ausgeschieden wird, verbleibt es im Gewebe. Nicht verstoffwechseltes Östrogen führt zu vielen hormonell bedingten Krebsarten einschließlich Brustkrebs und trägt zu verschiedensten prämenstruellen Symptomen bei, wie Brustspannen, Nachtschweiß, Stimmungsschwankungen und sogar Gewichtszunahme. Deshalb wollen Sie sicherlich die Manifestationsphase nutzen, um den Abbau und die Ausscheidung von Östrogen zu unterstützen.

Jetzt ist es an der Zeit, den Fokus von der Fastendauer auf die Wahl der Lebensmittel zu verschieben. Gut ist jetzt, was die Leber und den Darm nährt. Hormonfördernde Lebensmittel verbessern die Gallenproduktion, sodass Fette leichter abgebaut werden können. Sie sorgen für eine gute Verdauung, indem sie die richtige Produktion von Magensäure und Bauchspeicheldrüsenenzymen stimulieren, und sie unterstützen Ihren Körper bei der Aufnahme wichtiger Vitamine und Mineralstoffe, wie B12 und Eisen.

Die Liste der hormonfördernden Lebensmittel ist lang, aber die wichtigsten Lebensmittel für einen gesunden Hormonstoffwechsel sind:

- Kreuzblütler, wie Brokkoli, Rosenkohl und Blumenkohl,
- grünes Blattgemüse, wie Rucola, Frisée, Grünkohl und Brunnenkresse,
- bittere Salate, wie Radicchio, Brennnesseln, Endivien und Löwenzahnblätter,
- Sesamsamen und Leinsamen,
- fermentierte Lebensmittel, wie Sauerkraut, Kimchi und Joghurt,
- Lachs,
- Blaubeeren, Himbeeren und Boysenbeeren,
- grüne Apfelsorten, wie Granny Smith,
- Grüntee und Löwenzahntee sowie
- Gewürze, wie Kurkuma, Kreuzkümmel, Safran und Dill.

Während dieser Phase müssen Sie darauf achten, nicht länger als 15 Stunden zu fasten. Sie erinnern sich noch an die Gründe, warum Frauen anders fasten müssen als Männer? Einer der Gründe ist, dass Hormonschübe Giftstoffe freisetzen können, die in Ihrem Gewebe gespeichert sind. Wenn Sie in dieser Phase länger als 17 Stunden am Stück fasten und damit eine Autophagie auslösen, können Sie eine Entgiftungsreaktion mit Übelkeit, Erbrechen, Benommenheit, Angstzuständen oder Muskelschmerzen hervorrufen. Das kann die Manifestationsphase sehr unangenehm machen. Eigentlich sollten Sie sich während dieses Zeitraums bestens fühlen, wenn Sie aber die Fastendauer nicht verkürzen und zudem hormonfördernde Lebensmittel essen, kann genau das Gegenteil passieren.

Jetzt zum Testosteron: In der Manifestationsphase sollten Sie Ihren größten Testosteronschub bekommen. Testosteron ist ein wunderbares Hormon für Frauen. Es schenkt uns Motivation und Antrieb und befeuert unsere Libido. Wenn Sie davon während dieser Phase nichts spüren, könnte Ihr Testosteronspiegel niedrig sein. Ein Wechsel von Essen und Fasten ist nicht die beste Wahl, wenn Sie die Testosteronproduktion verbessern möchten. Der wirkungsvollste Schritt zur Anhebung Ihres Testosteronspiegels ist, Giftstoffe und größere Stressoren aus Ihrem Leben zu verbannen. Beispielsweise sind Phthalate, die vor allem als Weichmacher in Kunststoffen eingesetzt werden, für Ihre Testosteronproduktion sehr schädlich. Sie wirken wie eine synthetische Version von Testosteron und können in Zellen eindringen. Leider sind Phthalate auch in stark parfümierten Körperpflegeprodukten enthalten, beispielsweise in Parfüms, Shampoos und Lotionen. Die Vermeidung von Phthalaten ist ganz allgemein ein kluger Schachzug für die hormonelle Gesundheit, wirkt sich aber am stärksten auf Ihren Testosteronspiegel aus. Wenn es Anzeichen für einen niedrigen Testosteronspiegel gibt, empfehle ich dringend, Kosmetika aus Plastikbehältern zu vermeiden und natürliche Schönheitsprodukte und Düfte zu wählen.

Auch Stress kann in dieser Phase eine Rolle spielen. Stress unterdrückt die Produktion von Progesteron und Testosteron, die beide große Mengen des Steroids DHEA benötigen. Aber auch Cortisol benötigt DHEA, damit es produziert werden kann. Wenn Sie sich in einem Stresszustand befinden, räumt Ihr Körper der Cortisolproduktion Vorrang vor der Produktion von Progesteron und Testosteron ein. Dadurch können diese beiden Sexualhormone auf einen niedrigen Spiegel absinken. Dies kann sich in Ihrer Manifestationsphase als Verlust der Libido und des Antriebs äußern und Angstzustände hervorrufen. Das ist niemals eine gute Kombination ... Sie können Ihren DHEA-Spiegel ganz einfach mit einem Hormontest überprüfen lassen, damit Sie sicher wissen, ob Ihr Stresslevel sich auf die Produktion der notwendigen Hormone auswirkt.

Die Nährphase (Tag 20 bis zum Einsetzen der Blutung)

Empfohlene Fastendauer: kein Fasten
Empfohlene Ernährungsweise: hormonfördernd
Hormone im Fokus: Cortisol, Progesteron
Heilende Wirkung durch Cortisolreduktion

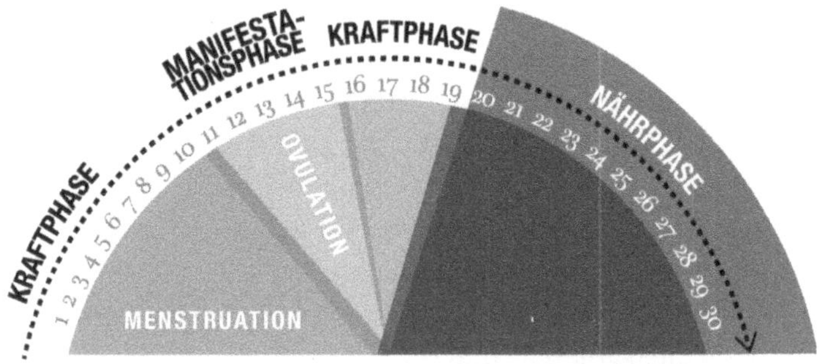

FASTENZYKLUS UND MENSTRUATIONSZYKLUS

TAG 1–10	TAG 11–15	TAG 16–19	TAG 20–BLUTUNG
KRAFTPHASE (MENSTRUATION)	MANIFESTATIONS-PHASE (OVULATION)	KRAFTPHASE	NÄHRPHASE
FASTENDAUER: 13–72 STUNDEN	FASTENDAUER: 13–15 STUNDEN	FASTENDAUER: 13–72 STUNDEN	KEIN FASTEN
ERNÄHRUNG: KETOBIOTISCH	ERNÄHRUNG: HORMONFÖRDERND	ERNÄHRUNG: KETOBIOTISCH	ERNÄHRUNG: HORMONFÖRDERND

NÄHRPHASE

Dies ist die Phase Ihres Zyklus, in der Sie sich ganz auf sich selbst konzentrieren können - im Ernst! Als Frauen richten wir uns so oft nach anderen und stellen unsere eigenen Bedürfnisse hinten an. Ob Sie es glauben oder nicht, das hat hormonelle Konsequenzen für uns. Indem wir herumhetzen, ständig die Bedürfnisse anderer wichtiger nehmen als unsere eigenen und unseren Körper durch fehlenden Schlaf stressen, zerstören wir eines unserer wichtigsten Hormone: das Progesteron. Progesteron beruhigt und schafft Zuversicht. Wenn wir dieses Hormon in dieser Woche nicht fördern, können wir in eine Gefühlslage geraten, die uns suggeriert, dass die Welt um uns herum außer Kontrolle gerät. Nehmen Sie sich in dieser Woche Zeit, Ihren Körper gut zu nähren – daher auch die Bezeichnung „Nährphase“ – und beobachten Sie, wie Progesteron seine positive Wirkung entfaltet.

Es gibt drei Möglichkeiten, wie Sie sich in dieser Phase nähren können. Die erste besteht darin, das Fasten auszusetzen. Der Grund dafür ist, dass Fasten, ähnlich wie körperliche Betätigung, kleine Cortisolspitzen verursachen kann. Jeder Anstieg des Cortisolspiegels bedroht die Produktion von Progesteron. Cortisol ist auch bei übermäßiger körperlicher Betätigung erhöht. Wenn Sie Ihren Körper in der Woche vor Ihrer Periode an extreme körperliche Grenzen bringen, können die Progesteronspeicher leerlaufen. Deshalb sind jetzt keine intensiven Workouts, sondern erholungsfördernde Aktivitäten angesagt, wie Yoga, Wandern oder ausgedehnte Spaziergänge.

Während der Nährphase greifen Sie am besten wieder auf hormonfördernde Lebensmittel zurück. Essen Sie ruhig weiterhin die Lebensmittel, die Sie während Ihrer Manifestationsphase für die Gesundheit von Leber und Darm gegessen haben, aber ergänzen Sie Ihren Speiseplan mit stärkehaltigen Lebensmitteln, wie Kartoffeln, Bohnen und Kürbissen – das ist gut für die Seele! Keine Sorge, wir Frauen haben während unserer Nährphase eine höhere Insulinresistenz, und das aus einem guten hormonellen Grund. Ihr Körper benötigt mehr Glukose, um Progesteron herzustellen.

Wenn Sie während dieser Zeit versuchen würden, in die Ketose zu gelangen, wäre das nicht nur sehr schwierig, sondern auch schädlich für den Progesteronspiegel. Ich habe diese Problematik nur allzu oft bei Frauen, die fasten oder einer ketogenen Diät folgen, beobachtet. Sie fühlen sich damit so wohl, dass sie einfach weitermachen, ohne ihrem Menstruationszyklus dabei Beachtung zu schenken. Eine Ketose in der Woche vor der Periode tut dem Körper jedoch nicht gut. Möglicherweise stellen Sie fest, dass Sie in dieser Woche ein unglaubliches Verlangen nach Kohlenhydraten haben. Das ist nur logisch und signalisiert, dass der Blutzuckerspiegel wieder steigen muss, da dann zugleich das

Progesteron zunimmt. Steigt der Progesteronspiegel entsprechend an, empfinden Sie eine innere Ruhe, und Ihre Gebärmutterwand bereitet sich auf das Abstoßen des Gewebes vor. Sobald der Progesteronspiegel seinen Höhepunkt erreicht hat, setzt Ihre Periode ein und der Fastenzyklus beginnt mit Ihrer ersten Kraftphase von vorne.

Dass der Blutzuckerspiegel während der Nährphase ansteigen muss, ist allerdings keine Ausrede dafür, sich jetzt stark zuckerhaltige Lebensmittel – etwa einen Rieseneisbecher – oder eine extra große Pizza zu gönnen, die zu den stark verarbeiteten Lebensmitteln zählen. Im Hinblick auf die Kohlenhydrate, die in dieser Phase gegessen werden sollten, ist eine klare Strategie zu befolgen. Meine liebsten Lebensmittel zum Aufbau von Progesteron während der Nährphase sind:

- Kartoffelsorten, wie rote, rostrote (Russet-Kartoffeln), lilafarbene, gelbe (Yukon Gold) und neue Kartoffeln,
- Süßkartoffel- und Yamswurzelsorten, wie Granat-Yams und Purpur-Yamswurzel,
- Kürbissorten, wie Eichel-, Spaghetti-, Honignusskürbis und Butternut-Kürbis,
- Linsen und schwarze Bohnen,
- Zitrusfrüchte, wie Zitronen, Limetten, Grapefruit und Orangen,
- tropische Früchte, wie Bananen, Mangos und Papaya,
- Blaubeeren, Himbeeren und Boysenbeeren,
- Kürbiskerne sowie
- Wildreis, brauner Reis und Quinoa.

Erst als ich die Jahre meiner Perimenopause erreicht hatte, konnte ich die Funktionsweise von Progesteron ganz verstehen. Als eine ständig überlastete Typ-A-Frau war ich ständig in Eile, hatte Mühe, meinen Stress zu bewältigen, und fastete viele Stunden. Nichts vernichtet Progesteron zuverlässiger als der Lebensstil einer hektischen Frau. Bedenken Sie bitte, dass Ihr Körper auf Stress reagiert. Dabei macht es hormonell gesehen keinen Unterschied, ob Sie durch Arbeit überlastet sind oder von einem Tiger verfogt werden. Das Reaktionsmuster ist ein Überbleibsel aus prähistorischer Zeit. Ihr Körper muss dann alle seine hormonellen Ressourcen für die Produktion von Cortisol einsetzen, um Sie in die Lage zu versetzen, schnell genug zu sein, um im Ernstfall einer Gefahr entkommen zu können. Aber je mehr Cortisol in dieser Phase freigesetzt wird, damit Sie durch den Tag kommen, desto weniger Ressourcen stehen für die Herstellung von Progesteron zur Verfügung. Ein Mangel an Progesteron ruft die Symptome des Prämenstruellen Syndroms (PMS) hervor, die Periode kann aussetzen und in der Gebärmutter kann sich keine befruchtete Eizelle einnisten. Also gilt in dieser Phase: Lassen Sie sich nicht hetzen. Es besteht keine Gefahr – schließlich ist kein Tiger hinter Ihnen her!

ZYKLUSFASTEN ALS LEBENSSTIL

Wo auch immer Sie sich auf Ihrer Fastenreise befinden: Ich wünsche mir, dass das Konzept des Zyklusfastens für Sie von Nutzen ist. Wenn Sie bereits länger fasten, hoffe ich, dass Sie erkennen, dass diese Fastenmethode Ihnen dabei hilft, Ihre Fastenzeiten korrekt einzuplanen. Ich ermutige Sie auch weiterhin, mit längeren Fastenzeiten zu experimentieren, weil sie der Heilung zuträglich sind. Aber achten Sie bitte darauf, dass Sie sich am Konzept des Zyklusfastens orientieren und längere Fastenzeiten zur richtigen Zeit Ihres Monatszyklus einplanen.

Da Sie nun die Philosophie des Zyklusfastens genauer kennen, möchte ich Ihnen einen bewährten Plan vorstellen. Das 30-Tage-Programm zum Fasten-Reset erklärt Ihnen Schritt für Schritt, wie Sie Ihre Fastenlängen mit der richtigen Lebensmittelauswahl abstimmen können, und das immer unter Berücksichtigung Ihres Menstruationszyklus. Auch wenn Sie keinen Zyklus haben, können Sie dieses Fasten-Reset-Prgoramm anwenden. Es ist perfekt, um Ihre Hormone zu maximieren, unabhängig davon, in welcher Lebensphase Sie sich befinden.

Fasten kann regelrecht süchtig machen, und auch Sie werden immer länger fasten wollen, sobald Sie die Erfolge durch Fasten selbst erlebt haben. Ihr Körper ist auf Selbstheilung ausgelegt, und verfügt über so viele wundersame Möglichkeiten, um Sie jeden Tag etwas gesünder zu machen.

Wenn Sie das Gefühl haben, ständig um Ihre Gesundheit kämpfen zu müssen, wenden Sie sich dem Zyklusfasten zu und fragen Sie sich selbst: „Lebe ich mein Leben tatsächlich im Einklang mit meinen Hormonen oder führe ich ein Leben, das gegen meine Hormone arbeitet?" Sind Sie bereit, jetzt die Theorie in die Tat umzusetzen? Dann machen Sie sich auf Ihre Fastenreise. Sie schaffen das!

TEIL III

DER FASTEN-RESET

KAPITEL 1

Das 30-Tage-Programm

Willkommen zum 30-Tage-Programm, Ihrem Fasten-Reset! Dieses Programm soll Ihnen einen klaren, auf der Philosophie des Zyklusfastens beruhenden Ablaufplan bieten. Das Rad muss nicht neu erfunden werden. Dieser Reset hilft Ihnen, das Konzept des Zyklusfastens schneller in Ihr Leben zu integrieren. Betrachten Sie ihn als einen bewährten Weg, bei dem Sie darauf vertrauen können, dass am Ende der Erfolg steht.

Für das 30-Tage-Programm zum Fasten-Reset gelten drei entscheidende Kriterien. Erstens: Der Reset muss eine ausreichende Stoffwechselflexibilität für unterschiedliche Fastenlängen aufweisen, damit ausreichend hormetischer Stress für eine positive Anpassung Ihres Körpers entsteht. Zweitens: Wenn Sie einen Menstruationszyklus haben, muss der Reset zeitlich darauf abgestimmt sein. Wenn Sie keinen Menstruationszyklus haben, muss der Reset alle neurochemischen Erfordernisse für die Hormonproduktion erfüllen. Drittens: Resets werden am besten gemeinschaftlich in einer Gruppe durchgeführt.

Es gibt zwar sechs verschiedene Fastenmethoden (siehe Teil I, Kapitel 2), die eine heilende Wirkung haben. Für diesen Reset sind aber nur drei davon vorgesehen. Ich habe absichtlich die längsten gestrichen, damit dieses 30-Tage-Programm auch wirklich für die meisten Frauen durchführbar ist. Für Frauen, die bereits eine Weile fasten und sich einen anspruchsvolleren Reset wünschen, habe ich eine fortgeschrittenere Version mit einer 24-stündigen Fastendauer zusammengestellt.

Die drei unterschiedlichen Fastenmethoden, die Sie bei diesem 30-Tage-Programm kennenlernen werden, beruhen auf einer Fastendauer von 13 und 20 Stunden. Wenn Sie noch nie gefastet haben, halten Sie sich bitte an die nachfolgend beschriebene zweiwöchige Vorbereitung vor dem Reset. Das anschließende 30-Tage-Programm zum Fasten-Reset verläuft dadurch wesentlich reibungsloser.

Ich muss Ihnen deutlich sagen, dass es während des 30-Tage-Programms auch einige unangenehme Momente geben wird. Wir begrüßen diese Momente sogar, weil dann Heilung geschieht. Das Prinzip der Hormesis funktioniert nur, wenn genügend Stress ausgeübt wird. Wenn ich als Ihr Personal Trainer Ihnen nur einfache Workouts vorstellen und Sie nicht antreiben würde: Wie schnell würden Sie wohl Erfolge sehen? Wahrscheinlich nicht besonders schnell. Wenn bestimmte Momente, die Sie aus Ihrer Komfortzone vertreiben, unregelmäßig auftreten, kann das Ihre Heilung beschleunigen. Sie wissen mittlerweile, dass Ihr Körper in erster Linie dafür geschaffen wurde, deshalb werden unangenehme Momente schnell kommen und gehen.

Damit Sie bestmöglich auf diese Momente vorbereitet sind, müssen Sie zunächst überdenken, was Sie tun werden, wenn Hindernisse auftauchen. Einer der Hauptgründe, warum Menschen ihre Ziele nicht erreichen, ist, dass sie die Hindernisse, die unweigerlich auftauchen werden, nicht einplanen. Wann immer Sie im Rahmen des Fastens hormetischen Stress aufbauen, werden Hindernisse auftreten. Einige der häufigsten sind Hunger, Langeweile, Entgiftungssymptome und mangelnde Unterstützung. Am besten, Sie akzeptieren das, denn dann wird es viel einfacher sein, die Hindernisse zu umschiffen, die sich Ihnen in den Weg stellen. In Teil III, Kapitel 3 (ab Seite 231), „Tipps für ein müheloses Fasten" beschreibe ich meine Erkenntnisse, was den besten Umgang mit möglichen Hindernissen angeht.

DIE FASTENZEITEN MIT DEM MENSTRUATIONSZYKLUS IN EINKLANG BRINGEN

Dieser Reset führt Sie durch alle Phasen, die Ihnen in Teil II, Kapitel 3 vorgestellt wurden. So gibt es Phasen des Nicht-Fastens, des Intervallfastens, des Autophagiefastens und des Darm-Reset-Fastens. Alle sind perfekt auf Ihren Menstruationszyklus abgestimmt. Der schwierigste Punkt beim Entwickeln eines Resets für Frauen ist allerdings: Jede Frau befindet sich an einem anderen Punkt des Zyklus – und einige Frauen haben überhaupt keinen Menstruationszyklus.

Frauen mit Menstruationszyklus müssen zunächst einmal ihren Zyklus genau nachverfolgen, sofern sie es nicht bereits tun. Sie sollten diesen Reset am ersten Tag Ihres Zyklus beginnen und ihn bis zum Tag der nächsten Blutung einhalten. Wenn Sie einen 28-Tage-Zyklus haben, handelt es sich also um einen 28-Tage-Fasten-Reset.

Wenn Sie keinen Menstruationszyklus haben, können Sie diesen Reset jederzeit starten und 30 Tage lang einhalten. Das funktioniert hervorragend bei jüngeren Frauen, bei denen die Monatsblutung ausblieb, aber wieder eintreten soll, sowie bei postmenopausalen Frauen, die ihre Hormone, die in den Wechseljahren möglicherweise durcheinandergeraten sind, wieder harmonisieren möchten. Das Schöne an diesem Reset ist, dass er die Kraft hat, jedes hormonelle Ungleichgewicht wieder auszugleichen. Ich habe immer wieder festgestellt, dass nach nur wenigen Monaten der Wiederholung dieses Resets viele mysteriöse hormonelle Probleme verschwanden, ohne dass andere Mainstream-Therapien, etwa mit Medikamenten oder Nahrungsergänzungsmitteln, erforderlich waren. Frauen im gebärfähigen Alter kehren oft bereits im ersten Monat dieses Resets wieder zum normale Menstruationszyklus zurück. Bei Frauen nach den Wechseljahren verschwinden nach ein bis zwei Monaten dieses Resets Hitzewallungen, schlaflose Nächte und hartnäckige Pfunde.

SYMPTOME NACH DEN WECHSELJAHREN, DIE SICH DURCH FASTEN LINDERN LASSEN

- anhaltende Hitzewallungen
- schlaflose Nächte
- hartnäckige Gewichtszunahme
- Bauchfett
- Stimmungsveränderungen, beispielsweise Depressionen und Angstzustände

GEMEINSCHAFTLICHE FASTEN-RESETS

Ich persönlich bin der Meinung, dass alle Anstrengungen zur Verbesserung der Gesundheit am besten in einer Gruppe Gleichgesinnter durchgeführt werden. Nichts treibt mehr an als die positive Rückmeldung von anderen. Für uns als Frauen sind Bezugspersonen wichtig.

Eine der längsten Studien, die jemals über Gesundheit und Glück durchgeführt wurden, bewies, dass positive soziale Beziehungen für unsere Gesundheit von großer Bedeutung sind. Die Harvard University führte 80 Jahre lang – von 1938 bis 2018 – eine Studie mit 268 Harvard-Absolventen und -Absolventinnen und mehr als 1300 ihrer Enkelkinder durch, mit dem Ziel, Trends für ein gesundes und glückliches Leben zu erkennen. Die Schlussfolgerung? Die Pflege der sozialen Beziehungen ist der wichtigste Faktor für die Gesundheit. Nach den Erkenntnissen der Forschenden ist die Pflege unserer sozialen Beziehungen eine Form der Selbstfürsorge. Probanden, die herzliche Beziehungen pflegten, lebten länger und glücklicher. Diejenigen, die einsamer waren, starben früher. Der Leiter der Studie, Dr. Robert Waldinger, Professor für Psychiatrie an der Harvard Medical School, sagte sogar: „Einsamkeit tötet. Sie hat ebenso starke Auswirkungen auf die Gesundheit wie Rauchen oder Alkoholismus."

Menschliche Beziehungen sind entscheidend für Ihre Gesundheit. Wenn Sie mit anderen zusammenkommen und sich an einer Gruppenaktivität wie diesem Reset beteiligen, sorgen Sie selbst für Ihr eigenes hormonell bedingtes Hochgefühl. Es gibt viele Möglichkeiten, wie Sie sich in eine Gemeinschaft eingliedern können. Starten Sie einen Buchklub, bitten Sie eine Freundin, sich Ihnen in diesen 30 Tagen anzuschließen, oder besuchen Sie meine kostenlosen Online-Communitys. Auch wenn Sie sich gerade allein fühlen, denken Sie daran: Sie sind es nicht! Da draußen gibt es eine Welt gleichgesinnter Frauen, die genau wie Sie einen Lebensstil mit Fasten gestalten möchten und bereit sind, Sie anzufeuern. Schließen Sie sich Ihnen an!

FÜR WEN IST DER FASTEN-RESET GEDACHT?

Ganz einfach: für jede Frau. Besonders ideal ist dieser Reset wegen seiner Struktur aber für Frauen, die noch nie gefastet haben und lernen möchten, wie sie einen auf ihren Menstruationszyklus abgestimmten Lebensstil mit Fasten gestalten können. Auch für Frauen ohne Menstruationszyklus ist dieser Reset fabelhaft. Er ist ein unglaublich effektiver Weg für Frauen jeden Alters.

Dieser Reset bringt zahlreiche gesundheitliche Vorteile mit sich, aber bei einigen Symptomen und Erkrankungen ist er besonders hilfreich. Hier eine Liste:

- Probleme mit der Gewichtsabnahme
- Insulinresistenz
- Diabetes
- Prädiabetes
- Herz-Kreislauf-Erkrankungen
- Autoimmunerkrankungen
- Gedächtnisprobleme
- Depressionen
- Angststörungen

- Krebserkrankungen, die hormonell beeinflusst sind
- Unfruchtbarkeit
- Ungleichgewicht der Darmflora (Dysbiose)
- Wechseljahressymptome
- Benommenheit
- Energiemangel
- Ausbleiben des Menstruationszyklus
- Entgiftung nach dem Einsatz von Empfängnisverhütungsmitteln
- Wiederherstellung der Darmflora nach der Einnahme von Antibiotika
- Haarausfall
- Schilddrüsenprobleme
- Alterungserscheinungen

Wie bei anderen gesundheitliche Themen auch, ist es am besten, wenn Sie mit Ihrer Ärztin oder Ihrem Arzt zusammenarbeiten. Informieren Sie sie oder ihn darüber, dass Sie einen neuen Lebensstil mit Fasten beginnen wollen.

VORBEREITUNG AUF DEN FASTEN-RESET: DIE ZWEI WOCHEN VOR BEGINN

Wenn Sie noch nie gefastet haben, machen Sie sich keine Sorgen. Diese Vorbereitung vor dem eigentlichen Reset ist dann genau das Richtige für Sie. Während dieses Zeitraums wird der Körper auf das bevorstehende Fastenerlebnis vorbereitet.

Bisher haben Sie vielleicht sechs Mahlzeiten am Tag gegessen oder sich viele der Lebensmittel gegönnt, die unsere westliche Ernährungsweise bereithält. Wenn Sie gleich mit einer drastischen Ernährungsumstellung und einer 17-stündigen Fastendauer beginnen würden, würden Sie sich durch die daraus resultierende starke Stressreaktion wahrscheinlich sehr schlecht fühlen. Die Vorbereitung auf den Reset führt den Körper auf angenehme Art und Weise an die geplanten Veränderungen heran. Wenn Sie noch nie gefastet haben, benötigen Sie etwa zwei Wochen, um sich auf diese 30-tägige Erfahrung vorzubereiten.

Zwei Wochen sind genau die richtige Zeitspanne, um beobachten zu können, wie der Blutzucker zu sinken beginn. Damit wird es auch einfacher, nüchtern zu bleiben. Es ist wichtig, dass Sie sich Zeit nehmen und gut vorbereiten, damit Sie mit dem Fasten Erfolg haben. Die Vorbereitung auf den Reset umfasst drei Aspekte: Es geht um Lebensmittel, die Sie vermeiden sollten, Lebensmittel, die Sie ergänzen sollten, und das Verkürzen der täglichen Phase, in der Sie essen.

Lebensmittel, die Sie vermeiden sollten

Es gibt zwar viele wissenschaftliche Belege dafür, dass Sie fasten und anschließend essen können, was Sie wollen, und trotzdem ein großartiges Ergebnis erzielen werden, aber dennoch ermutige ich Sie darauf zu achten, welche Lebensmittel Sie auswählen. Wenn Sie drei Lebensmittelgruppen meiden, wird Ihr 30-Tage-Programm zum Fasten-Reset wesentlich reibungsloser verlaufen. Ihr Körper wird für die 30-tägige Stoffwechselumstellung bereit sein und Sie werden schnellere Erfolge erzielen, wie Gewichtsverlust, Energieschübe und bessere geistige Klarheit.

Die erste Kategorie von Lebensmitteln, die Sie vermeiden sollten, sind die schlechten Fette und Öle, die dazu führen, dass sich die Zellen entzünden und eine Insulinresistenz auftritt. Auch führen sie häufig zu einem stärkeren Hungergefühl, was Ihre Fastenbemühungen leicht zunichtemachen kann. Um diese Fette und Öle zu vermeiden, lesen Sie Zutatenlisten genau. Möglicherweise haben Sie sogar einige dieser Öle bei sich zu Hause. Ich empfehle dringend, diese Öle zu entsorgen und durch gesündere Optionen, wie Olivenöl, Avocadoöl und MCT-Öl, zu ersetzen. Dies sind die schädlichen Fette und Öle, die Sie vermeiden sollten:

- teilgehärtete Fette
- Maiskeimöl
- Baumwollsaatöl

- Rapsöl
- Pflanzenöl
- Sojaöl
- Safloröl
- Sonnenblumenöl

Sie sollten auch raffinierten Zucker und Weißmehl, zum Beispiel Typ 405, vermeiden. Diese Lebensmittel haben einen hohen glykämischen Index. Sie lassen den Blutzucker sofort in die Höhe schnellen, aber genauso schnell wieder absinken. Das macht auch das Fasten nicht gerade leichter. Wenn Sie bereits jetzt auf diese Lebensmittel verzichten, vermeiden Sie spätere Heißhungerattacken, die auftreten könnten, wenn Sie diese entzündungsfördernden Lebensmittel gegen gesunde austauschen.

Zu den Lebensmitteln, die reich an raffiniertem Zucker und Weißmehl sind, gehören:

- Brot und Brötchen
- Nudeln
- Kekse
- Desserts

Was Mehl betrifft, so werde ich oft von Frauen nach glutenfreien Mehlsorten gefragt. Viele Frauen stellen fest, dass ihr Körper mit Gluten, dem Protein, das in Weizenkörnern enthalten ist, nicht gut zurechtkommt. Bei einigen Frauen kann Gluten zu Benommenheit, Gewichtszunahme, Energieverlust und vielfältigen Verdauungsproblemen führen. Glutenfreie Produkte können zwar dem Darm als auch dem Gehirn helfen, aber viele dieser Produkte treiben weiterhin den Blutzucker in die Höhe und sollten sowohl während der Vorbereitungsphase als auch während des 30-Tage-Programms zum Fasten-Reset vermieden werden. Eine weitere häufige Frage gilt natürlichen Süßungsmitteln, wie beispielsweise Honig oder Kokosblütenzucker. Diese sind zwar gesünder als normaler Haushaltszucker, sollten aber in dieser Zeit ebenfalls vermieden werden.

Die dritte Gruppe von Lebensmitteln, auf die verzichtet werden muss, sind Produkte voller chemischer Substanzen. Ich habe sie in Teil II, Kapitel 2 im Unterkapitel „Die Vermeidung giftiger Inhaltsstoffe“ beschrieben. Viele dieser chemischen Substanzen führen zu einer Insulinresistenz, wodurch das Fasten wirklich schwierig wird. Da sie zu einer Insulinresistenz führen können, gelten diese chemischen Substanzen auch als Dickmacher. Besonders verbreitet sind Maissirup mit hohem Fruktosegehalt, Mononatriumglutamat und Süßungsmittel wie Aspartam, das in Deutschland unter dem Handelsnamen „Canderel“ vertrieben wird und als E 951 in vielen Produkten enthalten ist. Aspartam kann sowohl den Blutzucker als auch Insulin in die Höhe treiben und die Hungerzentren im Gehirn stimulieren. Es ist kaum vorstellbar, dass Sie unter diesen Umständen mit dem Fasten erfolgreich sein werden. Gängige synthetische Inhaltsstoffe, die Sie vermeiden sollten:

- künstliche Farb- und Aromastoffe
- rote oder blaue Farbstoffe
- Saccharin
- Aspartam (Canderel, E 951)
- Sucralose (E 955, häufiger Bestandteil von Süßstofftabletten, zum Beispiel Natreen)

Lebensmittel, die bevorzugt gegessen werden sollten

Wenn Sie beginnen, auf einige der schädlichen Lebensmittel, die Sie seit Jahren gegessen haben, zu verzichten, könnte es möglicherweise zu Heißhungerattacken kommen. Dafür gibt es zwei Gründe: Erstens versorgen verarbeitete Lebensmittel die schlechten Mikroben im Darm, die Heißhungerattacken auslösen, bestens mit ihren bevorzugten Nährstoffen. Wenn Sie nun diese Lebensmittel streichen, werden diese Mikroben hungrig und verlangen nach mehr. Es kann bis zu drei Tage lang dauern, bis diese Mikroben aufgeben. Zweitens sorgen diese entzündungsfördernden Lebensmittel dafür, dass der Blutzucker Achterbahn fährt. Wenn Sie darauf verzichten, dauert es allerdings ein paar Tage, bis sich der Blutzuckerspiegel stabilisiert hat. Die beste Methode, um diese Heißhungerattacken zu stoppen, besteht darin, gute Fette und Proteine zu sich zu nehmen. Gute Fette, die Sie einführen sollten:

- Olivenöl
- Avocadoöl
- MCT-Öl
- Leinöl
- Kürbiskernöl
- Butter aus Weidemilch
- Nussmus
- Oliven
- Avocados

Gesunde Proteine, die Sie ergänzen sollten:

- Fleisch von Weiderindern
- Wild (Reh oder Hirsch)
- Pute
- Huhn
- Schweinefleisch
- Eier
- Wurstwaren, wie Salami und luftgetrockneter Schinken

Das Zeitfenster verkürzen, in dem gegessen wird

Jetzt sollten Sie damit beginnen, Ihren Körper für das Fasten zu trainieren. Verschieben Sie zu Beginn der zweiwöchigen Vorbereitungsphase das Frühstück um eine Stunde. Wenn Sie normalerweise um 7 Uhr frühstücken, frühstücken Sie jetzt erst um 8 Uhr. Verschieben Sie Ihr Frühstück alle zwei Tage um eine weitere Stunde, erst auf 9 Uhr, dann auf 10 Uhr und so weiter, bis

Sie 13 Stunden ohne Nahrung auskommen können. Sobald Sie das geschafft haben, sind Sie bereit für das 30-Tage-Programm zum Fasten-Reset. Das Abendessen stundenweise vorzuziehen und das Frühstück stundenweise nach hinten zu verschieben, bis Sie die 13-Stunden-Marke erreicht haben, ist auch in Ordnung. Wenn Sie zum Beispiel normalerweise um 20 Uhr mit dem Abendessen fertig sind und um 6 Uhr frühstücken, könnten Sie Ihr Abendessen jetzt um 19 Uhr beenden und erst um 8 Uhr frühstücken. Auch dies ergäbe eine 13-stündige Fastendauer

Ihr Körper lernt nun, sich an diesen neuen Ernährungsplan anzupassen. Sie fragen sich vielleicht, was Sie während der Stunden, in denen Sie fasten, trinken können. Neben ausreichend Wasser können Kaffee und Tee hier wirklich von Nutzen sein. Geben Sie eine kleinen Menge MCT-Öl und etwas reine Sahne hinzu, denn dies kann den Hunger stillen und helfen, die Fastendauer zu verlängern. MCT-Öl hilft außerdem dem Körper dabei, in den Fettverbrennungsmodus zu wechseln, und es schaltet das Hungerhormon aus. Wenn Sie Ihren Kaffee gerne mit Sahne trinken, achten Sie darauf, dass keine chemischen Zusätze oder Zucker enthalten sind, da dies den Blutzucker zu stark in die Höhe treiben würde, was das Fasten erschwert. In der Vorbereitungsphase werden die Weichen bereits richtig gestellt. Damit ist der erste Schritt in Richtung Körperfettverbrennung getan.

TIPPS FÜR EINEN ERFOLGREICHEN FASTEN-RESET

Wie bereits erwähnt, halten Sie bitte unbedingt die zweiwöchige Vorbereitungsphase ein, wenn Sie noch nie gefastet haben, weil dies das 30-Tage-Programm zum Fasten-Reset erheblich erleichtert. Außerdem sollten Sie die folgenden Dinge beachten: Entfernen Sie zunächst die Lebensmittel aus Ihrem Zuhause und Büro, die Sie am meisten in Versuchung führen – das sind die Dinge, die Sie aus der Bahn werfen könnten. Ich zum Beispiel liebe getrocknete Mangos; ich könnte sie den ganzen Tag tütenweise in mich hineinstopfen! Aber Trockenobst, insbesondere von tropischen Früchten, hat einen unglaublich hohen glykämischen Index, sodass es nicht im Interesse meines Stoffwechsels ist, eine ganze Tüte davon aufzuessen. Ich musste leider ganz darauf verzichten, und es war sicherer, nichts davon im Haus zu haben.

Zweitens rate ich Ihnen, den Kontakt mit Neinsagern zu vermeiden. Das ist zwar leichter gesagt als getan, aber Sie tun gut daran, sich vorwiegend mit Menschen zu umgeben, die Sie während dieses Veränderungsprozesses anfeuern. Auf Menschen, die Sie runterziehen könnten, verzichten Sie besser, oder Sie versuchen zumindest während dieser 30 Tage den Kontakt stark einzuschränken. Ihre positiven Veränderungen können sich für die Menschen in Ihrer Umgebung, die mit ihrer eigenen Gesundheit zu kämpfen haben, durchaus bedrohlich anfühlen. Suchen Sie lieber nach Menschen, die positiv zu Ihrer Änderung des Lebensstils eingestellt sind und Sie während dieser Zeit unterstützen.

Achten Sie auch auf „Essensfreundinnen“ – Sie wissen schon, wen ich meine: Sie hatten einen schlechten Tag, also rufen Sie eine Freundin an und klagen darüber, was alles schiefgelaufen ist. Die Freundin bietet an, vorbeizukommen und bringt zum Trost Pizza und Eis mit. Sicher sind das schöne Augenblicke von Freundschaft, aber auch wenn es sich im Moment gut anfühlt, boykottieren solche Unternehmungen den Weg in eine gute gesundheitliche Zukunft.

Vor Jahren hatte ich eine Mitarbeiterin, die sich zur einer radikalen Gewichtsreduktion entschloss. Im Rahmen ihres neuen Gesundheitsprogramms begann sie, mehr Zeit im Fitnessstudio und weniger Zeit mit ihren Freundinnen und leckeren Frappuccinos, einer speziellen Art Eiscafé, zu verbringen. Ihre Freundinnen wurden immer ärgerlicher und nörgeliger. Die Bemühungen meiner Mitarbeiterin scheiterten schließlich am fehlenden Verständnis ihrer Freundinnen. Sie nahm die gesamten abgenommenen Pfunde wieder zu.

Wenn Sie ähnliche Freundinnen haben, besprechen Sie doch mit ihnen, ob sie den Reset nicht gemeinsam angehen wollen, oder sagen Sie ihnen, dass Sie sich für die nächsten 30 Tage zurückziehen, um sich um Ihre Gesundheit zu kümmern.

DER BESTE ZEITPUNKT, UM MIT DEM RESET ZU BEGINNEN

Achten Sie nicht nur darauf, dass Sie mit dem Reset an Tag 1 Ihres Menstruationszyklus beginnen, sondern werfen Sie vorher noch einen Blick in Ihren Kalender: Stehen womöglich Hochzeiten oder Feiertage an? An solchen Tagen kann jeder Fortschritt zunichtegemacht werden. Die Versuchung ist groß, wenn überall Essen steht. Aber abgesehen davon, passt Zyklusfasten auch in das geschäftigste Leben, sobald Sie sich ernsthaft entschlossen haben, dabei zu bleiben.

ÜBERBLICK ÜBER DIE PHASEN DES 30-TAGE-PROGRAMMS

Wann immer ich ein neues Gesundheitsprogramm starte, möchte ich zuerst das Gesamtbild dessen sehen, was zu tun ist. Dann ist mein Verstand empfänglicher für die Details. Deshalb möchte ich zuerst einen allgemeinen Überblick darüber geben, wie das 30-Tage-Programm zum Fasten-Reset aussehen wird, und anschließend werde ich auf die Details eingehen.

Es gibt drei Grundregeln, an die Sie während dieses Resets immer denken sollten: Sie werden vier Hauptlebensmittelkategorien vermeiden, zwei verschiedene Ernährungsformen umsetzen und mit drei verschiedenen Fastendauern experimentieren.

Zu vermeiden sind diese vier Lebensmittelkategorien:

- schlechte Fette und Öle,
- raffinierter Zucker und Weißmehl,
- giftige chemische Inhaltsstoffe,
- Alkohol.

Die beiden Ernährungsformen sind:

- die ketobiotische Ernährung und
- die hormonfördernde Ernährung.

Die beiden Fastentmethoden mit drei Fastendauern sind:

- das Intervallfasten (13 Stunden und 15 Stunden) und
- das Autophagiefasten (17 Stunden).

Die Grundregeln kennen Sie nun. Jetzt möchte ich Ihnen aufzeigen, wie Ihr 30-Tage-Programm zum Fasten-Reset aussehen wird. Sie wissen, dass dieser Reset Ihnen helfen soll, den Stoffwechsel so zu verändern, dass die Hormonproduktion maximiert wird. Deshalb halten Sie sich bitte genau an die Vorgaben für die einzelnen Tage. Am stärksten verändert sich die Fastendauer, besonders in den Kraftphasen. Achten Sie also bitte genau darauf, wie lange Sie jeden Tag fasten sollten. Hier nun die tägliche Anleitung für Ihr 30-Tage-Programm:

Kraftphase 1

Ernährungsform während der gesamten Phase: ketobiotisch
Tag 1 bis 4: Intervallfasten (13 Stunden)
Tag 5: Intervallfasten (15 Stunden)
Tag 6 bis 10: Autophagiefasten (17 Stunden)

Manifestationsphase

Ernährungsform während der gesamten Phase: hormonfördernd
Tag 11 bis 15: Intervallfasten (13 Stunden)

Kraftphase 2

Ernährungsform während der gesamten Phase: ketobiotisch
Tag 16 bis 19: Intervallfasten (15 Stunden)

Nährphase

Ernährungsform während der gesamten Phase: hormonfördernd
Tag 20 bis 30: kein Fasten

DAS 30-TAGE-PROGRAMM ZUM FASTEN-RESET FÜR FORTGESCHRITTENE

Wenn Sie bereits Erfahrung mit dem Fasten haben, halten Sie sich an die Fortgeschrittenen-Variante des 30-Tage-Programms auf der folgenden Seite. Längere Fastendauern sollen bei Ihnen gerade so viel hormetischen Stress verursachen, dass Ihr Körper einen Sprung auf die nächste Gesundheitsebene macht. Diese Reset-Variante enthält auch die Möglichkeit, dass Sie während der Woche vor Ihrem Menstruationszyklus, sofern Sie einen haben, fasten. Da es sich um einen Reset für Fortgeschrittene handelt, wurde davon ausgegangen, dass kürzere Fastendauern wie 13 Stunden nicht ausreichen, um einen Cortisolschub auszulösen, da Ihr Körper wahrscheinlich an diese Fastendauer gewöhnt ist.

Kraftphase 1: ketobiotische Ernährung

Tag 1 bis 5: Intervallfasten (15 Stunden)
Tag 6: Darm-Reset-Fasten (24 Stunden)
Tag 7 bis 10: Autophagiefasten (17 Stunden)

Manifestationsphase: hormonfördernde Ernährung

Tag 11 bis 15: Intervallfasten (15 Stunden)

Kraftphase 2: ketobiotische Ernährung

Tag 16: Darm-Reset-Fasten (24 Stunden)
Tag 17 bis 19: Autophagiefasten (17 Stunden)

Nährphase: hormonfördernde Ernährung

Tag 20 bis 30: Intervallfasten (13 Stunden)

METHODEN DES GESUNDHEITSTRACKINGS

Da dieser Reset dynamisch ist, sollten viele Reaktionen des Körpers überwacht werden. Einige Hilfsmittel könnten dazu beitragen, damit Sie besser verstehen, was in Ihrem Körper vor sich geht, während Sie fasten. Dies könnte für Ihren Erfolg von großem Nutzen sein.

Eine der Segnungen unserer modernen Welt ist die Möglichkeit, dass wir unsere Vitalwerte – die bekanntesten von ihnen sind Blutdruck und Körpertemperatur – selbst messen können. Früher mussten wir für viele Messungen eine Arztpraxis aufsuchen, doch dank des technischen Fortschritts stehen jetzt Messgeräte für eigene Messungen zur Verfügung und wir können selbst überprüfen, was in unserem Körper vor sich geht. Der Preis dieser Geräte variiert stark, daher möchte ich betonen, dass sie nicht unbedingt für diesen Reset benötigt werden. Tausende von Frauen in meiner

Community kommen auch ohne diese Messgeräte gut zurecht. Aber wenn Sie über die finanziellen Mittel verfügen, kann die Anschaffung solcher Hilfsmittel sehr hilfreich sein.

Ich empfehle Fastenden besonders gerne die Überwachung ihres Blutzuckerspiegels und ihrer Ketonwerte. Diabetiker messen diese beiden Werte seit Jahren selbst, warum nicht jetzt auch Sie? Es wäre sehr empfehlenswert, wenn Sie sich mit einem Glukosemessverfahren vertraut machen würden, entweder dem Fingertest oder dem kontinuierlichen Glukosemonitoring (KGM). Beim Fingertest stechen Sie kurz in die Fingerspitze und geben einen Tropfen Blut auf ein Teststäbchen, das die Blutzucker- und die Ketonwerte misst. Beim kontinuierlichen Glukosemonitoring wird normalerweise ein Sensor an der Rückseite Ihres Arms angebracht, der den Gewebezucker in kurzen Zeitabständen misst. In Deutschland gibt es für die kombinierte Messung von Blutzucker- und Ketonwerten zum Beispiel das Messgerät GlucoMen areo von Berlin-Chemie, ein Verfahren mit Stechen, oder den FreeStyle Precision Neo von Abbot mit Sensor.

GESUNDHEITSTRACKING IM ALLTAG

Für Ihren Erfolg sind vor allem die Werte aus drei Messungen entscheidend: Der erste ist Ihr Messwert am frühen Morgen im nüchternen Zustand, der zweite kurz vor Ihrer ersten Mahlzeit und der dritte 2 Stunden danach. Wenn Sie morgens aufstehen, messen Sie sofort den Blutzucker- und den Ketonwert – noch vor dem ersten Kaffee. Ihr Blutzucker sollte zwischen 70–90 mg/dl (mg/dl = Milligramm pro Deziliter) liegen. Meist werden die Ketonwerte am Morgen niedrig sein und möglicherweise bei 0,2 mmol/l (mmol/l = Millimol pro Liter) liegen. Bei einem Wert von über 0,5 mmol/l befinden Sie sich in einer Ketose. Der zweite entscheidende Messwert ist derjenige kurz vor Ihrer ersten Mahlzeit. Jetzt sollte der Blutzuckerwert niedriger sein als der Messwert direkt nach dem Aufstehen und der Ketonwert sollte ansteigen.

Das zeigt, dass der Körper in nüchternem Zustand in den Fettverbrennungsmodus übergeht. Das Vorliegen von Ketonkörpern weist darauf hin, dass Sie jetzt Energie aus dem fettverbrennenden Energiesystem erhalten.

Schauen wir uns ein Beispiel aus der Praxis an. Nehmen wir an, Sie wachen um 7 Uhr auf und Ihre Messwerte betragen 98 mg/dl für den Blutzucker und 0,1 mmol/l für die Ketonkörper. Einige Stunden später, unmittelbar vor dem Fastenbrechen, sollte Ihr Blutzucker unter 98 mg/dl liegen und Ihr Ketonwert auf über 0,1 mmol/l gestiegen sein. Wenn diese Veränderung eintritt, versucht Ihr Körper auf Fettverbrennung umzustellen. Selbst wenn dieser zweite Ketonwert 0,5 mmol/l noch nicht überschritten hat, versucht Ihr Körper, auf Fettverbrennung umzustellen, wenn er sich dieser Zahl langsam annähert. Auch kleine Schritte zählen, deshalb halten Sie an Ihrem Programm fest. Irgendwann werden die Ketonwerte auch bei Ihnen über 0,5 mmol/l steigen.

Die dritte Messung führen Sie zwei Stunden nach dem Essen durch. Gewöhnlich messen Sie jetzt nur den Blutzucker, nicht den Ketonwert. Dieser Messwert zeigt Ihnen, wie gut sich Ihre Mahlzeit auf Ihren Blutzucker ausgewirkt hat. Wenn Sie mittags das Fasten brechen und Ihr Blutzuckerwert vor dem Essen bei 78 mg/dl lag, nehmen Sie zwei Stunden nach dieser Mahlzeit eine weitere Messung vor und prüfen Sie, ob Ihr Blutzucker wieder in der Nähe von 78 mg/dl liegt. Wenn dies der Fall ist, besteht eine große Chance, dass Sie auf Insulin reagieren – Glückwunsch! Wenn der Blutzuckerwert nicht annähernd an diesen ursprünglichen Wert heranreicht, verzweifeln Sie nicht, denn je häufiger Sie unterschiedlich lange Fastenkuren durchführen, desto besser wird Ihr Körper trainiert. Er reagiert dann auch wieder sensibler auf Insulin.

Wenn Sie sehen, wie Ihr Blutzucker und die Ketonwerte auf diesen Reset reagieren, kann das unglaublich motivierend sein und Ihnen helfen, das Ziel nicht aus den Augen zu verlieren. Diese Messwerte sind ein genaues Maß dafür, wie gut Sie Fett verbrennen – sie sind viel präziser als die Körperfettanzeige der Personenwaage.

Bitte denken Sie während dieses 30-Tage-Programms immer daran, gut zu sich selbst zu sein. Verzweifeln Sie nicht, und fühlen Sie sich nicht schuldig, wenn Sie einmal einen Fehler gemacht oder einen Tag das Programm nicht eingehalten haben. Negative Gefühle entmutigen, aber der Reset soll Spaß machen! Beobachten Sie neugierig, wie sich Ihr Körper bei jeder neuen Fastendauer verhält. Haben Sie Freude am Erlernen der beiden neuen Ernährungsformen. Experimentieren Sie mit den Lebensmitteln, mit denen Sie Ihr Fasten am liebsten brechen. Ihr Körper wird schneller heilen, wenn Sie diesen Prozess mit Freude und positiver Erwartung angehen. Wenn Sie allein nicht weiterkommen, suchen Sie nach anderen Frauen, die mitmachen oder nach Menschen in Ihrer Umgebung, die Sie ermutigen. Und denken Sie immer daran, dass Sie nicht allein sind. Ich unterstütze Sie!

KAPITEL 2

Korrektes Fastenbrechen

Einfach nichts essen – nach Ansicht einiger Menschen ist Fasten so unkompliziert. Aber Sie wissen inzwischen, dass Fasten etwas komplexer ist. Man muss wissen, wie man richtig fastet und wie man das Fasten richtig beendet. Gerade beim letzten Punkt ist vieles zu bedenken. Deshalb widme ich dem Fastenbrechen ein eigenes Kapitel.

Wie bei vielen wissenschaftlichen Entdeckungen entwickelte sich auch die Art und Weise, wie wir über die Kunst des Fastens denken, weiter. Als Fasten erstmals populär wurde, lag der Schwerpunkt größtenteils auf den Heilungsprozessen, die während des Fastens stattfanden. Eine entscheidende Frage wurde jedoch nicht beantwortet: Bleiben diese positiven Veränderungen bestehen, wenn Sie wieder essen?

Tatsächlich liegen keine besonders belastbaren Forschungsergebnisse zur Nahrungsaufnahme nach dem Fasten vor. Da ich mich gerne von der Wissenschaft leiten lasse, war mir das zu wenig und ich beschloss, meine eigenen Nachforschungen anzustellen. Ich wandte mich an meine Community, um herauszufinden, was am besten funktioniert. Nachdem ich bei Tausenden von Menschen verschiedenste Möglichkeiten des Fastenbrechens angeschaut hatte, stellte ich fest, dass es vier Möglichkeiten für die Art und Weise gibt, wie man nach mehreren Stunden des Fastens den ersten Bissen zu sich nimmt. Es hängt von den persönlichen Gesundheitszielen ab, was für Sie am besten geeignet ist. So wie Sie Ihre Fastendauer auf der Grundlage der gewünschten Heilwirkung wählen, entscheiden Sie sich auch bewusst für eine bestimmte Form des Fastenbrechens, um das gewünschte Ergebnis zu erhalten.

DAS MIKROBIOM WIEDERHERSTELLEN

Stellen Sie sich das Fasten als die ultimative Reparatur des Mikrobioms vor. Wenn Sie sich im Fastenzustand befinden, geben Sie den guten Bakterien im Darm eine Chance zu gedeihen. Diese hilfreichen Mikroben werden auch weiterhin gedeihen, wenn Sie Ihr Fasten mit einem der probiotischen, der präbiotischen oder der polyphenolhaltigen Lebensmittel brechen, die in Teil II, Kapitel 2 beschrieben wurden. Die probiotoschen Lebensmittel versorgen den Darm mit guten Bakterien. Deshalb sind sie für Frauen sehr gut zum Fastenbrechen geeignet, wenn Sie mehrfach mit Antibiotika behandelt wurden oder jahrelang die Antibabypille eingenommen haben. Die präbiotischen Lebensmittel ernähren die guten Mikroben im Darm, weshalb sie bestens für das Fastenbrechen geeignet sind, wenn Sie die Anzahl der Mikroben erhöhen möchten, die das Immunsystem stärken, stimmungsaufhellende Neurotransmitter liefern und Östrogen abbauen. Die polyphenolhaltigen Lebensmittel sind einfach fabelhaft für die Reparatur der Darmschleimhaut. Diese sollten Sie bevorzugen, wenn Sie an Energiemangel, chronischen Schmerzen oder Benommenheit wegen einer pathologisch durchlässigen Darmwand leiden.

Noch besser wird Ihre erste Mahlzeit nach dem Fasten, wenn Sie probiotische, präbiotische und polyphenolhaltige Lebensmittel kombinieren. Eines meiner Lieblingsgerichte zum Fastenbrechen ist eine halbe Avocado und eine Tasse Sauerkraut, bestreut mit Kürbiskernen und beträufelt mit Leinöl – eine Kombination aus allen notwendigen Komponenten, um gute Bakterien gedeihen zu lassen.

Lebensmittel zum Fastenbrechen, die das Mikrobiom unterstützen:

- fermentierter Joghurt, einschließlich Kokosnuss- und Milchprodukte
- Knochenbrühe
- Sauerkraut
- Kombucha
- Samen und Samenöle
- präbiotikareiche Proteinpulver

DEN MUSKELAUFBAU VORANTREIBEN

Ein weit verbreiteter Irrglaube über das Fasten ist, dass es zu Muskelabbau führt. Ich muss dieser Theorie energisch widersprechen. Es sieht zwar so aus, als würden die Muskeln während des Fastens schrumpfen, doch dies ist nur eine vorübergehende Erscheinung. Die Muskeln setzen beim Fasten gespeicherten Zucker frei, wodurch sie kleiner erscheinen. Dieser Effekt ist positiv zu sehen, denn sobald nach dem Fasten wieder reichlich Proteine in der Mahlzeit sind, werden die Muskeln stärker als je zuvor aufgebaut. Sie können sich Fasten und den Verzehr von Proteinen wie Wellen eines Ozeans vorstellen. Beim Fasten zieht sich die Welle zurück und nimmt dabei Schwung auf. Sobald Sie essen, vor allem Protein, wird die Welle mit Kraft nach vorne getrieben.

Eine meiner Lieblingsstudien über Proteine ergab, dass der effizienteste Weg zur Stimulation von mTOR darin bestand, alle zwei Stunden 25 Gramm Protein zu essen.[1] Sie erinnern sich noch daran, dass der Verzehr von 30 Gramm Protein eine Aminosäurereaktion in der Muskulatur auslöst, wodurch diese zu einem stärkeren Wachstum angeregt werden? In dieser konkreten Studie fanden die Forschenden heraus, dass regelmäßige Dosen von jeweils 30 Gramm Protein über den Tag verteilt der effizienteste Weg zum Muskelaufbau sind. Somit ist Protein auch ein großartiger Makronährstoff für das Fastenbrechen.

Viele der Frauen, mit denen ich arbeite, sind älter als 40 Jahre. Nach dem 40. Lebensjahr hat eine Frau in den Jahren der Perimenopause oft damit zu kämpfen, die Muskulatur zu erhalten oder aufzubauen. Meine bevorzugte Strategie für diese Frauen besteht darin, sie im Fastenzustand trainieren zu lassen – bevorzugt Krafttraining – und dann diesem Training eine proteinreiche Mahlzeit folgen zu lassen. Für Frauen, die Muskeln aufbauen wollen, funktioniert diese Variante mit am besten.

Protein gibt es in vielen Formen. Wenn Sie gerne Fleisch essen, bieten sich Knochenbrühe, Eier oder Wurst zum Fastenbrechen mit Protein an. Wenn Sie pflanzliche Lebensmittel bevorzugen, wäre ein Proteinshake perfekt. Viele Lebensmittel enthalten Proteine, Sie können also experimentieren und ausprobieren, was für Sie am besten funktioniert.

Lebensmittel zum Fastenbrechen, die den Muskelaufbau unterstützen:

- Eier
- Snack-Salami aus Rindfleisch
- Proteinshakes, wie Erbsen-, Hanf- und Molkenkonzentrat
- Wurstaufschnitt (nitritfrei)
- Hähnchenbrust
- Pute
- Fleisch von Weiderindern
- proteinreiches Gemüse, wie Erbsen, Brokkoli, Sprossen, Pilze und Rosenkohl
- Kichererbsen
- Limabohnen
- Quinoa
- Avocado

DIE FETTVERBRENNUNG AM LAUFEN HALTEN

Von allen Makronährstoffen stabilisiert Fett den Blutzucker am besten. Tatsächlich habe ich in vielen Fällen gesehen, dass Fette den Blutzucker einer Person gesenkt haben. Dadurch wird Fett zum perfekten Energieträger, wenn Sie ein Fasten zwar kurz brechen, danach aber fortsetzen möchten, um noch mehr Fett zu verbrennen. Ich habe diesen Trick sogar bei Fastenanfängerinnen, die von mir gecoacht wurden, angewendet. Wenn 13 Stunden ohne Essen Ihnen wie eine Ewigkeit vorkommen, können Sie im Fastenzeitraum ein wenig Fett verzehren. Sie verlassen damit meistens nicht den Fastenzustand.

Am schwierigsten dabei ist es herauszufinden, welche Fette geeignet sind. „Fettbomben", also Lebensmittel, die hauptsächlich aus Fett bestehen, werden von Anhängern der ketogenen Diät viel diskutiert. Es könnte schwierig werden, sich neue Rezepte für Fettbomben auszudenken, aber online finden sich auf einschlägigen Seiten zu ketogener Ernährung Rezepte, die leicht umzusetzen sind. Mit den Suchbegriffen „Fat Bombs" und „Keto Cups" werden Sie fündig. Diese habe ich immer vorrätig für den Fall, dass ich einen schnellen Happen zu essen brauche, aber nicht aus der Ketose heraustreten möchte. An meinen arbeitsreichsten Tagen schnappe ich mir oft ein paar davon, damit ich fit bleibe, bis ich mich hinsetzen und eine richtige Mahlzeit einnehmen kann. Oder Sie geben MCT-Öl in Ihren Kaffee. Ich habe sogar schon gesehen, dass Fastende ihren Kaffee mit Sahne oder Butter (aus Weidemilch) und MCT-Öl aufgeschlagen haben. Es entsteht der sogenannte Bulletproof Coffee, und wenn Sie dann noch einige präbiotische Ballaststoffe hineingeben, wird dadurch auch noch zusätzlich das durch das Fasten positiv veränderte Mikrobiom unterstützt.

Ich habe Fett hier zwar unter Fastenbrechen aufgeführt, tatsächlich bricht es genau genommen das Fasten nicht, sondern trägt lediglich dazu bei, die Fastenzeit zu verlängern. Auch hier sollten Sie wie bei allen Lebensmitteln den Blutzucker überprüfen, damit Sie sehen, wie Fett auf Ihren Körper wirkt. Die meisten Menschen stellen tatsächlich fest, dass Fett den Hunger besiegt. Die Auswirkung des Fettverzehrs auf den Blutzuckerspiegel hängt jedoch von verschiedenen Faktoren ab.

Lebensmittel zum Fastenbrechen, mit denen Sie weiterhin Fett verbrennen können:

- Avocado
- naturbelassene Nüsse oder Nussmus
- Oliven
- Knochenbrühe

ESSEN, WAS SCHMECKT

Was geschieht, wenn Sie eine schlechte Lebensmittelauswahl treffen? Wird dadurch die positive Wirkung des Fastens zunichtegemacht? Die Antwort ist nein. Oft brechen Fastenanfängerinnen ihr Fasten mit allem, was sie wollen. Dies macht zwar nicht die heilende Wirkung des Fastens zunichte, aber Sie werden mit der Zeit feststellen, dass es sich besser anfühlt, wenn Sie die Lebensmittel zum Fastenbrechen bewusst auswählen. Ich bezeichne diese Art des beliebigen Fastenbrechens gerne als „geschmacksgesteuert". Diese Vorgehensweise hat Vor- und Nachteile. Der einzige Vorteil besteht in einem sofortigen Gefühl der Befriedigung. Der Nachteil ist, dass alle heilenden Wirkungen des Fastens aufhören, sobald Sie Ihre Lieblingssnacks gefuttert haben, vor allem, wenn es sich um welche handelt, die entzündungsfördernd sind. Wenn Sie das Fasten mit einer der anderen drei Möglichkeiten unterbrechen, ist dies immer die bessere Wahl für Ihre Gesundheit.

Wissenschaftliche Untersuchungen haben allerdings ergeben, dass ein tägliches 14- bis 16-stündiges Fasten die Stoffwechselschäden wieder rückgängig macht, die eine schlechte Ernährung in Ihrem Körper verursachen kann. Es gehen also nicht alle positiven Effekte unwiederbringlich verloren, aber eine solche Vorgehensweise beim Fastenbrechen wäre vergleichbar mit einigen Stunden Training im Fitnessstudio, das Sie mit einem großen Eisbecher abschließen. Das Eis sorgt für eine Erhöhung von Blutzucker und Insulin, macht aber den positiven Effekt, den das Training bewirkt hat, nicht zunichte. Wenn Sie bestimmte gesundheitliche Ziele durch Training erreichen möchten, wird diese Vorgehensweise zweifellos den Fortschritt verlangsamen.

So ist es auch beim Fasten. Wenn Sie Junk-Food zum Fastenbrechen verzehren, macht dies das Gute, das Sie während des Fastens erreicht haben, nicht ungeschehen, aber es ist gut möglich, dass Sie Ihr gesundheitliches Ziel nicht so schnell erreichen, wie Sie gerne möchten.

Verstehen Sie nun, warum ich dem Fastenbrechen ein ganzes Kapitel gewidmet habe? Es gibt dabei keine einfachen Anweisungen, wie „tu dies" und „unterlass das". Es gibt viele Dinge zu beachten. Ein Grund, warum ich Ihnen zeigen wollte, welche Faktoren die Regulierung des Blutzuckers beeinflussen, liegt darin, dass ich so viele Frauen beobachtet habe, die durch das Fasten frustriert sind, vor allem, weil sie die Feinheiten der Blutzuckerregulierung nicht verstanden haben. Dabei ist dieser Punkt so wichtig! Ich möchte nicht, dass Sie beim Fasten entmutigt werden, weil Ihnen das erforderliche Hintergrundwissen fehlt. Wenn Sie nicht in die Ketose übergehen könnten, selbst wenn Sie das Gefühl haben, alles richtig gemacht zu haben, wäre das enorm frustrieren. Sollte dies jemals auf Sie zutreffen, überprüfen Sie all die in diesem Kapitel erwähnten kleinen Details, die für Ihren Blutzucker von Bedeutung sein können.

WAS UNTERBRICHT DEN FASTENZUSTAND?

Hier wird es persönlich. Sie fasten, brauchen aber irgendetwas, um die nächsten Stunden zu überstehen. Nun, es gibt tatsächlich Getränke, durch die Sie den Fastenzustand nicht verlassen, aber das hängt wirklich von Ihrem eigenen Körper und Ihrer

Blutzuckerreaktion ab. Denken Sie daran, dass es nach Ihrer letzten Mahlzeit etwa acht Stunden dauert, bis die Umstellung beginnt. Wenn der Blutzucker während dieser Zeit ansteigt, wird der Körper wieder in das System des Zuckerverbrennens zurückversetzt. Wenn Sie in einem Fastenzustand verbleiben möchten, ist es das A und O, den Blutzucker niedrig zu halten. Alles, was den Blutzucker in die Höhe treibt, wird Sie aus dem Fastenzustand reißen, ob Sie es wollen oder nicht.

Es gibt allerdings Getränke, die in der Fastenphase getrunken werden können, weil sie den Blutzucker nicht erhöhen und Sie daher nicht aus dem Fastenzustand herausholen. Die am häufigsten konsumierten Getränke sind Kaffee, Tee und Mineralwasser. Wenn Sie etwas getrunken haben, machen Sie am besten eine Blutzuckermessung.

Es ist wichtig, einen Punkt gut zu verstehen: Was für Sie ein Fastenbrecher ist, muss nicht für mich ebenfalls einer sein. Sie müssen selbst experimentieren und ausprobieren. Es wäre schön, wenn ich Ihnen einfach sagen könnte „Tee bricht das Fasten, Kaffee aber nicht", aber aufgrund unserer Individualität ist es nicht so einfach. Im Allgemeinen gibt es zwei Hauptfaktoren, die die Reaktion des Blutzuckers auf das Fasten bestimmen: die Vielfalt des Mikrobioms und der Grad der Insulinresistenz. Wenn Ihnen das bewusst ist, können Sie auch das Fasten den persönlichen körperlichen Voraussetzungen anpassen.

Geringe mikrobielle Vielfalt

Die mikrobielle Vielfalt hat einen großen Einfluss darauf, wie der Blutzucker auf die Lebensmittel und Getränke reagiert, die Sie konsumieren. Ein gesundes Mikrobiom führt zu einem besseren Blutzuckermanagement. Das habe ich am eigenen Leib erfahren. Beim ersten kontinuierlichen Glukosemonitoring stieg mein Blutzucker jedes Mal nach einer proteinreichen Mahlzeit recht dramatisch an. Glücklicherweise fiel mein Blutzucker innerhalb von zwei Stunden auf das Niveau vor der Mahlzeit zurück. Dies weist zwar auf eine gute Insulinempfindlichkeit hin, aber der hohe Anstieg überraschte mich doch. Da ich wusste, welchen Einfluss das Mikrobiom auf die Blutzuckerregulierung hat, konzentrierte ich mich mehrere Monate lang darauf, mein Darmmikrobiom zu verbessern, indem ich viele der Tipps zum Fasten und Essen nutzte, die ich in diesem Buch beschrieben habe. Drei Monate später nahm ich die Blutzuckermessungen mit einem Gerät, das kontinuierlich Daten erhebt, wieder auf. Jetzt sank mein Blutzucker, nachdem ich Protein gegessen hatte. Es war dasselbe Protein, aber ich hatte inzwischen ein vielfältigeres Mikrobiom. Das Mikrobiom hat wirklich einen großen Einfluss auf die Regulierung des Blutzuckers!

Welcher Mechanismus steckt hinter der Regulierung des Blutzuckers durch diese Mikroben? Nun, die Darmmikroben haben über die Pfortader eine direkte Verbindung zur Leber.[2] Im Fastenzustand senden diese Mikroben an die Leber das Signal, auf das fettverbrennende Energiesystem umzuschalten. Wenn diese Mikroben fehlen, kann es sein, dass das Signal die Leber nie erreicht, sodass es schwierig wird, im Fastenzustand zu bleiben. Ich beobachte dies häufig bei Frauen, bei denen durch mehrere Behandlungen mit Antibiotika ein Großteil der mikrobiellen Vielfalt verloren gegangen ist. Unter solchen Voraussetzungen ist es schwierig, in die Ketose zu gelangen.

Die gute Nachricht ist, dass Sie Ihr Mikrobiom schnell reparieren können – einige Experten glauben, dass dies nur wenige Tage dauert. Auch wenn Ihr Kaffee heute Ihren Blutzucker erhöht, kann das ganz anders sein, nachdem sich Ihr Mikrobiom wieder erholt hat.

Insulinresistenz

Wenn Ihre Zellen insulinresistent sind, werden Sie selbst bei den harmlosesten Getränken einen Anstieg des Blutzuckers bemerken. Ich habe gesehen, wie ein Glas Wasser den Blutzucker bei einer Person erhöhte, die stark insulinresistent war.

Die Insulinresistenz kann unterschiedlich stark ausgeprägt sein. Sie können betroffen sein, obwohl bei Ihnen kein Diabetes diagnostiziert wurde – das Spektrum ist groß. Wenn Sie nicht leicht in die Ketose gelangen oder das Gefühl haben, dass alles Sie aus einem Fastenzustand herausholt, sind Sie möglicherweise insulinresistenter, als Sie denken. Arbeiten Sie weiter an Ihrem neuen Lebensstil und fasten Sie. Mit der Zeit wird die Insulinresistenz verschwinden.

BLUTZUCKERTEST

Es gibt eine einfache Methode, um festzustellen, wodurch Sie den Fastenzustand verlassen. Lesen Sie auf dem Blutzuckermessgerät den Blutzuckerwert ab. Nachdem Sie diesen Ausgangswert kennen, trinken Sie das fragliche Getränk. Dann messen Sie eine halbe Stunde später noch einmal den Blutzucker. Wenn beide Messwerte identisch sind oder der zweite Wert niedriger ist als der erste, befinden Sie sich immer noch in einem Fastenzustand. Wenn der zweite Messwert höher als der erste ist, haben Sie durch das Getränk den Fastenzustand verlassen und befinden sich nun wieder im Zustand der Zuckerverbrennung. Sie müssen wissen, wie Kaffee Ihren Fastenzustand beeinflusst. Ich rate deshalb dazu, die erste Tasse Kaffee am Morgen zu testen, denn diese wirkt sich bei jedem Menschen anders auf den Blutzucker aus. Mit diesem Test können Sie auch herausfinden, ob Ihr Körper Zusätze im Kaffee, wie Kaffeesahne, MCT-Öl, Butter oder Stevia, verträgt.

Nachdem ich bereits Tausende von Menschen beim Fasten begleitet habe, kann ich sagen, dass es Getränke gibt, die das Fasten nicht beeinträchtigen. Aber von einigen würde ich Ihnen auch definitiv abraten.

Getränke und Produkte, durch die viele den Fastenzustand verlassen:

- Kaffeeweißer
- Süßungsmittel im Kaffee oder Tee

- Limonade
- Diät-Getränke
- isotonische Getränke
- Alkohol

Getränke und Produkte, durch die viele den Fastenzustand nicht verlassen:

- Nahrungsergänzungsmittel
- Medikamente
- schwarzer Kaffee
- Kaffee mit Vollmilch
- Tee
- Öle, einschließlich Leinöl und MCT-Öl
- Mineralwasser

FASTENSNACKS

Gibt es tatsächlich einen Zeitpunkt, an dem man während des Fastenzustands essen kann, ohne das Fasten zu brechen? Ja, das funktioniert! Ein Fastensnack ist ausgesprochen hilfreich, insbesondere wenn Sie das Fasten gerade erst erlernen. Wissenschaftliche Untersuchungen zeigen tatsächlich, dass Menschen, die einen Fastensnack zu sich nehmen, in der Lage sind, ihre Fastendauer zu verlängern und auf diese Weise mehr Gewicht zu verlieren.[3]

Es kann schwierig sein, herauszufinden, welcher Fastensnack für Sie am besten geeignet ist. Der beste Weg ist, das über den Blutzuckerwert auszutesten. Einige Fette, die meiner Beobachtung nach bei manchen Frauen als Fastensnack funktionierten, sind Nussmus, Knochenbrühe oder sogar Kaffee mit Schlagsahne mit einem Fettanteil von mehr als 30 Prozent oder einem Stück Butter. Sobald Sie aber so weit sind, dass Sie diesen Fastensnack nicht mehr unbedingt benötigen, hören Sie sofort damit auf.

Fastensnacks sind eine hilfreiche Krücke, die Sie nur nutzen sollten, um sich an längere Fastenzeiten zu gewöhnen.

Gute Fastensnacks:

- 60 ml Sahne aus Weidemilch
- 1 Esslöffel MCT-Öl
- 2 Esslöffel Nussmus
- 1 Esslöffel Samenöl

FASTENBRECHEN BEI LÄNGERER FASTENDAUER

Wenn Sie länger als 48 Stunden fasten möchten, befolgen Sie bitte die nachfolgenden Anweisungen. Warum? Wenn Sie 48 Stunden oder länger fasten, verlangsamt sich die Verdauung erheblich. Dies bedeutet, dass Sie strategisch vorgehen sollten, wenn Sie wieder mit dem Essen beginnen. Bei meinem ersten dreitägigen Wasserfasten war ich so versessen auf feste Nahrung, dass ich gleich im Anschluss einen großen Teller Rühreier verschlang. Ich wurde sofort schläfrig und hatte das Gefühl, dass ein großer Klumpen in meinem Magen lag. Es dauerte fast 24 Stunden, bis dieses Gefühl verschwunden war. Um diese Reaktion zu vermeiden, habe ich vier Schritte entwickelt, die Sie bitte befolgen, wenn Sie ein längeres Fasten brechen. Diese Schritte gewährleisten, dass Sie Ihr Mikrobiom richtig aufbauen, und beugen Verdauungsproblemen vor.

Schritt 1: Trinken Sie eine Tasse Brühe

Die Auswahl der Brühe überlasse ich Ihnen. Knochenbrühe als eine gute Unterstützung für Ihren Darm habe ich bereits erwähnt. Knochenbrühe enthält Glycin und kann eine pathologisch durchlässige Darmwand heilen. Wenn Sie wissen, dass Ihr Darm der Heilung bedarf, ist diese Brühe zum Fastenbrechen großartig. Eine Gemüsebrühe ist aber ebenfalls gut geeignet und die passende Alternative für Vegetarierinnen. Diese Tasse Brühe soll Ihre Verdauung auf feste Nahrung vorbereiten. Da Ihre Verdauung mehrere Tage ausgeschaltet war, könnte es Probleme geben, wenn Sie gleich feste Nahrung zu sich nehmen. Warten Sie nach der Tasse Brühe noch eine Stunde, bis Sie zu Schritt 2 übergehen.

Schritt 2: Essen Sie eine probiotikareiche Mahlzeit mit Fett

Nach einem dreitägigen Wasserfasten ist jetzt der optimale Zeitpunkt, um Ihre guten Bakterien zu stärken und aufzustocken. Dafür sind probiotikareiche Lebensmittel am besten geeignet, beispielsweise etwas fermentierter Joghurt oder Sauerkraut. Auch ein fermentiertes Getränk wie Kombucha funktioniert gut. Ich esse oft dazu ein Schüsselchen Oliven, die sehr polyphenolhaltig sind, um zusätzlich Fett aufzunehmen. Warten Sie wieder eine Stunde, bis Sie mit Schritt 3 fortfahren.

Schritt 3: Gedünstetes Gemüse

Jetzt können Sie auch ein paar Ballaststoffe mehr vertragen. An diesem Punkt werden Sie einige Einsichten zu Ihrem Mikrobiom erhalten. Wenn Sie bei diesem Schritt Blähungen bekommen, benötigt Ihr Darm noch Unterstützung. Integrieren Sie das Darm-Reset-Fasten (siehe Teil I, Kapitel 2 im Unterkapitel „Die sechs Methoden des Fastens") zur Wiederherstellung des Darms, auf das ein Fastenbrechen mit probiotischen, präbiotischen und polyphenolhaltigen Lebensmitteln folgt. Dieser dritte Schritt kann als Hilfsmittel für die Diagnose dienen. Sie können damit Sie feststellen, in welche Richtung Ihre nächsten Schritte gehen sollten.

Zu diesem Zeitpunkt sollten Sie kein rohes Gemüse essen, da dieses zu viele Ballaststoffe enthält, die Ihr Verdauungssystem im Moment nicht abbauen kann. Gedünstetes Gemüse ist besser geeignet. Sie können es mit etwas gutem Öl beträufeln und leicht salzen, um den Geschmack zu intensivieren. Auch eine kleine Süßkartoffel ist gut geeignet. Süßkartoffeln – insbesondere die purpurfarbenen – nähren die guten Bakterien im unteren Darmtrakt. Ich füge oft etwas Butter aus Weidemilch und Meersalz hinzu, um wieder gute Fette und Mineralien aufzunehmen. Warten Sie erneut eine Stunde, bis Sie mit Schritt 4 fortfahren.

Schritt 4: Jetzt darf es tierisches Protein sein
Ihr Verdauungssystem ist nun auf Fleisch vorbereitet. Wenn Sie Muskeln aufbauen möchten, achten Sie darauf, dass diese erste Mahlzeit mindestens 30 Gramm Protein enthält. Wenn Sie im Zustand der Autophagie bleiben möchten, sollte die Mahlzeit weniger als 20 Gramm Protein enthalten. Gewöhnlich werde ich gefragt, ob an diesem Zeitpunkt eine vollständige Mahlzeit verzehrt werden darf. Die Antwort lautet: Ja. Die ersten drei Schritte haben Sie darauf vorbereitet. Wenn Sie zu früh Fleisch verzehren, könnten Sie sich elend fühlen. Aber jetzt sind Sie gut vorbereitet, um die meisten Lebensmittel wieder in den Speiseplan zu integrieren.

Frauen erzählen mir oft, dass sie sich Sorgen machen, Sie könnten nach einer derartig langen Fastendauer wieder in schlechte Ernährungsgewohnheiten zurückfallen. Wenn auch Sie das befürchten, sind diese vier Schritte für Sie die richtige Methode, um das Fasten zu brechen. Diese langsame und methodische Vorgehensweise nach einem ausgedehnten Fasten wird sicherstellen, dass die Heilwirkungen noch monatelang anhalten. Unabhängig davon, für welche Methode des Fastenbrechens Sie sich entscheiden, ist es wichtig, dass Sie die erste Nahrung, die Sie wieder zu sich nehmen, sehr bewusst auswählen. Je strategischer Sie beim Fastenbrechen vorgehen, desto schneller werden sich die gesundheitlichen Erfolge einstellen.

KAPITEL 3

Tipps für ein müheloses Fasten

Ich bin notorisch ungeduldig, also suche ich immer nach dem schnellstmöglichen Weg, um ein bestimmtes Ergebnis zu erzielen. Ich teile eigene Erkenntnisse auch gerne mit anderen, daher vermittle ich meiner Community immer wieder neue Tipps, damit auch sie möglichst viel profitiert.

Aber ich muss Sie vorwarnen: Diese Tipps können zwar oft den Heilungsprozess beschleunigen und Ihnen helfen, Umwege zu vermeiden, Heilungsprozesse können jedoch nicht immer beschleunigt werden – eine Lektion, die auch ich lernen musste. Deshalb bitte ich Sie, drei Prinzipien in Bezug auf Heilung im Hinterkopf zu behalten.

Erstens: Heilung braucht Zeit. Das Fasten führt zwar schnell zu Ergebnissen, aber bei einer chronischen Erkrankung kann es länger dauern, bis sie geheilt ist. Seien Sie also geduldig! Vertrauen Sie auf den Heilungsprozess durch Fasten. Je konsequenter Sie an Ihrem Lebensstil mit Fasten festhalten, desto mehr Möglichkeiten eröffnen Sie Ihrem Körper, sich selbst zu heilen.

Zweitens: Übung macht den Meister! Wenn Sie ein neues Instrument erlernen würden, könnten Sie auch nicht einfach das Instrument in die Hand nehmen und perfekt spielen, oder? So ist es auch beim Fasten. Bleiben Sie neugierig und haben Sie

Nachsicht mit sich selbst, wenn einige Tage nicht perfekt verlaufen, beispielsweise wenn Sie sich vorgenommen haben, 17 Stunden zu fasten und es Ihnen nur 13 Stunden lang gelungen ist. Ich sage meiner Community ständig, dass es so etwas wie ein fehlgeschlagenes Fasten nicht gibt. Jeden Tag, an dem Sie fasten, versetzen Sie sich in einen Zustand, der Heilung ermöglicht. Halten Sie durch, und mit der Zeit werden Sie eine Veränderung sehen.

Drittens: Sie sollten Ihr Wissen darüber, wie Ihr Körper funktioniert, ständig weiter vertiefen. Je besser Sie verstehen, warum Fasten funktioniert, und je mehr Sie über das Wunder der Stoffwechselumstellung wissen, desto besser können Sie das Fasten an Ihre Voraussetzungen anpassen und in den Alltag integrieren.

Nachfolgend sind die häufigsten Tipps aufgeführt, die meiner Community helfen, Meisterinnen des Fastens zu werden. Es werden auch einige der häufigsten Fragen beantwortet, die mir im Laufe der Jahre gestellt wurden. Lesen Sie sie alle durch, und greifen Sie darauf zurück, wenn Sie an irgendeinem Punkt Ihrer Reise auf ein Hindernis stoßen.

DER RICHTIGE UMGANG MIT HUNGER

Ja, Hunger kann zu einem Problem werden. Jede Fastende muss lernen, den Hunger zu umschiffen. In der Tat wird mir die Frage nach dem Hunger oft als erste gestellt. Je nachdem, wie flexibel Ihr Stoffwechsel ist, kann Hunger auftreten, aber es gibt mehrere Möglichkeiten, um das zu verhindern.

Die erste Frage, die Sie sich stellen sollten, lautet: „Bin ich wirklich hungrig oder langweile ich mich?" Manchmal ist das schwer zu unterscheiden. Durch Essen lässt sich der emotionale Zustand verändern. Deshalb sollten Sie den Unterschied zwischen Langeweile und Hunger kennen. Versuchen Sie es zuerst mit einer Aktivität, die Ihre Stimmung hebt: Spielen Sie Ihr Lieblingslied. Tanzen Sie durch die Küche. Holen Sie sich eine Dosis Oxytocin, indem Sie Ihre beste Freundin anrufen. Sehen Sie sich einen lustigen Film an. Manchmal kann sogar ein Nickerchen helfen.

Versuchen Sie, Ihre Stimmung mit einem anderen Mittel als Essen zu heben, und beobachten Sie, ob damit der Hunger verschwindet.

Sollten Sie allerdings feststellen, dass Sie wirklich hungrig sind, versuchen Sie es als nächstes mit ungesüßten Mineralstoff-Brausetabletten. Hunger kann viele Ursachen haben, und manchmal wird er durch ein Ungleichgewicht der Mineralstoffe ausgelöst. Gönnen Sie sich also Natrium, Kalium und Magnesium. Diese Brausetabletten schmecken nicht nur gut, sondern lösen sich auch leicht in Wasser auf, sodass Sie während der Fastenphase immer wieder daran nippen können. Und machen Sie sich keine Sorgen wegen eines Blutdruckanstiegs: Wenn Sie Natrium zu sich nehmen, während der Insulinspiegel relativ niedrig ist, trägt dies nicht zu Bluthochdruck bei. Achten Sie aber unbedingt darauf, dass die Brausetabletten ungesüßt sind, damit sie den Blutzucker nicht in die Höhe treiben, wodurch Sie den Fastenzustand verlassen würden. An Tagen, an denen ich länger faste, gebe ich gerne eine Mineralstofftablette in eine Flasche Wasser und nippe den ganzen Morgen daran.

Immer noch hungrig? Wenn die ersten beiden Tipps nicht funktionieren, ist es vielleicht Zeit für einen Fastensnack (siehe Teil III, Kapitel 2, ab Seite 217). Erinnern Sie sich noch daran? Wenn Sie das Fasten auf 15 Stunden ausdehnen, Ihr Körper aber nur 13 Stunden Fasten gewohnt ist, kann eine kleine Fettbombe genau das Hilfsmittel sein, das Sie benötigen, um zwei weitere Stunden durchzuhalten. Manchmal reicht eine ganz einfache Fettbombe wie Vollmilch oder Sahne oder etwas MCT-Öl im Tee oder Kaffee am Morgen. Viele Fastende helfen sich damit. Da aber jeder Körper anders reagiert, messen sie den Blutzucker (siehe Teil III, Kapitel 3 im Unterkapitel „Die Messung der Blutzucker- und Ketonwerte“). Dann können Sie beurteilen, wie sich die jeweilige Fettbombe auf Ihren Blutzucker auswirkt. Wenn es keine Probleme gibt, könnte es Ihnen helfen, morgens eine Tasse Kaffee mit viel Fett zu trinken, damit Sie es ohne das Fasten zu brechen bis zum Mittagessen schaffen.

Zu guter Letzt besteht eine wenig bekannte Strategie darin, das Mikrobiom im Fastenzustand zu füttern. Was bedeutet das? Oft sind es nicht Ihre menschlichen Zellen, die nach Nahrung verlangen, sondern es sind die Darmmikroben, die „Hunger!" schreien. Wenn diese Mikroben nun etwas Nahrung erhalten, hören die Hungersignale auf. Geben Sie ein präbiotisches Ballaststoffpulver in Ihr Wasser, Ihren Kaffee oder Tee. Sie erinnern sich, dass Präbiotika die guten Bakterien im Darm ernähren? Besonders geeignet ist hierfür der präbiotische Ballaststoff Inulin.

DIE ROLLE VON KAFFEE UND TEE

Es kann sehr hilfreich sein, wenn Sie während des Fastens eine Tasse Kaffee oder einen Becher Tee trinken. Aber auch hier empfehle ich, zuerst die Wirkung auf den Blutzucker zu testen. Kaffee kann die Autophagie anregen, was eine großartige Sache ist, aber wie ich bereits erwähnt habe, reagiert jeder anders auf Kaffee. Unbedingt zu beachten ist, dass es bei der Herstellung von Kaffee Unterschiede gibt. Viele Kaffees enthalten reichlich Pestizide, manchmal sogar Schimmel. Es sind diese chemischen Substanzen, die den Blutzucker in die Höhe treiben können. Stellen Sie also sicher, dass Ihr Kaffee frei von Schimmel und Pestiziden ist.

Bio-Kaffee darf keine Giftstoffe enthalten. Im Zweifelsfall wenden Sie sich an den Hersteller und fragen Sie nach. Viele Cafés und Kaffeeröstereien sind stolz auf die Reinheit ihrer Produkte. Suchen Sie nach Anbietern, die damit werben. Kaffee, der viele chemische Substanzen enthält, führt zur Insulinresistenz und ist daher um jeden Preis zu vermeiden.

DER UMGANG MIT ENTGIFTUNGSSYMPTOMEN

Bei den ersten Malen, an denen Sie den Zustand der Ketose erreichen, könnten Sie eine sogenannte Keto-Grippe bekommen. Mögliche Symptome sind Hautausschlag, Fieber, Muskelschmerzen, Verstopfung, Benommenheit und Müdigkeit. Zweifellos können diese Symptome beunruhigend sein. Da uns allen beigebracht wurde, Symptome mit Medikamenten zu behandeln, anstatt sie zu interpretieren, ist es leicht, das Fasten als Ursache der Symptomatik zu verteufeln. Aber Sie wissen jetzt, dass Ketonkörper eine heilende Wirkung auf den Körper haben. Wenn der Körper heilt, treten eben oft Symptome auf. Denken Sie an die typische Grippe: Das Immunsystem erhöht die Temperatur, um Bakterien zu vernichten. Oder Ihr Körper produziert Schleim, der sich an Viren anheftet, damit er sie aus Ihrem System befördern kann. Hautausschläge können auftreten, wenn Bakterien und Viren über die Haut ausgeschieden werden. Dies sind alles positive Anzeichen dafür, dass der Körper heilt.

Bei starken Entgiftungssymptomen empfehle ich drei Dinge. Achten Sie zunächst darauf, dass Sie die Länge der Fastendauer variieren (siehe Teil III, Kapitel 1 im Unterkapitel „Überblick über die Phasen des 30-Tage-Programms“, Seite 209). Ich habe festgestellt, dass Entgiftungssymptome dann nicht so häufig auftreten. Sie können ein oder zwei Tage pausieren und anschließend dann zu Ihrer Routine zurückkehren. Dies erleichtert dem Körper den Umgang mit der Flut an Giftstoffen, die zu Beginn freigesetzt werden.

Die zweite Strategie besteht darin, die Entgiftungswege zu öffnen, damit die belastenden Stoffe ausgeschieden werden können. Auch eine Gewichtszunahme kann ein Anzeichen für verstopfte Entgiftungswege sein. Die für die Entgiftung zuständigen Organsysteme sind die Leber, der Darm, die Nieren, das lymphatische System und die Haut. Denken Sie daran, dass Fasten diese entgiftende Wirkung besonders dann entfalten kann, wenn Sie 17 Stunden oder länger fasten.

Nachfolgend gebe ich Ihnen einige Tipps, wie Sie die Entgiftungswege frei machen können. Werfen Sie insbesondere einen Blick auf meine bevorzugten Tipps für die Leber auf Seite 241/242.

- **Trockenbürsten**
  Tägliches Trockenbürsten mit einer speziellen harten Bürste kann Ihre Haut peelen und Poren öffnen, durch die die Giftstoffe abtransportiert werden.
- **Schwitzen**
  Schwitzen regt den Kreislauf an und öffnet die Poren, wodurch Giftstoffe aus dem Körper ausgeschieden werden können. Wenn Sie einmal täglich kräftig schwitzen, ist das bei Entgiftungsreaktionen während des Fastens sehr hilfreich.
- **Lymphdrainage**
  Das Lymphsystem ist für den Abtransport von Giftstoffen aus den Organen zuständig. Wenn der Lymphfluss stagniert, treten möglicherweise häufiger Entgiftungsreaktionen auf. Durch eine gute Lymphdrainage kommt der Lymphfluss wieder in Schwung.
- **Springen auf dem Minitrampolin**
  Das Auf und Ab auf dem Minitrampolin sorgt ebenfalls für Bewegung im Lymphsystem. Tägliches Hüpfen auf dem Minitrampolin kann den Lymphfluss verbessern.
- **Bittersalzbad**
  Warmes Wasser gemischt mit Magnesiumsulfat, das auch „Bittersalz“ genannt wird, ist ein Wundermittel, um Giftstoffe über die Haut auszuscheiden. Besonders hilfreich ist es, wenn der Entgiftungsprozess Hautausschlag, Kopfschmerzen und Gelenkschmerzen hervorruft.

Schließlich die letze Strategie: Mittel, die Giftstoffe binden können, wie die Mineralerde Zeolith oder Aktivkohle. Zeolith wird häufig als Pulver angeboten, das in Flüssigkeit eingerührt und getrunken wird, es gibt aber auch Kapseln. Aktivkohle zu medizinischen Zwecken ist zu Tabletten gepresst – zum Beispiel als

„Kohle-Compretten“ – oder in Pulverform zum Anrühren mit Wasser – beispielsweise „Kohle Pulvis“ – erhältlich. Sie wissen noch, dass bei einer Stimulierung der Autophagie ungesunde Zellen absterben, wodurch Umweltgifte und Schwermetalle im Körper freigesetzt werden? Ihr Körper wird diese Giftstoffe über die Haut, den Darm und die Nieren ausscheiden. Bindemittel können bei diesen Entgiftungsprozessen helfen.

DIE MESSUNG DER BLUTZUCKER- UND KETONWERTE

Ob Sie den Blutzucker und den Ketonwert messen wollen, liegt ganz bei Ihnen. Ich finde diese Messungen hilfreich, um besser zu verstehen, was das Fasten bewirkt. Wenn Sie diese Werte überprüfen möchten, ist die beste Zeit gleich morgens direkt nach dem Aufstehen und dann kurz vor der ersten Mahlzeit. Ihre Blutzuckerwerte sollten zwischen 70 und 90 Milligramm pro Deziliter (4,0–5,0 Millimol pro Liter), und Ihre Ketonwerte sollten über 0,5 mmol/l liegen. Auch sollten Sie bei der zweiten Messung feststellen, dass Ihr Blutzuckerwert sinkt und Ihr Ketonwert steigt. Dies ist ein Signal dafür, dass sich Ihr Körper auf die Verbrennung von Fett als Energiequelle ausrichtet.

Es gibt verschiedene Methoden für die Messung der Blutzucker- und Ketonwerte. Ich bevorzuge zwei Arten von Messgeräten und rate Ihnen von zwei anderen Messmethoden ab. Vermeiden sollten Sie Urinmessungen und die Messung von Ketonwerten in der Atemluft. Beide Messmethoden haben sich nicht nur als ungenau, sondern auch als schwer auswertbar erwiesen. Beispielsweise zeigt der Urintest nur, welche Menge an Ketonkörpern aus dem Körper ausgeschieden wird, aber nicht, welche Ketonmenge für das Gehirn verfügbar ist. Die bisherigen Geräte zur Messung der Ketonwerte in der Atemluft sind schwer zu bedienen und nicht immer genau.

Die Messgeräte, die ich empfehle, sind ein Blutzucker- und Ketonmessgerät und eines für das kontinuierliche Glukosemonitoring.

Die Blutzucker- und Ketonmessgeräte sind kostengünstig und bequem zu bedienen. Man sticht sich mit einer Lanzette in die Fingerbeere, bis ein kleiner Blutstropfen austritt. Dieser Tropfen wird auf ein Stäbchen abgestrichen, das in das Messgerät eingeführt wird. Die Blutzucker- und Ketonwerte können Sie recht schnell ablesen. Wenn Ihnen der kleine Stich in den Finger nichts ausmacht, ist ein solches Messgerät ein Hilfsmittel, das einfach zu bedienen ist. Dagegen wird beim kontinuierlichen Glukosemonitoring der Gewebezucker regelmäßig gemessen, der mit dem Blutzucker korreliert. Sie können also nachverfolgen, welche Lebensmittel für Sie am besten geeignet sind. Ein solches Messgerät ist nicht nur hilfreich, damit Sie verstehen, wie Ihr Blutzucker im Fastenzustand reagiert, sondern auch, damit Sie sehen, welche Auswirkungen eine Mahlzeit auf den Blutzuckerspiegel hat. Kürzlich habe ich drei 24-stündige Fastenkuren, auf die reine Proteinmahlzeiten folgten, durchgeführt. Ich stellte überrascht fest, dass nach einem ganzen Tag Fasten eine proteinreiche Mahlzeit meinen Blutzucker sogar senkte. Darauf wäre ich ohne mein kontinuierliches Glukosemonitoring nie gekommen! Mit diesen Geräten lässt sich auch leicht überprüfen, ob die Leber mitten in der Nacht Glukose ausscheidet. Durch die ständige Aufzeichnung des Glukosewerts können Sie sehr viele Erkenntnisse darüber gewinnen, welche Lebensmittel und Fastenmethoden für Sie am besten geeignet sind.

ANZEICHEN DER KETOSE

Es gibt mehrere Methoden, mit denen Sie feststellen können, ob Sie sich in einer Ketose befinden. Bei der ersten verlassen Sie sich auf Ihr Gefühl, bei der zweiten auf Ihr Keton-Messgerät. Wenn Sie keinen Hunger haben und über eine unglaubliche geistige Klarheit und starke und stetige Energie verfügen, befinden Sie sich eindeutig im Zustand der Ketose. Wenn Sie das Messgerät verwenden, befinden Sie sich im Zustand der Ketose, wenn ein Wert von mindestens 0,5 mmol/l angezeigt wird.

STRATEGIEN ZUR SENKUNG DES BLUTZUCKERS

Wenn Sie mit dem Fasten beginnen, werden Sie oft feststellen, dass es schwierig ist, den Blutzucker zu senken. Das ist am Anfang ein häufiges Problem, wenn Sie den Körper dazu trainieren, Fett zu verbrennen. Deshalb sage ich allen Fastenanfängerinnen, dass der erste Schritt ist, in den Zustand der Ketose zu gelangen. Aber was ist, wenn Sie alles richtig machen und trotzdem keine Ketose eintritt? Hierfür habe ich sechs Tipps. Probieren Sie jeden einzeln aus, und schauen Sie, was für Sie passt.

Strategie Nr. 1: länger fasten

Es kann sein, dass Sie länger fasten müssen. Kürzlich erzählte mir eine Freundin, dass Fasten bei ihren Bemühungen zur Gewichtsabnahme nicht funktionierte. Ich fragte sie, wie lange sie fastete, und sie sagte, jeden Tag 15 Stunden. Ich riet ihr, nur einmal ein 36-Stunden-Fettverbrennungsfasten auszuprobieren und das Ergebnis abzuwarten. Genau das war der Trick. Zum ersten Mal seit Jahren verlor sie wieder an Gewicht. Etwas mehr hormetischer Stress legte ihren Stoffwechselschalter um und versetzte sie in den Fettverbrennungsmodus. Manchmal ist es ein längerer Anpassungsprozess, bis der Körper auf die ketogenen Fettverbrennungswege umsteigen kann. Halten Sie durch, Ihr Körper weiß, was zu tun ist!

Strategie Nr. 2: das Fastenprogramm ändern

Abwechslung verwirrt das Nervensystem. Wenn wir in Routineabläufen und Gewohnheiten stecken bleiben, ist unser Körper nicht mehr gezwungen, sich anzupassen. Als die Pandemie ausbrach, hatte ich einen vollen Terminkalender mit Seminaren, die ich durchführen wollte. Innerhalb weniger Wochen wurden alle Seminare abgesagt, und ich saß zu Hause fest. Aber ich entdeckte schnell ein paar einfache Freuden für mich, wie das Rätseln und die Pflege meines Gartens. Es hat mir auch große Freude bereitet, die Familien in meiner Nachbarschaft beim gemeinsamen Fahrradfahren zu beobachten und zu sehen, wie sie die Gesellschaft der anderen genossen. Für einen kurzen Moment war ich in dieser bizarren neuen Welt, in der ich nun lebte, seltsam glücklich. Aber sechs Monate später war ich, wie viele von Ihnen auch, von meinem Quarantäneleben gelangweilt. Ich hatte nicht mehr das Gefühl, dass es mich aufrichtete, und sehnte mich nach einer drastischen Veränderung.

Eine ähnliche Erfahrung können Sie machen, wenn Sie immer auf dieselbe Art und Weise fasten. Am Anfang ist es wundervoll, aber ohne Abwechslung hört der Körper möglicherweise auf, sich anzupassen. Anzeichen dafür sind Schwierigkeiten, den Zustand der Ketose zu erreichen oder den Blutzucker zu senken. Bleiben Sie nicht im immer selben Trott, den Ihnen die Fastenmethode vorgibt, die Sie am liebsten haben, sondern experimentieren Sie mit allen sechs Fastenmethoden. Möglicherweise müssen Sie sogar ein paar Tage auf das Fasten verzichten. Aber dann kehren Sie zum Fasten zurück, damit Ihre Zellen eine größere Stoffwechselflexibilität erhalten.

Strategie Nr. 3: absolut alle verarbeiteten Lebensmittel meiden

Verarbeitete Lebensmittel führen zu Insulinresistenz. Verzichten Sie auf diese Lebensmittel, und Sie werden sehen, dass Sie deutlich leichter in einen Zustand der Ketose gelangen. Durch schlechte Fette und Öle, raffinierten Zucker und Weißmehl sowie durch chemische Substanzen bleiben Sie im Modus der Zuckerverbrennung. Zu oft musste ich beobachten, dass eine Person beim Fasten alles richtig machte, aber trotzdem nicht erfolgreich war, weil sie weiterhin verarbeitete Lebensmittel zu sich nahm. Denken Sie daran, dass diese Standardernährung zu Insulinresistenz und Entzündungsreaktionen führt und die Fettverbrennung verhindert. Die drei großen Gefahren für Ihre Gesundheit sind schlechte Fette und Öle, Zucker und chemische Substanzen. Vermeiden Sie diese unbedingt!

Strategie Nr. 4: der Leber etwas Gutes tun

Die Leber ist das am härtesten arbeitende Organ des Körpers. Sie könnte etwas Pflege brauchen, damit sie Sie in die Ketose versetzt. Es ist die Leber, die registriert, wenn der Blutzucker fällt, und dann auf die ketogene Fettverbrennung umschaltet. Wenn die Leber nicht optimal funktioniert, kann es schwierig werden, diesen Wechsel zu vollziehen. Stellen Sie Gewohnheiten ab, die die Leber belasten, wie Drogen- und Alkoholkonsum. Ich habe festgestellt, dass es meist Probleme der Leber sind, die den Wechsel in den Zustand der Ketose verhindern. Zusätzlich befindet sich ein Großteil des Zuckers, den Ihr Körper im Laufe der Jahre gespeichert hat, in Ihrer Leber. Eine gesunde Leber ist der Schlüssel zum Erfolg! Hier nun meine bevorzugten Tipps für eine gesunde Leber:

- **Rizinusölpackungen:** Das Rizinusöl hilft, den Hauptgallengang zu erweitern, der für den Abtransport von Giftstoffen aus Leber und Gallenblase verantwortlich ist. Für die Packungen benötigen Sie ein gefaltetes Flanelltuch, das Sie mit kaltgepresstem Rizinusöl beträufeln. Legen Sie das Tuch über der Leber – sie befindet sich unter dem rechten Rippenbogen – direkt auf die Haut. Zum Schutz eine Plastikfolie darüberbreiten, und dann die Packung mit einer Wärmflasche warmhalten.
- **Kaffeeeinläufe:** Diese erweitern die Transportwege der Leber und den Hauptgallengang, sodass Giftstoffe effizienter abtransportiert werden. Sie werden einmal pro Woche angewendet. Die dazu erforderlichen Sets und Videoanleitungen sind online zu finden.
- **Infrarotsaunen:** Diese können eine fieberähnliche Wirkung in Ihren Zellen hervorrufen und sie dazu anregen, Krankheitserreger oder Giftstoffe, die die Zellen schädigen, abzutöten. Tägliches Saunieren hilft bei der Öffnung dieser Entgiftungswege.
- **Ätherische Öle:** Ätherische Öle, wie Mandarine, Geranie und Rosmarin, eignen sich hervorragend, um die Entgiftungswege der Leber zu öffnen. Ein paar Tropfen auf die

Haut über der Leber nach einer heißen Dusche oder Infrarotsauna genügen.

- **Bittere Blattsalate:** Bittere Blattsalate versorgen die Leber mit den für die volle Funktion notwendigen Nährstoffen. Mischen Sie täglich einige Blätter unter Ihren Salat, um die Leber zusätzlich zu unterstützen.
- **Löwenzahntee:** Eine Tasse Bio-Löwenzahntee täglich kann eine träge Leber auf Trab bringen.

Strategie Nr. 5: die Nebennieren unterstützen

Bei einer Nebennierenschwäche kann die Regulierung des Blutzuckers schwierig werden. Möglicherweise bestehen Probleme im Zusammenspiel von Hypothalamus, Hypophysen und Nebennieren - der sogenannten HPA-Achse -, wenn der Zustand der Ketose nur schwer zu erreichen ist. Sie sollten wissen, dass die Nebennieren mit dem Gehirn zusammenarbeiten. Fälschlicherweise geht man davon aus, dass sich die Nebennieren „abnutzen" würden, aber Organe nutzen sich nicht einfach auf mysteriöse Weise ab. Tatsächlich geschieht etwas völlig anderes.

Das Problem ist häufig, dass die Kommunikation zwischen Gehirn und Nebennieren gestört ist. Dafür gibt es ein paar verräterische Anzeichen: Das erste ist das Auftreten von Schwindel, wenn Sie vom Sitzen aufstehen. Da die Nebennieren an der Regulierung des Blutdrucks beteiligt sind, kann dieser Schwindel darauf hindeuten, dass die Nebennieren zu langsam auf die Änderung der Position reagiert haben. Ein weiteres Anzeichen für Probleme der Nebennieren ist das Verlangen nach Salz. Wenn Sie einen Urintest, wie beispielsweise den DUTCH-Test, durchführen, erhalten Sie Informationen über Ihr Hormonprofil und den Zustand Ihrer Nebennieren. Sie können die Nebennieren auch mithilfe von entsprechenden Nahrungsergänzungsmitteln stärken.

Strategie Nr. 6: Giftstoffe ausleiten

Wenn alle bisher genannten Strategien nicht funktionieren, ist es vielleicht an der Zeit zu überprüfen, wie viele Giftstoffe, darunter auch Schwermetalle, sich über die Jahre in Ihrem Körper angesammelt haben. Schwermetalle verbleiben jahrelang im Gewebe, verursachen eine Trägheit der Leber, zerstören die Mitochondrien in den Zellen und tragen zur Insulinresistenz bei. Wenn Sie nur schwer in einen Zustand der Ketose gelangen, ist vielleicht die Zeit für eine Entgiftung gekommen.

DIE ÖFFNUNG VON ENTGIFTUNGSWEGEN ZUR VERBESSERUNG DER GEWICHTSABNAHME

Wenn die Entgiftungswege beim Fasten offen bleiben, wird die Gewichtsabnahme beschleunigt. Wenn Sie zu Beginn des Fastens zunehmen, glauben Sie wahrscheinlich, dass Sie etwas falsch machen. Dem ist aber nicht so, möglicherweise gibt es einen physiologischen Grund. Eine Gewichtszunahme ist ein Anzeichen dafür, dass einer oder mehrere Entgiftungswege – Leber, Darm, Nieren, lymphatisches System und Haut – die Ausleitung nicht schaffen. Fasten, insbesondere wenn es 17 Stunden oder länger dauert, kann eine entgiftende Wirkung haben. Sobald der Körper auf Entgiftung umschaltet, muss er die Giftstoffe über einen der oben genannten Wege ausscheiden.

Sollten Sie während des Fastens nicht abnehmen, ist die Wahrscheinlichkeit hoch, dass mindestens einer dieser Wege nicht ordnungsgemäß funktioniert. Sie sollten darauf achten, dass Sie täglich Stuhlgang haben und regelmäßig zum Schwitzen kommen. Trinken Sie reichlich Wasser und nutzen Sie das Trockenbürsten der Haut, um die Poren offenzuhalten. Legen Sie nachts Rizinusölpackungen auf Ihre Leber, und sorgen Sie für monatliche Lymphdrainagen. Wenn die Entgiftungswege offen sind, kann der Körper keine Giftstoffe mehr im Fett speichern.

UNERWÜNSCHTE VERÄNDERUNGEN DES MENSTRUATIONSZYKLUS VERHINDERN

Sowohl Schmierblutungen als auch ausbleibende Zyklen bei ansonsten normaler Menstruation können auf einen niedrigen Progesteronspiegel hinweisen. Bei Frauen nach den Wechseljahren ist es nicht ungewöhnlich, dass plötzlich Schmierblutungen auftreten. Oft kommen Frauen aufgrund von Umweltbelastungen vorzeitig in die Wechseljahre. Wenn diese Frauen dann mit dem Fasten beginnen, werden diese durch Umweltbelastungen verursachten Schäden repariert, insbesondere wenn die Autophagie stimuliert wird. Bei Frauen nach den Wechseljahren ist eine neu auftretende Schmierblutung in der Regel also nichts, worüber man sich Sorgen machen müsste, sondern eher ein Grund zum Feiern: Ihr Körper heilt auf neue Weise!

„Was ist, wenn zwischen meinen Zyklen eine lange Zeit liegt?" Diese Frage höre ich oft, vor allem von Frauen in den Wechseljahren. Gehen Sie wie gewohnt vor. Wenn Sie Tag 30 des Resets erreichen und Ihre Periode noch nicht begonnen hat, beginnen Sie einfach am ersten Tag des Programms wieder von vorne und machen die nächsten 30 Tage programmgemäß weiter. Bei Frauen in den Wechseljahren sind die Menstruationszyklen meist zufällig, werden aber häufig mit mehreren Wiederholungen des 30-Tage-Programms wieder synchronisiert.

Wenn Sie sich dem Ende der Wechseljahre nähern, werden Ihre Monatszyklen immer seltener. Sollten bei Ihnen jedoch extreme Wechseljahresbeschwerden auftreten oder Sie sehr früh in die Wechseljahre kommen, kann das 30-Tage-Programm zum Fasten-Reset hilfreich sein. So erging es mir mit Ende 40, als ich das an mir selbst beobachten konnte. Im Alter von 47 Jahren glaubte ich, dass ich jetzt in die Wechseljahre kommen würde, aber seit ich das Zyklusfastens zum Lebensstil erhoben habe, ist mein Zyklus vorhersehbarer und regelmäßiger als vorher - und das mit 52 Jahren.

FASTEN FÜR SPEZIELLE FÄLLE

Fasten und Haarausfall

Haarausfall ist häufig, aber vermeidbar. Durch unser modernes Leben sind häufig die Mineralstoffvorräte in unserem Körper erschöpft. Sie benötigen Mineralstoffe, damit Ihr Haar voll bleibt und wächst. Daher ist meine erste Lösung gegen Haarausfall die Einnahme eines Mineralstoffpräparats. Wenn das nicht hilft, achten Sie darauf, dass Sie die Fastendauer variieren, und vermeiden Sie Fastenzeiten von über 17 Stunden, denn nach 17 Stunden beginnt die Ausscheidung von Giftstoffen.

Wenn Sie trotz der Zufuhr von Mineralien und dem Fasten mit einer Dauer von unter 17 Stunden immer noch unter Haarausfall leiden, sollten Sie einen Schwermetalltest in Betracht ziehen. Schwermetalle, wie Blei, Quecksilber und Thallium, setzen sich an den Mineralstoffrezeptoren der Körperzellen ab und erschweren die intrazelluläre Aufnahme von Mineralstoffen. Insbesondere Thallium ist im Meer durch den radioaktiven Niederschlag nach der Reaktorkatastrophe von Fukushima weit verbreitet. Viele Fische, die wir essen, enthalten jetzt dieses Schwermetall. Wir haben Tausende von Schwermetalltests an Frauen durchgeführt und festgestellt, dass diejenigen mit den höchsten Thalliumwerten auch den schlimmsten Haarausfall haben.

Weitere Giftstoffe, die Einfluss auf den Haarausfall zu haben scheinen, stammen aus den chemischen Substanzen in Brustimplantaten. Wenn Sie Brustimplantate in Erwägung ziehen, sollten Sie unbedingt eigene Nachforschungen anstellen. Erkundigen Sie sich nach der Art der Implantate, die verwendet werden sollen, und finden Sie heraus, woraus sie bestehen. Wenn Sie bereits Implantate haben, kann dieses Gespräch mit Ihrer Ärztin oder Ihrem Arzt schwierig werden. Viele Implantate enthalten Schwermetalle – finden Sie heraus, ob dies bei Ihnen der Fall ist. Wenn das tatsächlich der Fall ist, sollten Sie in Erwägung ziehen, die Implantate entfernen zu lassen. Bei vielen sehr kranken Frauen mit Entgiftungsproblemen, die ich kennenlernte, hat die Entfernung der Implantate Fortschritte gebracht. Sie haben diese Entscheidung niemals bereut.

Fasten und Müdigkeit

Machen Sie sich klar, dass Fasten die Mitochondrien, also die Kraftwerke der Zelle, repariert. Das hat zur Folge, dass Sie anfangs ein wenig müde sein können. Meine erste Empfehlung ist: Gestehen Sie sich selbst diese Müdigkeit zu, und denken Sie über Erholungsmöglichkeiten im Alltag nach. Können Sie früh zu Bett gehen, ein kurzes, etwa 20-minütiges Nickerchen machen oder sich einfach ab und an ein paar Minuten hinsetzen und ausruhen? Ihr Körper ist dabei zu heilen, und die Heilung benötigt Energie aus Ihren Zellen.

Wenn Sie weiterhin wenig Energie haben, können Sie auf ein paar Maßnahmen zurückgreifen, um Ihre Mitochondrien zu unterstützen. Eine davon ist die Bestrahlung mit Infrarotlicht - die Mitochondrien haben an der Außenseite ihrer Membranen Rezeptoren dafür. Das gibt den Mitochondrien den nötigen Schub, um wieder gut zu funktionieren. Eine weitere Maßnahme ist eine Sauerstofftherapie bei erhöhtem Umgebungsdruck, die hyperbare Oxygenierung (HBO). Die Zellen benötigen Sauerstoff, um normal zu funktionieren, doch mit zunehmendem Alter können Ihre Zellen immer weniger Sauerstoff aufnehmen und in die Zellen bringen. Bei dieser Form der Sauerstofftherapie wird der Sauerstoff komprimiert, damit er bis in die Zellen gelangen und die Mitochondrien versorgen kann.

Sollte die Müdigkeit beim Fasten mehrere Wochen anhalten, ist es vielleicht Zeit für eine Entgiftung. Umweltgifte beeinträchtigen die Funktion der Mitochondrien. Das Entfernen der Giftstoffe aus den Zellen kann die Leistungsfähigkeit der Mitochondrien verbessern.

Fasten und Medikamente

Ich werde auch oft zur Medikamenteneinnahme während des Fastens befragt. Alle Medikamente reagieren während des Fastens anders als gewohnt. Wenn Sie also Medikamente einnehmen, beziehen Sie, wenn Sie fasten wollen, bitte Ihre Ärztin oder Ihren Arzt mit ein. Wenn Sie sich im Fastenzustand befinden, zeigen insbesondere Schilddrüsenmedikamente eine ungewöhnliche Wirkung, und es kann sein, dass sie empfindlicher darauf reagieren: Ihre Herzfrequenz kann steigen oder Sie haben das Gefühl, dass die Schilddrüse auf Hochtouren läuft.

Meine Empfehlung wäre, dass Sie Ihre Medikamente in den Zeiten einnehmen, in denen sie essen, oder am Morgen mit einem Bulletproof Coffee. Ich empfehle auch dringend, dass Sie Ihre Ärztin oder Ihren Arzt über Ihr Fastenprogramm informieren und Menge und Zeitpunkt der Einnahme der Schilddrüsenmedikamente anpassen lassen.

Fasten und Nahrungsergänzungsmittel

Im Allgemeinen können Sie Ihre Nahrungsergänzungsmittel während der Fastenphase einnehmen. Ob Sie das tun wollen, entscheiden Sie am besten nach Gefühl. Wenn Sie Nahrungsergänzungsmittel auf nüchternen Magen einnehmen können, tun Sie es. Wenn Ihnen dadurch übel wird – ich habe festgestellt, dass dies insbesondere bei Nahrungsergänzungsmitteln mit B-Vitaminen vorkommt –, empfehle ich, sie besser während der Phase einzunehmen, in der sie auch essen.

Eine Einschränkung bleibt: Ich würde nicht empfehlen, während eines dreitägigen Wasserfastens Nahrungsergänzungsmittel einzunehmen. Während des Versuchs, systemische Stammzellen herzustellen, ist es am besten, die Dinge einfach der Intelligenz des Körpers zu überlassen.

Fasten und Heißhunger

Heißhungerattacken entstehen oft durch Veränderungen des Mineralstoffhaushalts und des Mikrobioms. Wenn Sie zum Ausgleich ein Mineralstoffpräparat einsetzen wollen, achten Sie darauf, dass Sie ein gutes einnehmen. Auch Ihre Darmbakterien können Heißhungerattacken auslösen. Durch das Fasten werden die schlechten Darmbakterien abgetötet und gute Darmbakterien können sich ausbreiten. Es sind genau diese schlechten Bakterien, die einen Heißhunger auf Schokolade, Kohlenhydrate oder Zucker auslösen, und dies geschieht insbesondere dann, wenn ihnen die Nahrungsgrundlage entzogen wird und sie abzusterben beginnen.

Besonders stark ist dieser Heißhunger bei einem Befall mit dem Hefepilz *Candida albicans*, der deutlich spürbar nach Kohlenhydraten und Zucker verlangt. Gerät er durch das Fasten unter Druck, wird der Heißhunger noch schlimmer. Aber lassen Sie sich nicht beirren: Je mehr Sie fasten, desto schneller wird Ihr Heißhunger verschwinden.

Fasten, scheitern, fasten: Rückkehr zum Programm ohne Schuldgefühle

Erstens ist es eines der wichtigsten Prinzipien beim Fasten, dass es so etwas wie ein gescheitertes Fasten nicht gibt. Wenn Sie sich anstrengen, aber vom Weg abkommen, unterlassen Sie jedes negative Urteil über sich selbst, und kehren Sie sofort wieder auf den richtigen Weg zurück. Schleppen Sie nicht tagelang Schuldgefühle mit sich herum. Ja, es ist sehr schwer, sich selbst zu vergeben, wenn man nachlässig war. Aber jedes Fasten hilft Ihnen, wieder weiterzukommen, also lassen Sie die Schuldgefühle hinter sich. Fangen Sie am nächsten Tag neu an. Denken Sie daran, dass es mit jedem Fastenversuch einfacher wird.

Betrachten Sie das Fasten wie ein Training für einen Marathonlauf: Mit jedem Tag, an dem Sie ein wenig weiter laufen, bauen Sie mehr Kraft für das nächste Training auf. Auch wenn Sie sich vorgenommen hatten, 10 Kilometer zu laufen, aber nur 8 Kilometer geschafft haben, sind Sie immer noch im Training. Jedes

Mal, wenn Sie beim Fasten „scheitern“ und von vorne beginnen, kommen Sie Ihrem neuen Lebensstil, der das Fasten umfasst, einen Schritt näher, und irgendwann wird es für Sie mühelos funktionieren.

Fasten und Schlaf

Häufig werde ich von Fastenden gefragt, warum sie nicht so viel schlafen können wie sonst, und warum sie gelegentlich nachts Schmerzen haben. Manche Frauen stellen fest, dass sie weniger Schlaf benötigen, wenn sie fasten, insbesondere bei Fastenzeiten über 24 Stunden. Dies könnte anfangs etwas beunruhigen, aber wenn Sie genau darüber nachdenken, was während des Schlafs und des Fastens geschieht, werden Sie feststellen, dass es sich in beiden Fällen um Phasen mit Heilungsprozessen handelt. Ihr Körper repariert sich im Schlaf.

Normalerweise nimmt Schlaf einen großen Teil jedes Tages ein. Da sowohl das Schlafen als auch das Fasten der Heilung dient, ist es nicht beunruhigend, wenn Sie in Zeiten, in denen Sie fasten, weniger schlafen. Vor allem bei einer längeren Fastendauer, zum Beispiel dem dreitägigen Wasserfasten, kommt das vor. Gegen dieses Symptom können und müssen Sie nichts unternehmen. Nutzen Sie die gewonnenen Stunden bestmöglich für sich selbst. Wenn Sie morgens früher aufwachen, könnten Sie Tagebuch führen, meditieren oder ein Buch lesen. Manchmal gewinnen wir in solchen Fastenzeiten tiefe Einsichten. Nutzen Sie die frühen Morgenstunden, um Ihre spirituelle Praxis zu vertiefen.

Das zweite Symptom, das häufig bei Fastenden auftritt, sind nächtliche Schmerzen, typischerweise beim dreitägigen Wasserfasten. Frauen klagen dann über Schmerzen im Unterleib und im unteren Rücken. Da während längerer Fastenzeiten Stammzellen produziert werden, repariert der Körper möglicherweise das Narbengewebe, das durch das Austragen und die Geburt Ihres Kindes entstand. Wir bedenken oft nicht die bleibenden körperlichen Spätfolgen einer Schwangerschaft, doch unser Körper vergisst sie nicht.

Diese Stammzellen gelangen in die Bereiche, die am stärksten einer Reparatur bedürfen. Es gibt ein paar Mittel, um die Schmerzen zu lindern. Erstens: Erhöhen Sie die Magnesiummenge, die Sie vor dem Schlafengehen einnehmen, um die Muskulatur zu entspannen. Sie werden dann auch tiefer schlafen. Zweitens: Probieren Sie CBD-Öl aus - innerlich oder äußerlich. Es ist wissenschaftlich gut belegt, dass es Schmerzrezeptoren ausschalten kann - und das ganz natürlich und ohne Nebenwirkungen.

Fasten und körperliches Training

Körperliches Training in nüchternem Zustand während kürzerer Fastenzeiten kann hilfreich bei der Gewichtsabnahme sein. Während des Trainings steigt der Blutzucker von Natur aus an, um den körperlichen Anforderungen gerecht zu werden. Sie wissen bereits, dass der Körper überschüssigen Blutzucker bevorzugt in Leber, Muskeln und Fett speichert. Wenn sie nüchtern trainieren, verstoffwechselt der Körper häufig Fett viel schneller. Durch ein Fastenbrechen mit Protein erhalten Sie ein schlankes, muskulöses Erscheinungsbild.

Von körperlichem Training während eines dreitägigen Wasserfastens rate ich jedoch ab. Wenn Sie derart lange fasten, bewirkt das, dass der Körper in einen massiven Reparaturmodus übergeht. So wie Sie bei Fieber - ebenfalls ein Heilungszustand - nicht trainieren würden, sollten Sie auch bei dieser Form des Fastens nicht trainieren. Geben Sie Ihrem Körper die Chance, ohne weitere Beanspruchung in den Reparaturmodus überzugehen.

Fasten nach einer Gebärmutterentfernung

Jede Frau, die sich einem chirurgischen Eingriff unterzogen hat, durch den ihr Menstruationszyklus abrupt verändert oder beendet wurde, profitiert vom 30-Tage-Programm zum Fasten-Reset. Auch nach einer Operation wie einer Gebärmutterentfernung produziert der Körper immer noch Sexualhormone, teilweise aufgrund der Tätigkeit der Nebennieren. Da Ihnen das 30-Tage-

Programm hilft, die Produktion von Sexualhormonen zu maximieren, unterstützen Sie die verbliebenen Gewebe, indem Sie alle Schritte des Fasten-Resets befolgen.

Fasten bei Schilddrüsenerkrankungen

Die Schilddrüse ist in ihrer Funktion von fünf Organen abhängig: Gehirn, Schilddrüse, Leber, Darm und Nebennieren. Jede Zelle im Körper hat eine Rezeptorstelle für Schilddrüsenhormone, daher sollten Ihre Zellen, um gut funktionieren zu können, frei von Giftstoffen und Entzündungen sein.

Hier ist nun ein vereinfachter Überblick darüber, wie der Körper die Schilddrüsenhormone herstellt und verwendet. Das Gehirn, insbesondere die Hypophyse oder Hirnanhangsdrüse, die an der Schädelbasis sitzt, setzt Thyreoidea-stimulierendes Hormon (TSH) frei, das hinab zur Schilddrüse wandert und sie aktiviert, damit sie ein Hormon namens Thyroxin oder T4 produziert. Dieses Hormon gelangt in die Leber und den Darm und wird dort in ein Hormon namens Trijodthyronin oder T3 umgewandelt. T3 wandert zu einer Zelle und gelangt über eine Rezeptorstelle in diese hinein. So kann es intrazellulär genutzt werden. Bei Menschen mit einer Nebennierenschwäche wird diese letzte Umwandlung von T4 zu T3 zum Problem. Wenn die Nebennieren nicht richtig funktionieren und der Cortisolspiegel erhöht ist, wird anstelle von T3 das für die Zellen nicht nutzbare Reverse-T3 (rT3) hergestellt.

Nachdem wir nun diese Fakten kennen, wollen wir betrachten, wie Fasten helfen kann. Wir wissen, dass Autophagiefasten Nervenzellen im Gehirn repariert, was für die TSH-Produktion und die hormonelle Kommunikation des Gehirns mit dem Körper sehr wichtig ist. Wir wissen auch, dass 24-stündiges Fasten dazu beitragen kann, den Darm zu heilen, was für die Umwandlung von T4 in T3 wesentlich ist. Alle Fastenmethoden und die Aufrechterhaltung niedriger Blutzuckerspiegel zwingen den Körper, gespeicherten Zucker aus der Leber freizusetzen, was wiederum die Umwandlung von T4 in T3 erleichtert. Alle Fastenmethoden verringern auch zelluläre Entzündungen, wodurch T3 leichter in die Zellen gelangen kann. Erkennen Sie nun, wie hilfreich Fasten für die Schilddrüsenfunktion und die Ausnutzung von Schilddrüsenhormonen ist?

Eines der Missverständnisse, dem ich im Laufe der Jahre oft begegnet bin, besagt, dass Fasten die Schilddrüsenhormone senkt. Ich habe mich sehr intensiv mit Studien zu dieser Behauptung beschäftigt, Videos aufgenommen und Schilddrüsenexperten in meinem Podcast interviewt. Möglicherweise bin ich regelrecht besessen davon, den Zusammenhang zwischen Fasten und Schilddrüsenfunktion zu verstehen. Hier sind die Forschungsergebnisse: Beim Fasten kommt es zu einer vorübergehenden Verringerung von T3, aber es gibt ein Detail, das Sie kennen sollten. Eine in der Fachzeitschrift *Metabolism* veröffentlichte Studie belegte, dass das Absinken des T3-Spiegels nur vorübergehend ist. Sobald die Probanden wieder Nahrung aufnahmen, schossen die T3-Spiegel in die Höhe und waren in einigen Fällen sogar höher als zuvor.[1]

Fasten bei Nebennierenschwäche

Der Schlüssel zum Erfolg beim Fasten mit Nebennierenschwäche ist eine langsame Umstellung auf den neuen Lebensstil mit Fastenzeiten. Verlängern Sie die Fastendauer in ganz kleinen Schritten über Wochen, vielleicht sogar über Monate. Denken Sie daran, dass eine kleine Menge an hormetischem Stress helfen kann, Ihre Nebennieren zu reparieren. Es ist in Ordnung, wenn Sie Ihre Nebennieren sanft anschieben, aber übertreiben Sie es nicht!

Der zweite wichtige Punkt, wenn Sie Ihre Nebennieren durch Fasten unterstützen möchten, ist die Stabilisierung des Blutzuckers durch viele gute, gesunde Fette. Wenn Ihr Blutzucker stabiler ist und nicht zwischen sehr hohen und sehr niedrigen Werten hin und her schwankt, erleichtert dies das Fasten auch für Ihre Nebennieren. Und beachten Sie bitte: Eine Nebennierenschwäche bedeutet nicht nur, dass Ihre Nebennieren Ihre Aufgabe nicht mehr ausreichend erfüllen können, sondern es sind auch andere

Körpersysteme beteiligt. Wenn Sie wissen, dass Ihre Nebennieren nicht in Bestform sind, wenden Sie sich an einen Behandler oder eine Behandlerin, die oder der die funktionelle Medizin anwendet, damit Sie während Ihres Fastenprozesses Unterstützung erhalten.

Fasten in der Schwangerschaft

Fasten Sie auf keinen Fall während der Schwangerschaft, und zwar aus zwei Gründen. Erstens müssen Sie sowohl sich selbst als auch Ihr Kind mit Energie versorgen und gut ernähren. Essen ist in diesem Moment die richtige Medizin, nicht das Fasten. Sie können Lebensmittel auswählen, die Ihr Darmmikrobiom verbessern und dieses an Ihr Kind weitergeben. Zweitens möchten Sie während der Schwangerschaft keine Entgiftungsreaktionen auslösen. Wenn Sie während des Fastens entgiften, werden die Giftstoffe in den Blutkreislauf freigesetzt. Diese unter anderen Umständen erwünschte Reaktion ist während der Schwangerschaft schädlich für Ihr Kind, da die Giftstoffe aus Ihrem Blutkreislauf in den Blutkreislauf Ihres Kindes gelangen. Das sollten Sie auf jeden Fall verhindern!

Fasten in der Stillzeit

Hier gilt die gleiche Regel wie während der Schwangerschaft: Während der Stillzeit sollte nicht entgiftet werden, da die Giftstoffe in die Muttermilch übertreten. Manchmal kann eine kürzere Fastendauer wie beim 13-stündigen Intervallfasten in Ordnung sein, aber keinesfalls länger. Sollten Sie das erwägen, besprechen Sie dies unbedingt vorher mit Ihrer Ärztin oder Ihrem Arzt!

Fasten und Diabetes

Sowohl für Typ-1- als auch für Typ-2-Diabetikerinnen kann Fasten ausgesprochen hilfreich sein. Allerdings empfehle ich Ihnen, mit einer Ärztin oder einem Arzt zusammenzuarbeiten, wenn Ihre Erkrankung schwerwiegend ist. Ich habe wunderbare Erfolge beobachten können, wenn Diabetikerinnen gefastet haben, aber ich möchte, dass Sie auf der sicheren Seite sind. Deshalb müssen Sie unbedingt Ihre Blutzuckerwerte überwachen, und zwar unter Aufsicht.

Wenn Ihre Ärztin beziehungsweise Ihr Arzt nicht mit dem Fasten vertraut ist, verweisen auf die Metaanalyse zum Intervallfasten, die im *New England Journal of Medicine* veröffentlicht wurde (siehe Teil I, Kapitel 2 im Unterkapitel „Was fasten bewirkt“, Seite 53). Oft sind Ärztinnen und Ärzte hinsichtlich aktueller Forschungsergebnisse zum Fasten nicht auf dem neuesten Stand, und dieser Fachartikel könnte daher hilfreich sein.

TEIL IV

REZEPTE

DER GENUSS KOMMT NICHT ZU KURZ!

Ein Fastenprogramm, das sich am Monatszyklus orientiert und Ihre weiblichen Hormone unterstützt bedeutet nicht, dass Sie sich nun von allem, was schmeckt, verabschieden müssen. Im Gegenteil: Mit leckeren Rezepten macht ein gesunder Lebensstil mehr Spaß, und die neuen Essgewohnheiten lassen sich mühelos und langfristig in Ihren Alltag integrieren.

Hier finden Sie bewährte Rezepte für Gerichte, die richtig gut schmecken und zugleich Ihre Hormone ausbalancieren. Seien Sie wagemutig und probieren Sie auch Rezepte mit Lebensmitteln aus, die Sie bislang nicht verwendet haben, denn je vielfältiger Ihre Nahrung, desto besser für Ihre Gesundheit. Guten Appetit!

HINWEISE ZU DEN REZEPTEN

Die Rezepte in diesem Buch wurden in den Vereinigten Staaten entwickelt und verwenden daher die dort üblichen Messbecher, die „Cups“ - das bedeutet „Tassen“ - genannt werden. Ein Cup fasst 240 ml Wasser. Diese amerikanischen Messbecher sind inzwischen auch bei uns verbreitet und sowohl in Fachgeschäften als auch im Onlinehandel erhältlich.

Sie benötigen aber nicht unbedingt einen original US-amerikanischen Cup, denn es genügt ein normaler Haushaltsmessbecher mit 500 ml Fassungsvermögen. Die Grundfläche sollte etwa so groß sein wie die eines Wasserglases. Messen Sie 240 ml Wasser ab, markieren Sie die Füllhöhe mit einem wasserfesten Stift, und schon haben Sie einen „Cup“ zur Verfügung! Wiederholen Sie den Vorgang mit 120 ml für ½ Cup und mit 60 ml für ¼ Cup.

Cups werden nicht nur zum Abmessen von Flüssigkeitsmengen, sondern auch für feste Zutaten verwendet. Je kleiner diese geschnitten sind, desto mehr davon passt in ein Cup. Halten Sie sich daher unbedingt an die Vorgaben zum Zerkleinern der Zutaten.

Übrigens: Vegetarische Rezepte sind mit (V) gekennzeichnet.

KAPITEL 1

Ketobiotische Rezepte

GEHALTVOLLE HUMMUS-BOWL (V)

Für 4 Portionen

Zutaten

Hummus
4 Knoblauchzehen, gehackt
Saft von 1 großen Zitrone
ca. 410 g Kichererbsen aus der Dose, abgespült und abgetropft
½ TL Natron
⅓ Cup Tahini
Meersalz nach Belieben

Tempeh und Gemüse
2 TL Olivenöl
ca. 340 g Tempeh, zerdrückt
1 TL Meersalz
1 TL schwarzer Pfeffer, frisch gemahlen

1 TL Kreuzkümmel
½ TL Koriander
½ TL Cayennepfeffer
4 Cups Spinat oder junger Grünkohl, grob geschnitten

Topping
½ Cup entkernte Castelvetrano-Oliven, gehackt
½ rote Zwiebel, in Würfel geschnitten
1 Cup Cherrytomaten, halbiert
¼ Cup Kürbiskerne, geröstet
natives Olivenöl extra
Sumak, Kreuzkümmel oder Paprikapulver

Zubereitung

1. Zwei der Knoblauchzehen mit der flachen Messerseite zerdrücken, in eine kleine Schüssel geben und mit Zitronensaft bedecken. Die Zehen können im Zitronensaft ruhen, während die Kichererbsen kochen.
2. Kichererbsen, den ½ TL Natron und die übrigen 2 Knoblauchzehen in einen großen Topf geben. Alles mit Wasser bedecken und auf hoher Stufe zum Kochen bringen. Dann den Herd auf mittlere Stufe stellen und die Zutaten 25 bis 30 Minuten weiter köcheln lassen, bis die Kichererbsen so weich sind, dass die Haut abzufallen beginnt.
3. Die gekochten Kichererbsen und den Knoblauch abgießen, und diese beiden Zutaten in einen Mixer füllen. Den in Zitronensaft eingelegten Knoblauch und das Tahini dazugeben. Alle Zutaten mixen, bis eine glatte Masse entstanden ist, und dann bei laufendem Mixer langsam gefiltertes Wasser hinzufügen, bis alles vollkommen glatt ist – dafür sollten lediglich ein paar Teelöffel Wasser notwendig sein. Nach Belieben Meersalz hinzufügen, und anschließend mit der Vorbereitung des Tempehs und des Gemüses beginnen.
4. Das Olivenöl in einer großen Pfanne auf mittlerer Stufe erhitzen. Dann das zerdrückte Tempeh und die Gewürze dazugeben und

unter gelegentlichem Rühren ein paar Minuten anbraten, bis das Tempeh goldbraun und an den Außenseiten knusprig wird. Anschließend das Gemüse hinzufügen, und alles 1 bis 2 Minuten vor sich hin köcheln lassen, bis die Spinat- oder Kohlblätter etwas weich geworden sind.

5. Das Hummus auf vier Schüsseln verteilen und mit einem Löffel glatt streichen, sodass eine ebene, leicht gewellte Oberfläche entsteht. Tempeh und Gemüse gleichmäßig auf die Schüsseln aufteilen und mit den Oliven, den Zwiebeln, den Cherrytomaten und den Kürbiskernen dekorieren. Zum Schluss jede Schüssel noch mit ein paar Tropfen Olivenöl und einer Prise Sumak krönen.

Nährwerte

Pro Portion
Fett 31 g
Netto-Kohlenhydrate 24 g
Proteine 28 g

ROSENKOHLSALAT MIT HUHN UND INGWER-MISO-DRESSING

Für 4 Portionen

Zutaten

Huhn
2 Hühnerbrüste, ohne Knochen und Haut, halbiert
1 TL Meersalz
1 TL schwarzer Pfeffer, frisch gemahlen
1 TL Knoblauchpulver
½ TL Zwiebelpulver
2 TL Avocadoöl

Salat
4 Cups Rosenkohl, geputzt und in dünne Scheiben geschnitten
4 Lauchzwiebeln, geputzt und in dünne Scheiben geschnitten
¼ Cup Mandeln, gehackt
2 TL Leinsamen, ungemahlen
2 TL geröstete Sesamkörner

Dressing
¼ Cup Avocadoöl
1 TL geröstetes Sesamöl
3 TL Reisessig
3 TL Kokos-Aminos-Würzsoße
1 TL frischer Bio-Ingwer, fein gerieben
2 TL weiße Misopaste
1 Knoblauchzehe, gerieben

Zubereitung

1. Die Hühnerbrüste von allen Seiten mit Salz, Pfeffer, Knoblauchpulver und Zwiebelpulver würzen. Das Avocadoöl in einer großen Pfanne auf mittlerer Stufe erhitzen. Die Hühnerbrüste in das heiße Öl legen und auf jeder Seite jeweils 5 bis 6 Minuten anbraten, bis sie goldbraun und durch sind. Anschließend die Pfanne vom Herd nehmen und zur Seite stellen.
2. Alle Zutaten für den Salat in eine große Schüssel geben.
3. Die Zutaten für das Dressing in einer mittelgroßen Schüssel verrühren, bis sie sich vollständig vermischt haben.
4. Die Hühnerbrüste in mundgerechte Stücke schneiden und zum Rosenkohl-Salat hinzugeben. Zuletzt das Dressing darüber gießen, alles vermischen und servieren.

Nährwerte

Pro Portion
Fett 15 g
Netto-Kohlenhydrate 8 g
Proteine 28 g

SHAKSHUKA MIT EINGELEGTEN ZWIEBELN UND AVOCADO

Für 4 Portionen

Zutaten

2 TL Olivenöl
1 Zwiebel, abgezogen und in Würfel geschnitten
4 Knoblauchzehen, gehackt
1 rote Paprika, entkernt und in Würfel geschnitten
3 TL Tomatenmark
2 TL Harissa
1 TL Meersalz
1 TL schwarzer Pfeffer, frisch gemahlen
1 TL Kreuzkümmel
½ TL Paprikapulver
ca. 800 g Tomaten in Stücken aus der Dose
2 Cups junger Grünkohl, grob geschnitten
8 Eier
1 große Avocado, entkernt, geschält und geschnitten
1 Cup eingelegte Zwiebeln (original sind rote Zwiebelringe, Sie können aber auch Silberzwiebeln verwenden)
¼ Cup frischer Koriander, gehackt

Zubereitung

1. Das Olivenöl in einer großen Pfanne auf mittlerer Stufe erhitzen. Die Zwiebeln dazugeben und ungefähr 2 Minuten lang anbraten, bis sie glasig werden. Knoblauch und Paprikawürfel hinzugeben. Weitere 2 Minuten anbraten, dann das Tomatenmark, das Harissa, das Salz, den Pfeffer, den Kreuzkümmel und das Paprikapulver einrühren. So lange rühren und köcheln lassen, bis die Mischung zu duften beginnt.
2. Die Tomaten einrühren, bis die Soße zu kochen beginnt, dann den Herd auf eine niedrigere Stufe stellen.

3. Die Soße 20 Minuten leise köcheln lassen, damit sie eindickt. Dann den Grünkohl hinzufügen und kochen, bis er zusammenzufallen beginnt.
4. Die Eier vorsichtig einzeln dazugeben und darauf achten, dass das Eigelb intakt bleibt. Die Pfanne bedecken und weitere 5 bis 6 Minuten köcheln lassen, bis das Eiweiß fest ist und das Eigelb die gewünschte Konsistenz hat.
5. Die Shakshuka mit Avocado, eingelegten Zwiebeln und Koriander garniert servieren.

Nährwerte

Pro Portion
Fett 42 g
Netto-Kohlenhydrate 27 g
Proteine 25 g

KIMCHI-SALAT MIT KNUSPRIGEN KICHERERBSEN (V)

Für 4 Portionen

Zutaten

Kichererbsen
2 TL Olivenöl
ca. 410 g Kichererbsen aus der Dose, abgespült und abgetropft
½ TL Meersalz
½ TL Knoblauchpulver
½ TL Zwiebelpulver
½ TL Kurkuma, gemahlen
½ TL Kreuzkümmel

Dressing
¼ Cup Avocadoöl
3 TL Reisessig
3 TL Kokos-Aminos-Würzsoße
1 Knoblauchzehe, gerieben
Meersalz nach Belieben
schwarzer Pfeffer, frisch gemahlen, nach Belieben

Salat
1 Cup Kimchi, abgegossen und gehackt
1 Kopf Romana-Salat, geputzt and gehackt
2 Cups junger Spinat, grob gehackt
8 Radieschen, geputzt und in dünne Scheiben geschnitten
2 TL Hanfsamen
2 TL Sesamsamen

Zubereitung

1. Das Olivenöl in einer großen Pfanne auf mittlerer Stufe erhitzen. Die Kichererbsen dazugeben.
2. Salz, Knoblauchpulver, Zwiebelpulver, Kurkuma und Kreuzkümmel in einer kleinen Schüssel mischen. Die Gewürzmischung über die Kichererbsen streuen und vermengen, sodass sich alles gleichmäßig verteilt. So lange braten, bis die Kichererbsen außen goldbraun und knusprig werden. Vom Herd nehmen und zur Seite stellen.
3. Das Avocadoöl, den Reisessig, die Kokos-Aminos-Würzsoße und den Knoblauch in einer kleinen Schüssel mischen. Alles verquirlen, und dann das Dressing mit Salz und Pfeffer nach Belieben würzen.
4. Die Salatzutaten zusammen in eine große Schüssel geben, die knusprigen Kichererbsen darüberstreuen und mit dem Dressing übergießen. Anschließend alles miteinander vermengen und servieren.

Nährwerte

Pro Portion
Fett 47 g
Cholesterin 0 mg
Netto-Kohlenhydrate 20 g
Proteine 27 g

HÄHNCHENSTICKS MIT MANDELN UND SAUERKRAUTSALAT

Für 4 Portionen

Zutaten

Sauerkrautsalat
2 Cups Sauerkraut, abgegossen
2 Selleriestangen, in dünne Scheiben schnitten
1 großer Granny-Smith-Apfel, vom Kerngehäuse befreit, halbiert und in dünne Scheiben geschnitten
¼ Cup Apfelweinessig
¼ Cup Kürbiskerne, geröstet, Hanfsamen oder Leinsamen
2 TL Avocadoöl

Hähnchensticks
½ Cup Mandelmehl
3 TL Hefeflocken
1 ½ TL Meersalz
1 TL schwarzer Pfeffer, frisch gemahlen
1 TL Paprikapulver
1 TL Knoblauchpulver
½ TL Zwiebelpulver
1 Ei
½ Cup ungesüßte Mandelmilch
500 g Hähnchenbrustfilet, in 12 Streifen geschnitten
2 TL Avocadoöl

Zubereitung

1. Den Backofen auf 200 °C vorheizen.
2. Ein Backblech mit Backpapier auslegen.
3. Alle Zutaten für den Sauerkrautsalat in eine große Schüssel geben, dann vermengen und nach Belieben salzen. Die Schüssel bedecken und während der Vorbereitung der Hähnchensticks in den Kühlschrank stellen.
4. Das Mandelmehl, die Hefeflocken, das Salz, den Pfeffer, das Paprikapulver, das Knoblauchpulver und das Zwiebelpulver in einer großen flachen Schale mischen.
5. Das Ei und die Mandelmilch verquirlen und in eine extra Schüssel mit breitem Rand füllen.
6. Alles zum Panieren vorbereiten: Jeden Streifen Hähnchenbrustfilet in die Eimischung tauchen, anschließend vorsichtig in das Mandelmehl drücken und darin rollen, bis er vollständig damit bedeckt ist. Dann auf das vorbereitete Backblech legen. Wenn alle Sticks paniert sind, diese vorsichtig mit Avocadoöl bestreichen. 35 bis 40 Minuten im vorgeheizten Backofen backen.
7. Die Sticks zusammen mit dem Sauerkrautsalat servieren.

Nährwerte

Pro Portion
Fett 35 g
Cholesterin 148 mg
Netto-Kohlenhydrate 13 g
Proteine 49 g

INGWER-KNOBLAUCH-TEMPEH MIT BROKKOLI UND QUINOA (V)

Für 4 Portionen

Zutaten

6 Knoblauchzehen, gehackt
2 TL frischer Bio-Ingwer, fein gerieben
2 TL geröstetes Sesamöl
⅓ Cup Kokos-Aminos-Würzsoße
Saft und Abrieb von 1 großen unbehandelten Zitrone
2 TL Avocadoöl
ca. 340 g Tempeh, in dünne Streifen geschnitten
2 Cups Brokkoliröschen
Meersalz nach Belieben
Pfeffer, frisch gemahlen
1 Cup Quinoa, zubereitet nach Packungsanleitung
1 ½ Cups Kimchi

Zubereitung

1. Den Knoblauch, den Ingwer, das Sesamöl, die Kokos-Aminos-Würzsoße, den Zitronensaft und den Zitronenabrieb in einer mittelgroßen Schüssel miteinander verquirlen und zur Seite stellen.
2. Das Avocadoöl in einer großen Pfanne auf mittlerer Stufe erhitzen. Das Tempeh hinzufügen und braten, bis die Außenseiten goldbraun werden. Dann den Brokkoli hinzufügen. Nach Belieben mit Salz und Pfeffer würzen und ungefähr 4 Minuten braten. Den Herd auf mittlere Stufe herunterstellen und die Knoblauch-Ingwer-Mischung dazugeben.
3. So lange köcheln lassen, bis die Soße eindickt und der Brokkoli gabelzart ist. Auf der vorbereiteten Quinoa und mit dem Kimchi als Beilage servieren.

Nährwerte

Pro Portion
Fett 31 g
Cholesterin 0 mg
Netto-Kohlenhydrate 35 g
Proteine 40 g

KIMCHI-EINTOPF MIT TOFU (V)

Für 4 Portionen

Zutaten

2 TL Avocadoöl
1 Zwiebel, in Würfel geschnitten
6 Knoblauchzehen, gehackt
3 Cups Kimchi, gehackt
2 TL Chilipaste
5 Cups Gemüsebrühe
ca. 425 g Cannellini- oder weiße Bohnen aus der Dose, abgespült und abgetropft
Meersalz nach Belieben
schwarzer Pfeffer, frisch gemahlen
ca. 340 g fester Tofu, in Würfel geschnitten
4 Lauchzwiebeln, in dünne Scheiben geschnitten
¼ Cup frischer Koriander, gehackt
Geröstetes Sesamöl

Zubereitung

1. Das Avocadoöl in einem großen Topf auf mittlerer Stufe erhitzen. Die Zwiebel und den Knoblauch hinzufügen und 2 bis 3 Minuten anbraten, bis die Zwiebel glasig wird.

2. Das Kimchi und die Chilipaste dazugeben, alles miteinander vermischen und eine weitere Minute lang braten. Dann die Gemüsebrühe und die Bohnen hinzugeben und nach Belieben mit Salz und Pfeffer würzen. Wenn die Mischung zu kochen beginnt, den Herd auf mittlere bis niedrige Stufe stellen, den Topf zudecken und 20 Minuten köcheln lassen.
3. Jetzt den Tofu dazugeben, den Deckel erneut auflegen und weitere 15 Minuten köcheln lassen. Bevor der Tofu dazugegeben wird, sicherstellen, dass der Eintopf nicht mehr kocht, sondern nur leise köchelt.
4. Den Eintopf mit den Lauchzwiebeln, dem Koriander und ein paar Tropfen Sesamöl garniert servieren.

Nährwerte

Pro Portion
Fett 22 g
Netto-Kohlenhydrate 20 g
Proteine 41 g

PROSCIUTTO-SPINAT-SPARGEL-FRITTATA

Für 8 Portionen

Zutaten

8 Eier
½ Cup ungesüßte Mandelmilch
⅓ Cup Hefeflocken
1 TL Meersalz
1 TL schwarzer Pfeffer, frisch gemahlen
2 TL Ghee
1 große Schalotte, in kleine Würfel geschnitten
3 Knoblauchzehen, gehackt
ca. 115 g Prosciutto, gehackt
450 g grüner Spargel, in 5 bis 7 cm lange Stücke geschnitten
3 Cups Spinat, grob gehackt

Zubereitung

1. Den Backofen auf 175 °C vorheizen.
2. Eine gusseiserne oder eine andere für den Backofen geeignete Pfanne auf mittlerer Stufe auf dem Herd vorwärmen.
3. Die Eier, die Mandelmilch, die Hefeflocken, Salz und Pfeffer in einer mittelgroßen Schüssel gründlich verrühren und zur Seite stellen.
4. Wenn die Pfanne warm geworden ist, das Ghee hineingeben.
5. Wenn das Ghee zu schmelzen beginnt, die Schalotte und den Knoblauch in die Pfanne geben. 1 bis 2 Minuten anbraten, bis die Schalotte glasig wird, dann den Prosciutto hinzufügen und weitere 3 bis 4 Minuten braten. Wenn der Prosciutto goldbraun und knusprig wird, den Spargel dazugeben.
6. So lange braten, bis der Spargel eine leuchtend grüne Farbe annimmt, dann den Spinat hinzufügen und ein paar Minuten weiterbraten, bis der Spinat zusammenfällt.

7. Die Eimischung über das angebratene Gemüse gießen. Dann 3 bis 4 Minuten braten, bis der Boden der Frittata fest wird.
8. Die Frittata in den Backofen stellen und eine Viertelstunde lang backen bis die Eier auch in der Mitte durch sind.
9. Die Frittata wie eine Torte in 8 Stücke schneiden und servieren.

Nährwerte

Pro Portion
Fett 20 g
Netto-Kohlenhydrate 8 g
Proteine 33 g

BRATWÜRSTE MIT GEDÜNSTETEN ÄPFELN UND ZWIEBELN

Für 4 Portionen

Zutaten

2 TL Olivenöl
450 g Bratwurst, gebrüht und in Scheiben geschnitten
1 große Zwiebel, halbiert und in dünne Scheiben geschnitten
2 Granny-Smith-Äpfel, geschält, vom Kerngehäuse befreit und in dünne Scheiben geschnitten
¼ Cup Apfelweinessig
¼ Cup Saaten, zum Beispiel Leinsamen, Kürbiskerne, Hanfsamen oder eine Mischung
1 TL geräuchertes Paprikapulver
Meersalz nach Belieben
schwarzer Pfeffer, frisch gemahlen, nach Belieben
1 ½ Cups Sauerkraut

Zubereitung

1. Das Olivenöl auf mittlerer Stufe in einer großen Pfanne erhitzen. Die Bratwürste in die Pfanne geben und 2 Minuten gleichmäßig anbraten. Dann die Zwiebel hinzufügen.
2. Weitere 5 bis 6 Minuten braten, bis die Zwiebeln weich und glasig sind und ein wenig zu bräunen beginnt. Die Apfelscheiben, den Apfelweinessig, die Saaten und das Paprikapulver hinzugeben und nach Belieben mit Salz und Pfeffer würzen.
3. Für ein paar Minuten weiterbraten, bis die Äpfel weich sind und die Flüssigkeit um mehr als die Hälfte verdampft ist.
4. Zusammen mit dem Sauerkraut servieren.

Nährwerte

Pro Portion
Fett 55 g
Netto-Kohlenhydrate 20 g
Proteine 26 g

KOHL-LINSEN-SUPPE MIT KOKOSNUSS (V)

Für 4 Portionen

Zutaten

1 Cup Kokosraspeln, ungesüßt
2 TL Avocadoöl
1 Zwiebel, in Würfel geschnitten
6 Knoblauchzehen, gehackt
2 TL frischer Bio-Ingwer, fein gerieben
2 TL rote Currypaste
1 Cup rote Linsen
5 Cups Gemüsebrühe
1 TL Salz

1 TL schwarzer Pfeffer, frisch gemahlen
ca. 500 ml Vollfett-Kokosmilch aus der Dose
4 Cups Grünkohl, ohne Stiel, gehackt
¼ Cup Saaten, nach Belieben gemischt, zum Beispiel Kürbiskerne, Leinsamen, Hanfsamen

Zubereitung

1. Einen großen Topf auf mittlerer Stufe anwärmen, die Kokosraspeln hineingeben und unter ständigem Rühren rösten, bis sie zart goldbraun werden. Die gerösteten Kokosraspeln in eine mittelgroße Schüssel geben und zur Seite stellen.
2. Den Topf wieder auf den Herd stellen, das Avocadoöl hineingeben, die Zwiebeln hinzufügen und anbraten, bis sie glasig werden. Das dauert etwa 2 bis 3 Minuten. Dann den Knoblauch und den Ingwer dazugeben. Kurz anbraten und dann die rote Currypaste hinzufügen. So lange braten, bis die Mischung zu duften beginnt.
3. Anschließend die roten Linsen, die Gemüsebrühe, das Salz, den Pfeffer und die gerösteten Kokosraspeln dazugeben. Sobald die Mischung zu kochen beginnt, den Herd auf mittlere bis niedrige Stufe herunterstellen und 25 bis 30 Minuten kochen, bis die Linsen gar sind.
4. Die Kokosmilch und den Grünkohl ein paar Minuten vor dem Servieren unterrühren. Die Suppe köcheln lassen, bis der Grünkohl weich ist. Dann die Suppe nach Belieben mit Salz und Pfeffer würzen und mit Saaten garniert servieren.

Nährwerte

Pro Portion
Fett 40 g
Netto-Kohlenhydrate 24 g
Proteine 21 g

PULLED PORK IN KNOCHENBRÜHE

Für 12 Portionen

Zutaten

2,5 kg Schweineschulter ohne Knochen
1 TL Salz oder nach Belieben
½ TL Pfeffer oder nach Belieben
8 Cups Rinderknochenbrühe (Rezept siehe S. 352)
Saft von 2 Zitronen
2 TL Kreuzkümmel, gemahlen
3–4 Lorbeerblätter
2 TL Kräuter der Provence
½ TL Cayennepfeffer
¼ Cup frischer Koriander, gehackt
1 mittelgroße Bio-Zwiebel (Zwiebelkeim entfernen)
1 TL Pfeilwurzelmehl

Zubereitung

1. Es gibt 4 Schmormethoden, die unterschiedlich viel Zeit benötigen: im Dampfkochtopf (1 Stunde), im Topf auf dem Herd (3 bis 4 Stunden), im Backofen (4 bis 8 Stunden) oder im Slow Cooker (ebenfalls 4 bis 8 Stunden). Der Topf sollte mindestens 6 Liter fassen. Die folgenden Anweisungen sind für dieses Maß und einen Slow Cooker gedacht.
2. Die Schweineschulter rundum mit Salz und Pfeffer bestreuen. Eine große Brat- oder Sautierpfanne auf mittlerer Stufe erhitzen. Das Fleisch darin von allen Seiten anbraten, bis es goldbraun wird. Das ist wichtig, denn so werden gleich zwei Voraussetzungen für ein köstliches Ergebnis erfüllt: Durch das Anbraten bleibt das Fleisch saftig und die köstlichen Röstaromen würzen die Schmorflüssigkeit.
3. Die Rinderknochenbrühe mit dem Zitronensaft und den Gewürzen aufkochen und dann in den Slow Cooker geben. Das

Fleisch und die Zwiebel hinzufügen und 8 Stunden auf niedriger Hitze schmoren. Es sollte nur so viel Flüssigkeit eingefüllt werden, dass das Fleisch gerade bedeckt ist.

4. Nach dem Schmoren etwas von der Brühe entnehmen und mit dem Pfeilwurzelmehl andicken. Dazu das Pfeilwurzelmehl in ein Schüsselchen geben und mit etwas heißer Flüssigkeit glatt rühren. Dann in die restliche Soße einrühren.
5. Das Fleisch aus dem Slow Cooker nehmen, mit zwei Gabeln zerrupfen und die Soße hinzufügen.

Nährwerte

Pro Portion
Fett 3 g
Netto-Kohlenhydrate 1 g
Proteine 25 g

GEFÜLLTE AVOCADO IM SPECKMANTEL

Für 4 Portionen

Zutaten

4 große Avocados
1 TL Salz
¼ Cup Apfelweinessig
4 große Bio-Eier von frei laufenden Hühnern oder Enten
16 Scheiben Bio-Bacon

Zubereitung

1. Die Avocados halbieren und entkernen. Etwas Fruchtfleisch aus der Mitte der Avocadohälften entfernen, um Raum für das pochierte Ei zu schaffen, das später dort platziert werden soll. Vorsichtig die Schale der Avocado entfernen und die geschälten Avocadohälften zur Seite stellen.

2. Einen Topf 7,5 bis 10 cm hoch mit Wasser befüllen. ½ TL Salz und den Apfelweinessig hinzufügen und zum Kochen bringen. Die Eier 5 Minuten pochieren.
3. Jeweils 1 pochiertes Ei vorsichtig in eine der Avocadohälften setzen und diese dann mit der zweiten Avocadohälfte bedecken. Jede der zusammengefügten Avocados mit 4 Scheiben Bacon umwickeln.
4. Eine Pfanne mit höherem Rand auf hoher Stufe erhitzen. Die mit Bacon umwickelten Avocados langsam anbraten und dabei vorsichtig wenden, bis sie rundum goldbraun und knusprig sind. Die Rundungen der Avocado lassen sich hervorragend anbraten, indem man die Avocado an den Rand der Pfanne lehnt. Wenn der Speck knusprig wird, bildet er eine knusprige und stabile Haut, welche die Avocado und das darin enthaltene Ei zusammenhält.
5. Direkt heiß aus der Pfanne servieren.

Mein Tipp:

Die Säure des Essigs sorgt dafür, dass das Ei während des Pochierens nicht ausflockt. Beim Braten ist es wichtig, die von Bacon umwickelten Avocados schnell und bei hoher Hitze zu braten, sonst nimmt das weiche Fruchtfleisch Schaden. Dieses köstliche Gericht passt hervorragend zu einem gemischten Salat, Tomatenscheiben – vorzugsweise von alten Sorten –, frisch gehackter Petersilie und zerbröckeltem Feta.

Nährwerte

Pro Portion

Fett 59 g

Netto-Kohlenhydrate 9 g

Proteine 117 g

GEGRILLTE LAMMKEULE

Für 20 Portionen

Zutaten

2,5 kg Lammkeule ohne Knochen
8 frische Rosmarinzweige
Saft und Abrieb von 2 unbehandelten Zitronen
1 TL Knoblauch, gehackt
¼ Cup Avocadoöl
2 TL Salz
1 TL Pfeffer, gemahlen
2 reißfeste Plastiktüten mit je 20 Liter Fassungsvermögen

Zubereitung

1. Jeweils die Hälfte der Zutaten in eine der Plastiktüten packen. Besonders beim Hinzufügen der Rosmarinzweige darauf achten, dass das Plastik nicht beschädigt wird. Alle Luft aus den Tüten pressen und fest verschließen. So ist sichergestellt, dass die Lammkeule vollständig mariniert wird.
2. Die Tüten in eine Schüssel oder auf einen Teller legen (für den Fall, dass etwas ausläuft) und das Fleisch 4 Stunden bis 2 Tage im Kühlschrank marinieren.
3. Das Fleisch aus den Tüten nehmen und bei mittlerer Stufe 45 Minuten grillen, bis es durch ist. Alternativ kann das Fleisch auch gegrillt werden, bis es rundum angebräunt ist, und dann bei 190 °C 45 Minuten im Backofen gegart werden.

Nährwerte

Pro Portion
Fett 17 g
Netto-Kohlenhydrate 0 g
Proteine 21 g

DAS PERFEKTE BRATHUHN

Für 4 Portionen

Zutaten

1 Brathuhn
3 Zitronen, in Scheiben geschnitten
5 frische Rosmarinzweige
1 TL Meersalz
½ TL Pfeffer, gemahlen
eine Prise Paprikapulver

Zubereitung

1. Den Backofen auf 190 °C vorheizen.
2. Die Fettpfanne des Backofens mit Backpapier auslegen.
3. Die Zitronenscheiben und die Rosmarinzweige auf dem Backpapier verteilen.
4. Das Huhn mit der Geflügelschere in 2 Hälften teilen und diese so einschneiden, dass die Stücke flach auf den Zitronenscheiben und dem Rosmarin ausgebreitet werden können. Dadurch brät das Fleisch gleichmäßiger und schneller, wobei es innen saftig bleibt und außen knusprig wird.
5. Mit Salz, Pfeffer und Paprikapulver bestreuen.
6. Die Fettpfanne in den Backofen schieben und darüber das Hähnchen 45 bis 55 Minuten braten. Das Fleisch ist gar, wenn der Bratensaft klar austritt.

Nährwerte

Pro Portion
Fett 6 g
Netto-Kohlenhydrate 0 g
Proteine 25 g

KETOBIOTISCHE WAFFELN

Für 8 Portionen (2 Waffeln pro Portion)

Zutaten

3 Cups blanchiertes Mandelmehl
¼ Cup Kokosraspeln, ungesüßt
1 TL Backpulver
¼ TL Meersalz
½ TL Zimt, gemahlen
⅔ Cup Kokosmilch
¼ Cup Ahornsirup
2 TL Vanilleextrakt
5 Bio-Eier von frei laufenden Hühnern, Eigelb und Eiweiß getrennt
⅓ Cup Heumilchbutter, weich
¼ Cup roher Kakao (optional für Schokoladenwaffeln)

Zubereitung

1. Das Waffeleisen auf die gewünschte Stufe einstellen.
2. Alle trockenen Zutaten in einer mittelgroßen Schüssel gleichmäßig miteinander vermischen.
3. Die Kokosmilch, den Ahornsirup, den Vanilleextrakt, die Eigelb und die Butter in eine große Schüssel geben und schaumig schlagen.
4. Die Eiweiß in einer mittelgroßen Schüssel leicht steif schlagen.
5. Den Eischnee auf die Eigelbmischung in der großen Schüssel geben und vorsichtig unterheben.
6. Jetzt die trockenen Zutaten sanft unterheben. Um Schokoladenwaffeln zu backen, den Kakao mit den trockenen Zutaten hinzufügen.
7. Mit einer Kelle eine Portion Teig (ca. 55 g) in die Mitte des Waffeleisens geben. Ungefähr 4 Minuten lang backen. Diesen Vorgang solange wiederholen, bis der Teig aufgebraucht ist.

Nährwerte

Pro Portion
Fett 23 g
Netto-Kohlenhydrate 3 g
Proteine 5 g

ALLERLEI-QUICHE OHNE KRUSTE

Für 8 Portionen

Zutaten

1 Cup Zwiebel, in Würfel geschnitten und glasig gedünstet
3 Cups (insgesamt) von was auch immer die Küche gerade hergibt, zum Beispiel:
- 1 Cup Bio-Tiefkühlspinat, aufgetaut, abgetropft und ausgedrückt, klein gehackt
- 1 Cup gekochten Schinken, in Würfel geschnitten
- 1 Cup Butternut-Kürbis, in Würfel geschnitten
- 1 Cup rote Paprika, in Würfel geschnitten und geröstet

3 Cups Käse, zum Beispiel:
- 1 ½ Cups Ziegen-Cheddar, gerieben
- 1 ½ Cups Parmesan, gerieben

8 große Bio-Eier von frei laufenden Hühnern, verquirlt
½ TL Salz
½ TL Pfeffer
1 TL Kräuter nach Belieben – mein Favorit sind Kräuter der Provence

Zubereitung

1. Den Backofen auf 175 °C vorheizen.
2. Eine Backform (20 x 20 cm) mit Butter einfetten.
3. Die ausgewählten Zutaten vorbereiten.
4. Die Eier verquirlen, dann Salz, Pfeffer und die Kräuter hinzufügen.

5. Alle Zutaten in einer großen Schüssel vermengen.
6. Die Mischung in die gefettete Backform füllen. Im Backofen 30 bis 40 Minuten backen. Mit einem Holzstäbchen testen, ob die Quiche gar ist (Stäbchenprobe).

Mein Tipp:
Solange sich nichts an den im Rezept genannten Gesamtmengen ändert, kann hier mit allen möglichen Zutaten experimentiert werden. Diese Quiche bleibt also immer spannend!

Nährwerte

Pro Portion
Fett 20 g
Netto-Kohlenhydrate 15 g
Proteine 11 g

KRABBENFRIKADELLEN OHNE SEMMELBRÖSEL

Für 6 Portionen

Zutaten

½ Blumenkohl (1 Cup, zerkleinert, gedämpft und ausgepresst)
5 Bio-Eier von frei laufenden Hühnern
3 TL Knoblauch-Avocadoöl-Mayonnaise (muss nicht selbst gemacht sein)
¼ Cup krause Petersilie, fein gehackt
1 TL frischer Dill
½ TL Meersalz
¼ TL Pfeffer, gemahlen
½ TL Cayennepfeffer
½ TL Paprikapulver
6 TL Kokosmehl
500 g Krabbenfleisch aus nachhaltigem Fang, gekocht
2 TL Avocadoöl oder Kokosöl (zum Braten)
Zitronensaft nach Belieben

Zubereitung

1. Den Blumenkohl im Mixer oder einer Küchenmaschine zerkleinern. Wasser erhitzen und den Blumenkohl 10 Minuten garen. Überschüssige Feuchtigkeit abschütten und kühl stellen.
2. Die Eier, die Knoblauch-Avocadoöl-Mayonnaise, die Petersilie, den Dill und die Gewürze in einer kleinen Schüssel verquirlen.
3. Den kalten Blumenkohl in einer mittelgroßen Schüssel vorsichtig mit der Eimischung und dem Kokosmehl vermengen, bis alles gleichmäßig verteilt ist. Es ist wichtig, dass der Blumenkohl so weit abgekühlt ist, dass die Eimischung beim Unterheben nicht gerinnt. Diese Mischung aus Blumenkohl und Kokosmehl sorgt dafür, dass die Krabbenfrikadellen knusprig werden.
4. Nun vorsichtig das Krabbenfleisch unterheben, ohne die Struktur der Krabben zu sehr zu zerstören – denn es schmeckt köstlich, wenn größere Krabbenstückchen erhalten bleiben.
5. Die Mischung mindestens eine Viertelstunde im Kühlschrank kaltstellen und währenddessen den Backofen auf ca. 175 °C vorheizen.
6. Die Krabbenfrikadellen formen. Sie sollten ungefähr 2,5 cm dick und 7,5 cm im Durchmesser sein.
7. Das Öl in einer Pfanne – diese sollte vorzugsweise aus Gusseisen sein – auf mittlerer Stufe erhitzen. Wenn die Pfanne und das Öl heiß sind, die Krabbenfrikadellen portionsweise in die Pfanne geben. Die Pfanne sollte nicht zu voll sein, damit sich nicht zu viel Flüssigkeit bildet und die Krabbenfrikadellen knusprig werden. Die Frikadellen von jeder Seite ungefähr 3 Minuten anbraten, bis sie goldbraun sind.
8. Anschließend auf ein Backblech legen und in den Backofen schieben. Die Frikadellen nach 12 bis 15 Minuten herausholen und nach Belieben mit Zitronensaft beträufeln.

Mein Tipp:
Auf gemischtem Salat mit einer Avocadohälfte servieren.

Nährwerte

Pro Portion
Fett 4 g
Netto-Kohlenhydrate 2 g
Proteine 10 g

GESUNDE CHICKEN NUGGETS

Für 8 Portionen

Zutaten

8 Hühnerbrüste ohne Knochen und Haut von Bio-Hühnern aus Freilandhaltung (hormonfrei)
3 Cups Quinoamehl
2 TL Knoblauchpulver
2 TL Meersalz
2 TL schwarzer Pfeffer, frisch gemahlen
4 Eier, verquirlt
1 Cup Kokosöl

Zubereitung

1. Die Hühnerbrüste jeweils in 6 Nuggets teilen.
2. Das Quinoamehl, das Knoblauchpulver, Salz und Pfeffer in einer flachen Schale gründlich mischen. Die Nuggets einzeln in die verquirlten Eier tunken und dann jede Seite leicht mit der Mehlmischung bedecken. Vor dem Braten überschüssiges Mehl entfernen.
3. Großzügig Kokosöl in einer nicht-reaktiven Pfanne verteilen, also einer Pfanne, die keine Stoffe an die darin zubereiteten Speisen abgibt. Hier nicht sparsam sein, denn die Nuggets sollen rundum gebraten werden – gleichzeitig aber darauf achten, dass die Nuggets nicht von Fett triefen.

4. Die Nuggets portionsweise auf jeder Seite 4 Minuten braten, bis sie goldbraun sind. Zwischen den einzelnen Portionen die Pfanne von kleinen Resten säubern, da diese sonst leicht anbrennen, was den Geschmack beeinträchtigt.
5. Die Nuggets sind durch, wenn sie außen goldbraun und innen nicht mehr rosa sind. Für eine Bratportion voll Nuggets sind ungefähr 12 Minuten einzuplanen.

Nährwerte

Pro Portion
Fett 29 g
Netto-Kohlenhydrate 3 g
Proteine 48 g

ROTKRAUT MIT KURKUMA (V)

Für 14 Portionen

Zutaten

2 Köpfe Bio-Rotkohl, gehobelt
⅓ Cup frische Bio-Kurkuma, fein gerieben
⅓ Cup frischer Bio-Ingwer, fein gerieben
2 TL Meersalz
2 TL Apfelweinessig
1 Paar Einweghandschuhe (für die Vorbereitung)

Zusätzliche Lake
4 Cups gefiltertes Wasser
4 TL Meersalz
4 TL Apfelweinessig

Zubereitung

1. 4 bis 5 Rotkohlblätter zur Seite legen, den Rest des Rotkohls hobeln.
2. Den gehobelten Rotkohl, die Kurkuma, den Ingwer, das Salz und den Apfelweinessig in einer großen Schüssel mischen. Am besten eine Edelstahlschüssel verwenden, damit der Kurkumasaft keine gelben Flecken hinterlässt. Die Einweghandschuhe anziehen und die Mischung 5 bis 10 Minuten kneten, bis der Kohl weich wird. Anschließend 20 bis 30 Minuten stehen lassen, damit die Mischung Saft ziehen kann.
3. Nach der Ruhezeit weitere 5 bis 10 Minuten kneten.
4. Dann die Masse mit einem Kochlöffel mit langem Stiel in zwei einen Liter fassende Einmachgläser füllen, und den Kohl fest auf den Glasboden drücken, sodass die Masse mit der Flüssigkeit - man nennt diese „Lake“ - bedeckt ist. Bis zur Glasöffnung sollten ungefähr 4 cm Platz bleiben.
5. Meist muss noch zusätzliche Lake vorbereitet werden. Dafür das Wasser mit dem Meersalz und dem Apfelweinessig mischen. Genug Lake hinzufügen, damit die Kohlmischung vollständig bedeckt ist.
6. Die Rotkohlblätter, die zuvor zur Seite gelegten worden sind, auflegen und damit den gehobelten Rotkohl in den Gläsern unter den Spiegel der Lake drücken.
7. Die Deckel nur lose auflegen, damit während des Fermentationsprozesses Gas entweichen kann. 5 bis 14 Tage an einem kühlen, schattigen Platz stehen lassen. Während des Fermentationsprozesses steigen Gasperlen auf und die Lake wird trüb.
8. Wenn sich oben auf den noch ganzen Rotkohlblättern Schaum oder Schimmel bildet, diese entfernen und entsorgen. Neue Rotkohlblätter auflegen, damit der geriebene Rotkohl von der Lake bedeckt bleibt.
9. Den gesäuerten Rotkohl täglich probieren. Sobald der Geschmack angenehm säuerlich ist, die oberen ganzen Kohlblätter entfernen und die Gläser in den Kühlschrank stellen. Dadurch wird der Fermentationsprozess verlangsamt.

Mein Tipp:
Bei der Zubereitung dieses Rezepts Handschuhe und Kleidung tragen, die fleckig werden darf, denn der Kurkumasaft färbt die Hände und kann nicht auswaschbare Flecken auf der Kleidung hinterlassen. Früchte, zum Beispiel Ananas, können den Fermentationsprozess beschleunigen, sodass ein angenehmer Geschmack unter Umständen schneller erreicht wird. Nach 5 bis 6 Tagen ist der Rotkohl knackig und köstlich frisch. Nach weiteren 10 Tagen wird der Geschmack etwas kräftiger und die Konsistenz weicher. Dieser gesäuerte Rotkohl eignet sich perfekt als Beilage für ein Fastenbrechergericht.

Nährwerte

Pro Portion
Fett 0 g
Netto-Kohlenhydrate 2 g
Proteine 0 g

BLUMENKOHL-TORTILLAS MIT KURKUMA

Für 6 Portionen (2 Tortillas pro Portion)

Zutaten

2 Köpfe Blumenkohl, gedünstet
(ergibt ca. 8 Cups gehackten Blumenkohl)
1 Cup Lauchzwiebeln (ca. 2 Bund), gehackt
5 große Bio-Eier von frei laufenden Hühnern, gequirlt
½ TL Meersalz
½ TL schwarzer Pfeffer, fein gemahlen
½ TL Kurkuma, gemahlen
¾ TL Xanthan

Zubereitung

1. Den Backofen auf ca. 175 °C vorheizen.
2. Den Blumenkohl 4 bis 5 Minuten dünsten, bis er weich ist und anschließend zusammen mit den Lauchzwiebeln in einer Küchenmaschine oder einem leistungsstarken Mixer zu einer glatten Masse pürieren. Diese wird wegen der Lauchzwiebeln leicht grünlich aussehen, aber keine Sorge: Sobald Kurkuma hinzugefügt wird, wechselt die Farbe zu einem Gelbton. Diese Mischung sollte insgesamt einen knappen Liter ergeben.
3. Die Mischung in ein Passiertuch oder einen Nussmilchbeutel geben und abtropfen lassen.
4. Nun die abgetropfte Blumenkohlmischung mit den Eiern, Salz, Pfeffer, Kurkuma und dem Xanthan in einer mittelgroßen Schüssel vermengen.
5. Ein Backblech mit Backpapier oder einer Antihaft-Backmatte auslegen. Pro Tortilla ungefähr ¼ Cup der Mischung auf dem Backblech verstreichen.
6. 25 Minuten backen ohne zu wenden.
7. Vor dem Herunternehmen vom Backblech abkühlen lassen.

Mein Tipp:
Diese Tortillas können auf Vorrat gebacken und für ein paar Tage im Kühlschrank gelagert werden. Dafür am besten in Pergamentpapier einpacken.

Nährwerte

Pro Portion
Fett 1 g
Netto-Kohlenhydrate 22 g
Proteine 3 g

ERBSEN-AUFSTRICH MIT MINZE

Für 24 Portionen

Zutaten

3 Cups frische Erbsen
½ Cup Mandelmehl
Abrieb von 1 unbehandelten Zitrone
2 Cups frische Minze, gut vollgestopft
3 TL Zitronensaft
1 Shishito-Paprika
50 g Ziegenkäse
½ Cup Avocadoöl

Zubereitung

1. Alle Zutaten in einen leistungsstarken Mixer geben und auf mittlerer Stufe pürieren, bis der Aufstrich die gewünschte Konsistenz hat.
2. In einem Glasbehälter im Kühlschrank aufbewahren. Der Aufstrich hält sich gekühlt 5 bis 7 Tage.

Nährwerte

Pro Portion
Fett 0 g
Netto-Kohlenhydrate 8 g
Proteine 4 g

LACHS MIT MEYER-ZITRONE UND INGWER

Für 12 Portionen

Zutaten

1 bis 2 TL Sesamöl
1 großes Wildlachsfilet (1000–1400 g)
2 TL natriumarme Bio-Misopaste
1 TL Kokos-Aminos-Würzsoße
4 TL frischer Bio-Ingwer, fein gerieben
½ TL frische Bio-Kurkuma, fein gerieben
2 TL Knoblauch, gehackt
2 TL roher Honig aus der Region
Saft von 2 unbehandelten großen Meyer-Zitronen
Abrieb von 3 großen unbehandelte Meyer-Zitronen

Zubereitung

1. Den Backofen auf ca. 175 °C vorheizen.
2. Den Boden einer großen Auflaufform mit etwas Sesamöl einfetten und das Wildlachsfilet mit der Haut nach unten hineinlegen. Durch das Einfetten klebt die Haut nicht an.
3. Die restlichen Zutaten in einer kleinen Schüssel vermischen, sodass eine dickflüssige Soße entsteht. Diese über das Lachsfilet gießen. Der dickflüssige, pikante Teil der Soße bleibt auf der Oberfläche haften und bildet beim Backen eine Kruste, während der flüssigere Teil auf den Boden der Auflaufform fließt und dem Rest des Fischs Geschmack verleiht.

4. Ungefähr 45 Minuten backen, bis der Lachs an der Oberfläche braun zu werden beginnt und der dickste Teil des Filets gar ist.

Mein Tipp:
Wenn das Filet nicht in die Auflaufform passt, einfach das kleine Schwanzende abschneiden und an einer passenden Stelle in der Form platzieren. Das Filet muss nicht unbedingt am Stück gebacken werden. Darauf achten, dass die dünneren Teile des Filets nicht zu stark gebacken werden und austrocknen. Wenn nötig, können diese Teile früher aus dem Backofen geholt werden.

Nährwerte

Pro Portion
Fett 42 g
Netto-Kohlenhydrate 1 g
Proteine 50 g

KOLLAGEN-BOOST AUS GESCHMORTEM RIND

Für 24 Portionen

Zutaten

4 ½ Cups Rinderknochenbrühe (Rezept siehe S. 352)
3,5 kg Bio-Rindfleisch von Rindern aus Weidehaltung
1 TL Meersalz
1 TL schwarzer Pfeffer, frisch gemahlen
1 Zwiebel, geschält und in 8 Stücke geschnitten
ca. 340 g Tomatenmark (nur aus dem Glas)
2 Cups Karotten, geschält und in ca. 5 cm lange Stücke geschnitten
4 Selleriestangen, in ca. 5 cm lange Stücke geschnitten
1 TL Kräuter der Provence
4 bis 5 ganze Knoblauchzehen

Zubereitung

1. Es gibt 4 Schmormethoden, die unterschiedlich viel Zeit benötigen: im Dampfkochtopf, im Topf auf dem Herd, im Backofen oder im Slow Cooker. In jedem Fall sollte der Topf mindestens 6 Liter fassen. Die folgenden Anweisungen sind für dieses Maß und einen Slow Cooker gedacht.
2. Zunächst die Rinderknochenbrühe im Slow Cooker aufwärmen. Wer Zeit sparen möchte, erhitzt sie vorab auf dem Herd und gibt sie dann in den Slow Cooker.
3. Das Rindfleisch von allen Seiten salzen und pfeffern. Anschließend eine große Brat- oder Sautierpfanne auf mittlerer bis hoher Stufe erhitzen und das Fleisch darin von allen Seiten leicht goldbraun anbraten. Das ist wichtig, denn so werden gleich zwei Voraussetzungen für ein köstliches Ergebnis erfüllt: Das Fleisch wird saftig, und es entsteht ein intensives Aroma, da die knusprigen Stücke die Schmorflüssigkeit würzen.
4. Das Fleisch mit allen weiteren Zutaten in den Slow Cooker geben und 4 bis 8 Stunden schmoren. Ich schmore das Fleisch immer 8 Stunden lang, damit es so zart wie möglich wird und zu meinem Feierabend verzehrfertig ist.

Mein Tipp:

Den Slow Cooker gleich morgens befüllen. Schmorfleisch wird umso besser, je länger sich die Zutaten verbinden können. Außerdem steht dann abends ein köstliches Mahl auf dem Tisch, in das man keine Arbeit mehr investieren muss. Das Rezept ist übrigens so konzipiert, dass man eine kleine Armee damit satt bekommen könnte: Einen Teil kann man gleich essen, einen Teil einfrieren und dann hat man immer noch was zum Weitergeben!

Vor dem Auftragen dem Slow Cooker 1 ½ Cups der Schmorsoße, die mit dem Fleisch serviert werden soll, entnehmen und in einem Topf aufkochen. Zusätzlich mit einem kleinen Quirl etwas von der warmen Flüssigkeit in einem kleinen Glas mit 1–2 TL Pfeilwurzelmehl mischen und die Soße damit abbinden.

Nährwerte

Pro Portion
Fett 13 g
Netto-Kohlenhydrate 0 g
Proteine 13 g

LACHS IN PERGAMENTPAPIER

Für 8 Portionen

Zutaten

450 g Spargel
2 gelbe Paprika, in dünne Scheiben geschnitten
1 rote Zwiebel, in dünne Scheiben geschnitten
4 große Tomaten, in Würfel geschnitten
4 TL Kapern, abgegossen
8 Lachsfilets
Saft von 2 Zitronen
¼ Cup Avocadoöl
3 Zitronen, in Scheiben geschnitten
1 TL Meersalz
1 TL Pfeffer, gemahlen
½ TL Cayennepfeffer
½ Cup frisches Basilikum, in schmale Streifen geschnitten

Zubereitung

1. Den Backofen auf 200 °C vorheizen.
2. Pergamentpapier in 8 große Quadrate mit einer Kantenlänge von 40 cm zuschneiden. Den Spargel, die Paprika, die Zwiebel, die Tomaten und die Kapern gleichmäßig auf den 8 Quadraten verteilen. Darauf dann jeweils 1 Lachsfilet legen und mit Zitronensaft und etwas Avocadoöl beträufeln. Mit Zitronenscheiben

belegen und mit Salz, Pfeffer und einer Prise Cayennepfeffer würzen. Die Seiten des Pergamentpapiers so über dem Lachs falten, dass verschlossene Taschen entstehen. Diese auf ein Backblech setzen.

3. Den Lachs 15 bis 20 Minuten backen. Mit einem Bratenthermometer durch das Papier stechen, um die Kerntemperatur des Fischs zu messen. Hat sie 60 bis 62 °C erreicht, ist der Lachs gar.
4. Jede Tasche auf einen Teller setzen und erst am Tisch aufschneiden. Mit dem Basilikum garnieren und direkt servieren.

Mein Tipp:
Das Pergamentpapier dient dazu, den Fisch und die anderen Zutaten zusammenzuhalten und sorgt gleichzeitig dafür, dass der Geschmack nicht verlorengeht! Das Rezept ist übrigens perfekt für Gäste, denn das Öffnen der Pergamentpapiertaschen hat immer einen Überraschungseffekt!

Nährwerte

Pro Portion
Fett 8 g
Netto-Kohlenhydrate 1 g
Proteine 10 g

BLUMENKOHL MIT KURKUMA (V)

Für 8 bis 12 Portionen

Zutaten

2 große Köpfe Blumenkohl
1 ½ TL Kurkuma, gemahlen
1 TL Meersalz
½ TL Pfeffer
⅓ Cup Avocadoöl
1 Paar Einweghandschuhe (für die Vorbereitung)

Zubereitung

1. Den Backofen auf ca. 175 °C vorheizen.
2. Den harten Strunk des Blumenkohls entfernen und den Rest in 7 bis 8 cm lange Röschen brechen.
3. Kurkuma, Salz und Pfeffer in einer kleinen Schüssel mischen und zur Seite stellen.
4. Den Blumenkohl in eine große, rechteckige Auflaufform geben, mit dem Avocadoöl beträufeln und dabei hin und her wälzen, damit er gleichmäßig bedeckt wird. Anschließend die Gewürze über den Blumenkohl streuen und alles gründlich vermengen. Dabei die Einweghandschuhe tragen, damit die Hände nicht knallgelb werden!
5. Den Blumenkohl 45 Minuten im Backofen backen und dabei zweimal wenden, damit er gleichmäßig gar wird.
6. Der geröstete Blumenkohl schmeckt zu Steak, Huhn, Lachs, Shrimps – eigentlich zu fast allem!

Mein Tipp:
Was übrig bleibt, kann kalt im Salat genossen werden!

Nährwerte

Pro Portion
Fett 10 g
Netto-Kohlenhydrate 3 g
Proteine 4 g

GRÜNE BOHNEN MIT GEBRÄUNTEN SCHALOTTEN

Für 10 Portionen

Zutaten

15 Schalotten
1 bis 2 TL Avocadoöl
900 g grüne Bohnen
1 Cup Mandeln, geraspelt
2 TL Butter aus Heumilch
1 TL Salz
½ TL Pfeffer

Zubereitung

1. Die Schalotten putzen und in dünne Scheiben schneiden. Dann mit 1 TL Avocadoöl in eine mittelgroße Brat- oder Sautierpfanne geben und braten, bis sie goldbraun sind. Das kann bis zu 30 Minuten dauern. Wenn nötig, etwas mehr Avocadoöl hinzugeben. Gelegentlich umrühren – aber nicht zu häufig. Die Schalotten brauchen Zeit zum Bräunen, und wenn zu oft umgerührt wird, tritt dies nicht ein. Gleichzeitig ist aber auch Vorsicht geboten, damit sie nicht anbrennen. Sobald sie gebräunt sind, die Schalotten, in eine Schüssel geben und zur Seite stellen.
2. Die Bohnen müssen beim Blanchieren komplett mit Wasser bedeckt sein. Daher in einem großen Suppentopf mit 10 Liter Fassungsvermögen ca. 6 Liter Wasser zum Kochen bringen. Währenddessen die Bohnenenden entfernen und mit kaltem Wasser und Eiswürfeln in einer großen Schüssel ein Eisbad vorbereiten, in dem die Bohnen nach dem Blanchieren abgekühlt werden können. Dann die Bohnen ca. 3 Minuten im Suppentopf kochen und anschließend direkt in das Eisbad geben, damit der Kochprozess abrupt beendet wird. Sobald die Bohnen abgekühlt sind, abschütten, abtropfen lassen und zur Seite stellen.

3. Die Mandeln in einer Bratpfanne auf mittlerer Stufe leicht anbräunen, sodass die Öle freigesetzt werden, was für einen angenehm nussigen Geschmack sorgt.
4. 5 Minuten vor dem Servieren Butter in einer großen Brat- oder Sautierpfanne auf mittlerer Stufe erhitzen. Die grünen Bohnen, hineingeben, dann salzen und pfeffern. Sobald die Bohnen heiß sind, die gebräunten Schalotten und die geraspelten Mandeln dazugeben. Alles gleichmäßig vermengen und servieren.

Mein Tipp:
Das kurze Blanchieren der Bohnen erlaubt es, diese zur Seite zu stellen und kurz vor dem Servieren zuzubereiten - perfekt in Biss und Farbe.

Nährwerte

Pro Portion
Fett 2 g
Netto-Kohlenhydrate 7 g
Proteine 2 g

FRITTIERTE KARDAMOM-KAROTTEN-STICKS (V)

Für 8 Portionen

Zutaten

8 Cups Karotten, geschält und in ca. 5 cm lange Sticks geschnitten
2 TL Avocadoöl
3 TL Kräuter der Provence
1 ½ TL Chilipulver
2 TL Kardamom, gemahlen (nach Belieben mehr oder weniger)
1 kleine Messerspitze Cayennepfeffer
1 ½ TL Salz
¼ TL Pfeffer

Zubereitung

1. Den Backofen auf 190 °C vorheizen.
2. Die Karottensticks und das Avocadoöl in einer großen Schüssel vermengen, sodass die Karotten gleichmäßig von Öl bedeckt sind.
3. Jetzt die restlichen Zutaten hinzugeben und alles erneut gründlich vermengen.
4. Zwei Backbleche mit Backpapier oder Antihaft-Backmatten auslegen. Die Sticks so darauf verteilen, dass sie einander nicht berühren.
5. 30 bis 45 Minuten backen. Alle 10 Minuten wenden. Das garantiert, dass sie gleichmäßig bräunen können.

Mein Tipp:
Um Sticks zu erhalten, die genau die Form von Pommes frites haben, sind sehr viele Karotten nötig, da dafür die runden Seiten längs abgeschnitten werden müssen. Wenn einem die perfekte Form nicht so wichtig ist, kann natürlich auch die ganze Karotte zu Sticks verarbeitet werden.

Mir schmecken diese frittierten Karottensticks so gut, dass ich die Mischung aus Kräutern, Gewürzen, Salz und Pfeffer in größeren Mengen vorbereite und in der Speisekammer aufbewahre, damit die Zubereitung schneller geht!

Nährwerte

Pro Portion
Fett 14 g
Netto-Kohlenhydrate 20 g
Proteine 3 g

ZUCCHINI-APFEL-MUFFINS MIT GEWÜRZEN

Für 24 Portionen (1 Muffin pro Portion)

Zutaten

6 Medjool-Datteln
1 Cup Nussmus
4 Bio-Eier von frei laufenden Hühnern
2 Cups Zucchini, mit Schale gerieben
2 Cups grüner Apfel, mit Schale gerieben
¼ Cup Kokosöl, geschmolzen
3 TL Vanilleextrakt
1 Cup Mandelmehl
1 TL Backpulver
½ TL Natron
4 TL Zimt, gemahlen
1 TL Ingwer, gemahlen
1 TL Muskatnuss, frisch gerieben
¾ TL Piment, gemahlen
¾ TL Nelken, gemahlen
½ TL Salz

Zubereitung

1. Den Backofen auf 175 °C vorheizen.
2. Die überschüssige Flüssigkeit aus den geriebenen Zucchini pressen.
3. Die Medjool-Datteln entsteinen und in einem Mixer oder einer Küchenmaschine zu einer Paste verarbeiten.
4. Die Dattelpaste zusammen mit dem Nussmus und den Eiern in einer großen Schüssel vermengen.
5. Die Zucchini, die geriebenen Äpfel, das Kokosöl und den Vanilleextrakt daruntermischen.
6. Die übrigen Zutaten in eine extra Schüssel geben und gut vermengen. Diese trockene Mischung zur Dattelmasse hinzugeben, und alles gleichmäßig vermengen.
7. Ein Muffinbackblech oder einzelne Muffinformen aus Silikon leicht einfetten. Es gibt auch Förmchen aus Backpapier. Ungefähr ¼ Cup Teig in jede Form füllen.
8. Die Muffins 15 bis 20 Minuten backen. Mit einem Holzstäbchen testen, ob die Muffins durchgebacken sind (Stäbchenprobe).

Nährwerte

Pro Portion
Fett 2 g
Netto-Kohlenhydrate 20 g
Proteine 3 g

MANDEL-KOKOSNUSS-BROT

Für 2 Laibe (15 Scheiben pro Laib, 2 Scheiben pro Portion)

Zutaten

2 Cups Mandelmehl
1 ½ Cups Kokosmehl
⅔ Cup Hanfsamen
½ Cup Leinsamen, geschrotet
½ Cup ganze Flohsamenschalen
2 TL Backpulver
2 TL Anis, gemahlen (oder nach Belieben ein anderes Gewürz)
2 TL Salz
12 Bio-Eier von frei laufenden Hühnern, Raumtemperatur
1 Cup Rohmilch-Cheddar, gerieben
⅔ Cup Kokosöl, geschmolzen
1 ½ Cups Rohmilchkefir

Zubereitung

1. Den Backofen auf ca. 175 °C vorheizen.
2. Alle trockenen Zutaten in einer großen Schüssel gründlich vermengen und darauf achten, dass die Saaten gleichmäßig verteilt werden.
3. Die Eier in einer anderen großen Schüssel verquirlen und den Rohmilch-Cheddar, das Kokosöl und den Rohmilchkefir hinzugeben. So lange rühren, bis ein glatter Teig entstanden ist.
4. Langsam die trockenen Zutaten zu dem Teig hinzufügen. Es kann sein, dass das Kokosöl etwas klumpt, es schmilzt jedoch während des Backvorgangs. Alles gründlich mischen.
5. Den Teig in zwei eingefettete und mit Pergamentpapier ausgelegte Brotformen füllen.
6. 45 bis 50 Minuten backen. Mit einem Holzstäbchen testen, ob das Brot durchgebacken ist (Stäbchenprobe).
7. Das Brot aus dem Backofen holen. Die Brotlaibe direkt aus der Form nehmen und auf einen Gitterrost legen.

8. Vor dem Anschneiden die Brotlaibe vollständig abkühlen lassen. Das frisch gebackene Brot in Scheiben schneiden und entweder gleich essen oder im Kühlschrank aufbewahren.

Nährwerte

Pro Portion
Fett 10 g
Netto-Kohlenhydrate 31 g
Proteine 3 g

MINDYS MAGISCHES DRESSING (V)

Für 6 Portionen

Zutaten

¼ Cup Rotweinessig
⅔ Cup Saft von 1 unbehandelten Meyer-Zitrone
Abrieb von 1 unbehandelten Meyer-Zitrone
1 TL Rohhonig
¾ Cup Olivenöl
1 ½ TL Meersalz
1 ½ TL Pfeffer, gemahlen
¼ TL Cayennepfeffer

Zubereitung

1. Alle Zutaten mischen.
2. In einer Flasche im Kühlschrank aufbewahren.
3. Vor dem Servieren schütteln.

Mein Tipp:
Mit diesem Dressing ist das ganze Jahr über Sommerfeeling garantiert! Vor dem Dressing noch ein wenig frisch gehackte Petersilie oder Basilikum über den Salat geben.

Nährwerte

Pro Portion
Fett 4 g
Netto-Kohlenhydrate 1 g
Proteine 0 g

GRÜNKOHL-CHIPS (V)

Für 6 Portionen

Zutaten

225 g Grünkohl
2 TL Avocadoöl
Meersalz nach Belieben
weitere Gewürze wie Cayennepfeffer oder Zimt nach Belieben

Zubereitung

1. Den Backofen auf 220 °C vorheizen.
2. Die harten Stiele des Grünkohls entfernen. Die Blätter waschen und trocknen. Anschließend in mundgerechte Stücke teilen und in eine große Schüssel füllen.
3. Das Avocadoöl über den Grünkohl träufeln und einkneten. Nach Belieben würzen.
4. Die Grünkohlblätter gleichmäßig auf einem mit Backpapier ausgelegten Backblech verteilen und in den Backofen schieben. Nach 5 Minuten aneinanderklebende Grünkohlblätter mit einem Spatel voneinander lösen.

5. Den Grünkohl ungefähr 12 Minuten weiterbacken, bis die Blätter knusprig sind.
6. Aus dem Backofen nehmen und mit Salz bestreuen.

Nährwerte

Pro Portion
Fett 12 g
Netto-Kohlenhydrate 2 g
Proteine 1 g

KAPITEL 2

Hormonfördernde Rezepte

LACHS IN LEINSAMENKRUSTE MIT SALAT AUS GERÖSTETEM KÜRBIS UND BROKKOLI

Für 4 Portionen

Zutaten

Salat

1 kleiner Butternut-Kürbis, Kerne entfernt, geschält und in Würfel geschnitten
4 Cups Brokkoliröschen
⅓ Cup Olivenöl
Meersalz nach Belieben
Pfeffer, frisch gemahlen
Saft und Abrieb von 2 großen unbehandelten Zitronen
2 EL Champagner- oder Weißweinessig
2 TL Dijon-Senf
1 Bund Palmkohl, gewaschen, Stiele entfernt und gehackt
ca. 435 g Cannellini-Bohnen oder weiße Bohnen aus der Dose, abgespült und abgetropft

2 mittelgroße Äpfel (Gala), Gehäuse entfernt und in dünne Scheiben geschnitten
1 kleine Schalotte, halbiert und in schmale Streifen geschnitten
¼ Cup Kürbiskerne, geröstet

Lachs
240 g Wildlachsfilet mit Haut, trocken getupft
1 TL Olivenöl
1 TL Dijon-Senf
1 Knoblauchzehe, gerieben
2 TL Leinsamen, geschrotet
2 Thymianzweige, Blätter abgezupft und fein gehackt
½ TL Meersalz
¼ TL schwarzer Pfeffer, frisch gemahlen

Zubereitung

1. Den Ofen auf 200 °C vorheizen.
2. Ein Backblech mit Backpapier auslegen, den Kürbis und den Brokkoli darauf verteilen. 2 bis 3 EL Olivenöl über das Gemüse träufeln. Mit Salz und Pfeffer würzen und in den Ofen schieben.
3. 20 bis 25 Minuten im Ofen garen, bis das Gemüse sich mit einer Gabel leicht einstechen lässt. Aus dem Ofen nehmen und abkühlen lassen.
4. Eine kleine Ofenform aus Metall mit Backpapier auslegen und den Lachs mit der Haut nach unten darauflegen.
5. Das Olivenöl, den Dijon-Senf und den Knoblauch in einer kleinen Schüssel vermischen und gleichmäßig die Oberseite und die Seiten des Filets damit bestreichen.
6. Die Leinsamen, den Thymian, Salz und Pfeffer in einer zweiten kleinen Schüssel vermischen. Den mit Dijon-Senf glasierten Fisch vorsichtig mit der Mischung einreiben.
7. Den Lachs für etwa 10 Minuten in den Ofen schieben, bis er gar ist und sich mit der Gabel leicht auseinanderziehen lässt.
8. Während der Lachs gart, den Salat fertig zubereiten. Den Zitronensaft und den Zitronenabrieb mit dem Essig, dem

Dijon-Senf und dem restlichen Olivenöl vermischen und mit Salz und Pfeffer abschmecken.

9. In einer großen Schüssel den Palmkohl, die Bohnen, die Äpfel, die Schalotte und die Kürbiskerne vermischen. Das leicht abgekühlte Gemüse aus dem Ofen dazugeben. Die zitronige Vinaigrette darüber träufeln und vermischen.
10. Den Lachs mit einer großen Portion Salat servieren.

Nährwerte

Pro Portion
Fett 27 g
Netto-Kohlenhydrate 34 g
Proteine 54 g

KÜRBIS-KICHERERBSEN-CURRY (V)

Für 4 Portionen

Zutaten

2 EL Olivenöl
1 große Zwiebel, in Würfel geschnitten
8 Knoblauchzehen, fein gehackt
1 mittelgroße Fresno- oder Jalapeño-Chilischote, entkernt und fein gehackt
2 EL Ingwer, frisch gerieben
400 g Kürbispüree aus dem Glas
2 TL Kurkuma, gemahlen
1 ½ TL Meersalz
1 TL Kreuzkümmel
1 TL Koriander, gemahlen
1 TL schwarzer Pfeffer, frisch gemahlen
840 g Tomaten in Stücken aus der Dose
2 bis 3 Cups Gemüsebrühe

300 g Fingerling-Kartoffeln, geviertelt
400 g Kichererbsen aus der Dose, abgespült und abgetropft
2 Cups Erbsen, tiefgekühlt
400 g Kokosmilch mit hohem Fettgehalt, aus der Dose
4 Cups Spinat
1 ½ Cups Quinoa, nach Packungsanweisung zubereitet
¼ Cup Kokosnaturjoghurt
1 Limette, in Spalten geschnitten

Zubereitung

1. Das Olivenöl in einem großen Topf bei mittlerer Hitze erhitzen. Die Zwiebel hineingeben und 2 bis 3 Minuten braten, bis sie anfängt glasig zu werden. Den Knoblauch, den Chili und den Ingwer in die Pfanne geben und verrühren. Weitere 2 Minuten braten, dabei vorsichtig umrühren.
2. Das Kürbispüree, Kurkuma, Salz, Kreuzkümmel, Koriander und Pfeffer unterrühren. 3 bis 5 Minuten kochen, bis die Mischung zu duften beginnt. Die Tomaten und 2 Cups Gemüsebrühe zugeben. Alles verrühren und dabei die Reste vom Topfboden lösen, dann die Kartoffeln und die Kichererbsen zugeben. Noch einmal umrühren. Wenn die Kartoffeln und Kichererbsen nicht vollständig mit Flüssigkeit bedeckt sind, ausreichend Gemüsebrühe zugeben.
3. Zum Kochen bringen, dann die Hitze auf eine niedrige Stufe reduzieren. Im geschlossenen Topf 25 bis 30 Minuten köcheln, bis die Kartoffeln sich mit der Gabel leicht einstechen lassen.
4. Wenn die Kartoffeln weich sind, den Deckel abnehmen und die Erbsen, die Kokosmilch und den Spinat unterrühren.
5. Sobald der Spinat zusammengefallen ist, den Eintopf abschmecken und nach Belieben mit Salz und Pfeffer würzen.
6. Mit einem Schöpflöffel gekochter Quinoa und garniert mit einem Klecks Joghurt und einer Limettenspalte zum Auspressen servieren.

Nährwerte

Pro Portion
Fett 16 g
Netto-Kohlenhydrate 44 g
Proteine 23 g

HÄHNCHEN UND SÜSSKARTOFFEL IN SESAM-INGWER-MARINADE MIT EINEM SALAT AUS FENCHEL UND ROTEN BETEN

Für 4 Portionen

Zutaten

Hähnchen und Süßkartoffel
1 EL geröstetes Sesamöl
2 EL Avocadoöl
¼ Cup Kokos-Aminos-Würzsoße
2 EL Ingwer, frisch gerieben
1 TL Fischsoße (optional)
4 Knoblauchzehen, fein gehackt
1 ½ TL Meersalz
1 TL schwarzer Pfeffer, frisch gemahlen
240 g Hähnchenbrustfilet, in Würfel geschnitten
1 große Süßkartoffel, geschält und in Würfel geschnitten
1 große Zwiebel, in 4 cm breite Spalten geschnitten
1 EL Sesamsamen

Salat
¼ Cup Olivenöl
3 EL Apfelweinessig
1 kleine Schalotte, gehackt
Meersalz nach Belieben
schwarzer Pfeffer, frisch gemahlen, nach Belieben
3 Cups Rucola

2 Cups junger Grünkohl
3 kleine Fenchelknollen, geputzt und in dünne Streifen geschnitten
2 Cups eingelegte Rote Bete, in mundgerechte Stücke geschnitten
2 Cups in Stifte geschnittener Brokkoli, vermischt mit etwas Karotte und Rotkohl
2 kleine Äpfel (Granny Smith), vom Kerngehäuse befreit und in dünne Scheiben geschnitten
2 EL gestiftete Mandeln

Zubereitung

1. Den Ofen auf 200 °C vorheizen.
2. Ein Backblech mit Backpapier auslegen.
3. Die ersten acht Zutaten für das Hähnchen in eine große Schüssel geben und gründlich verquirlen.
4. Das gewürfelte Hähnchenbrustfilet, die Süßkartoffel und die Zwiebel in die Schüssel mit der Sesam-Ingwer-Mischung geben und vermischen, bis alles gleichmäßig bedeckt ist.
5. Das Hähnchen und das Gemüse gleichmäßig auf dem Blech verteilen. Die restliche Marinade in der Schüssel zur Seite stellen. Das Blech für 15 Minuten in den Ofen schieben.
6. Das Blech kurz aus dem Ofen nehmen, Hähnchen und Gemüse mit der restlichen Marinade bestreichen und gleichmäßig mit Sesam bestreuen. Das Blech für weitere 20 bis 25 Minuten in den Ofen schieben, bis sich die Kartoffeln leicht mit der Gabel einstechen lassen.
7. Während das Hähnchen und das Gemüse im Ofen garen, den Salat zubereiten. Das Olivenöl, den Apfelweinessig und die Schalotte in einer kleinen Schüssel verrühren. Nach Belieben mit Salz und Pfeffer abschmecken.
8. Die restlichen Zutaten in einer großen Schüssel vermischen. Die Vinaigrette kurz vor dem Servieren unter den Salat heben.
9. Den Salat zusammen mit dem Hähnchen und den Süßkartoffeln servieren.

Nährwerte

Pro Portion
Fett 22 g
Netto-Kohlenhydrate 56 g
Proteine 20 g

SÜSSKARTOFFELN MIT CHIPOTLE-BOHNEN-FÜLLUNG UND KRAUTSALAT MIT KORIANDER UND LIMETTE (V)

Für 4 Portionen

Zutaten

Süßkartoffeln
4 große Süßkartoffeln, gewaschen und mit Gabel oder Messer eingestochen
2 EL Olivenöl
1 rote Zwiebel, in Würfel geschnitten
120 g Tempeh, zerbröselt
6 Knoblauchzehen, fein gehackt
1 Chipotle-Chilischote in Adobosoße, fein gehackt
400 g Tomaten in Stücken aus der Dose
400 g schwarze Bohnen aus der Dose, abgespült und abgetropft
1 Cup Quinoa, abgespült
2 TL Meersalz
1 TL schwarzer Pfeffer, frisch gemahlen
1 TL Kreuzkümmel
1 TL Chilipulver
½ TL Paprikapulver
¼ TL Cayennepfeffer

Krautsalat
2 große Limetten, ausgepresst
4 EL Kokosnaturjoghurt
1 EL Avocadoöl
2 Cups Weiß- oder Rotkohl, gehobelt
½ weiße Zwiebel, in feine Streifen geschnitten
1 kleiner Bund frischer Koriander, gehackt
1 Avocado, entkernt und in Würfel geschnitten
Meersalz nach Belieben
schwarzer Pfeffer, frisch gemahlen, nach Belieben
2 EL Leinsamen, geschrotet
2 EL Kürbiskerne, geröstet

Zubereitung

1. Den Ofen auf 220 °C vorheizen.
2. Ein Backblech mit Backpapier oder Alufolie auslegen und die vorbereiteten Süßkartoffeln darauf legen. Etwa 50 Minuten backen, bis die Kartoffeln sich an der dicksten Stelle leicht mit einer Gabel einstechen lassen.
3. In der Zwischenzeit den Krautsalat zubereiten. Dazu den Limettensaft, den Kokosnaturjoghurt und das Avocadoöl in eine kleine Schüssel geben. Mit dem Schneebesen gut verrühren und zur Seite stellen.
4. Den Kohl, die Zwiebel, den Koriander und die Avocado in eine mittelgroße bis große Schüssel geben, mit der Limetten-Kokos-Soße beträufeln und alles vermischen. Nach Belieben mit Salz und Pfeffer abschmecken und noch einmal mischen. Die Schüssel mit Frischhaltefolie abdecken und in den Kühlschrank stellen, damit der Salat durchziehen kann.
5. 2 EL Olivenöl in einer großen Bratpfanne auf mittlerer Stufe erhitzen. Die Zwiebel hineingeben und etwa 2 bis 3 Minuten braten, bis sie glasig wird.
6. Das Tempeh zugeben und braten, bis es goldbraun wird. Sobald das Tempeh beginnt, goldbraun zu werden, den Knoblauch unterrühren und 1 Minute mitbraten, dann die restlichen Zutaten (ab Chipotle-Chilischote bis Cayennepfeffer) zugeben.

7. 1 ½ Cups Wasser zugeben, damit die Quinoa ausreichend Flüssigkeit ziehen kann. Sobald die Mischung leicht zu kochen beginnt, die Hitze reduzieren und zwischendurch umrühren. Zugedeckt für 15 bis 20 Minuten kochen, bis die Quinoa beginnt, sich zu öffnen und zu krümmen. Falls die Quinoa-Bohnen-Mischung fertig sein sollte, bevor die Kartoffeln gar sind, die Hitze auf die niedrigste Stufe reduzieren, sodass sie nur noch leicht köchelt. Nach Belieben mit Salz und Pfeffer nachwürzen.
8. Die fertigen Süßkartoffeln in der Mitte einschneiden, sodass der Dampf entweichen kann, dabei jedoch nicht ganz durchschneiden. Die Hälften vorsichtig zusammendrücken, um das Innere zu lockern. Dann die Hälften mit einer Gabel leicht auseinanderdrücken.
9. Den Krautsalat aus dem Kühlschrank nehmen und die Leinsamen und Kürbiskerne untermischen.
10. Einen großzügigen Löffel der Quinoa-Bohnen-Mischung und des Koriander-Kohl-Salats auf die Süßkartoffeln geben und servieren.

Nährwerte

Pro Portion
Fett 18 g
Netto-Kohlenhydrate 43 g
Proteine 24 g

GEBRATENE GARNELEN UND WARMER LÖWENZAHNSALAT MIT SPECK-BALSAMICO-KÜRBIS

Für 4 Portionen

Zutaten

Kürbis
1 großer Spaghettikürbis, der Länge nach halbiert und entkernt
etwas Oliven- oder Avocadoöl
Meersalz nach Belieben
schwarzer Pfeffer, frisch gemahlen, nach Belieben
1 großer Eichelkürbis, der Länge nach halbiert und entkernt

Garnelen
2 EL Ghee
240 g Wildfang-Garnelen, entdarmt und ohne Schale
6 Knoblauchzehen, fein gehackt
1 TL Meersalz
1 TL schwarzer Pfeffer, frisch gemahlen
½ TL Chiliflocken
Saft und Abrieb von 2 unbehandelten Zitronen
1 Cup Hühnerbrühe
6 Cups Spinat
1 kleiner Bund Petersilie, Stiele entfernt und gehackt

Salat
¼ Cup natives Olivenöl extra
3 EL Balsamico
1 EL reiner Ahornsirup
Meersalz nach Belieben
schwarzer Pfeffer, frisch gemahlen, nach Belieben
2 dicke Scheiben Speck, klein geschnitten
1 mittelgroße Schalotte, fein gehackt

4 Cups Löwenzahnblätter oder anderes bitteres Blattgemüse (Rucola, Grünkohl, Radicchio)
1 Cup Bulgur oder Quinoa, nach Packungsanweisung gekocht
¼ Cup Granatapfelkerne
2 EL Sonnenblumen- oder Kürbiskerne, geröstet

Zubereitung

1. Den Ofen auf 200 °C vorheizen.
2. Ein Backblech mit Backpapier auslegen.
3. Das Fruchtfleisch des Spaghettikürbis mit etwas Öl bestreichen und mit etwas Salz und Pfeffer würzen, dann mit der angeschnittenen Seite nach unten auf das Backblech legen. Mit einem Messer oder einer Gabel von oben ein paar Löcher in beide Hälften stechen. Für 10 Minuten in den Ofen schieben.
4. Während der Spaghettikürbis im Ofen ist, den Eichelkürbis vorbereiten. Wenn Sie die Konsistenz der Schale nicht mögen, entfernen Sie sie jetzt, ansonsten lassen Sie sie einfach dran. Beide Hälften in 1,5 cm dicke Scheiben schneiden, diese von allen Seiten mit etwas Öl bestreichen und mit Salz und Pfeffer würzen.
5. Den Spaghettikürbis nach 10 Minuten aus dem Ofen nehmen und den Eichelkürbis nun ebenfalls auf das Backblech geben. Das Blech mit beiden Kürbissen wieder in den Ofen schieben.
6. Die Eichelkürbisscheiben nach 10 bis 15 Minuten mit einem Pfannenwender wenden, dann weitere 10 bis 15 Minuten im Ofen garen, bis beide Kürbisse weich sind. Wenn sie fertig sind, das Blech aus dem Ofen nehmen, die Hälften des Spaghettikürbis umdrehen, damit der Dampf entweichen kann, und zur Seite stellen.
7. Mit der Zubereitung der Garnelen beginnen (entweder während der Kürbis noch im Ofen ist oder während er abkühlt). Das Ghee in einer großen Pfanne auf mittlerer Stufe erhitzen. Sobald das Ghee geschmolzen ist, die Garnelen und den Knoblauch hineingeben und mit Salz, Pfeffer und Chiliflocken würzen. Unter gelegentlichem Rühren braten, bis die Garnelen rosa und nicht mehr glasig sind.

8. Den Zitronensaft und den -abrieb zusammen mit der Hühnerbrühe zugeben. Sobald die Flüssigkeit zu kochen beginnt, die Hitze auf eine niedrige Stufe reduzieren. Köcheln, bis die Flüssigkeit auf die Hälfte reduziert ist, dann den Spinat unterrühren.
9. Sobald der Spinat zusammengefallen ist, die Herdplatte ausstellen und vorsichtig das Fruchtfleisch des Spaghettikürbis in die Pfanne löffeln. Das Fruchtfleisch sollte in lange Fasern zerfallen, die an Nudeln erinnern. Alles vermischen, probieren und wenn nötig mit Salz nachwürzen.
10. Für den Salat das Olivenöl, den Balsamico und den Ahornsirup in einer kleinen Schüssel verquirlen. Mit Salz und Pfeffer nach Belieben würzen und zur Seite stellen.
11. Eine große Pfanne auf mittlerer Stufe erhitzen. Den Speck in die Pfanne geben und gelegentlich umrühren, sodass er gleichmäßig brät. Wenn der Großteil des Fetts ausgelassen ist und der Speck an den Rändern knusprig wird, die Schalotte zugeben. Weitere 1 bis 2 Minuten braten, bis die Schalotte glasig wird.
12. Die Herdplatte abstellen. Die Löwenzahnblätter oder das alternativ gewählte Blattgemüse zugeben. Sobald diese etwas zusammengefallen sind, den Inhalt der Pfanne in eine große Schüssel geben. Den Bulgur beziehungsweise die Quinoa, den Eichelkürbis sowie die Granatapfelkerne und die Sonnenblumenkerne zugeben. Alles gut vermischen und mit der Balsamico-Vinaigrette anrichten.
13. Die Garnelen mit der gehackten Petersilie bestreuen und zusammen mit einer großzügigen Portion Salat servieren.

Nährwerte

Pro Portion
Fett 25 g
Netto-Kohlenhydrate 33 g
Proteine 47 g

IN GHEE GEBRATENE SCHWEINEKOTELETTS MIT PFANNENGEMÜSE AUS FENCHEL, LAUCH UND GRÜNKOHL UND OFENKARTOFFELN

Für 4 Portionen

Zutaten

Kartoffeln

450 g Fingerling-Kartoffeln (oder neue Kartoffeln), gewaschen und halbiert
2 mittelgroße Speiserüben, gewaschen und in Würfel geschnitten (etwa in der Größe der Kartoffelhälften)
3 EL Ghee, geschmolzen
2 Knoblauchzehen, gerieben
2 Rosmarinzweige, Blätter abgezupft und fein gehackt
1 ½ TL Meersalz
1 TL schwarzer Pfeffer, frisch gemahlen

Fenchel, Lauch und Grünkohl

3 EL Avocadoöl
2 Stangen Lauch, gewaschen, geputzt und in Ringe geschnitten
1 Zitrone, in dünne Scheiben geschnitten, Kerne entfernt
3 große Fenchelknollen, geputzt und in dünne Streifen geschnitten
1 TL Meersalz
1 TL schwarzer Pfeffer, frisch gemahlen
½ bis 1 TL Chiliflocken (½ TL für einen milderen Geschmack, 1 TL für mehr Schärfe)
4 Cups Grünkohl, gehackt
400 g Cannellini-Bohnen oder weiße Bohnen aus der Dose, abgespült und abgetropft

Schweinekotelett

4 dick geschnittene Schweinekoteletts mit Knochen (240 bis 300 g), trocken getupft
Meersalz nach Belieben

schwarzer Pfeffer, frisch gemahlen, nach Belieben
2 frische Thymianzweige, Blätter abgezupft und fein gehackt
1 EL Ghee, aufgeteilt
¾ Cup Hühnerbrühe

Zubereitung

1. Den Ofen auf 200 °C vorheizen.
2. Ein Backblech mit Backpapier auslegen.
3. Die Kartoffeln und die Speiserüben in einer großen Schüssel mit dem Ghee, dem Knoblauch, dem Rosmarin, Salz und Pfeffer vermischen. Wenn alles gleichmäßig mit Ghee und Gewürzen bedeckt ist, die Kartoffel-Rüben-Mischung gleichmäßig auf dem Backblech verteilen. Im Ofen 25 bis 30 Minuten garen, bis das Gemüse sich mit einer Gabel leicht einstechen lässt.
4. Während die Kartoffeln im Ofen sind, das restliche Gemüse zubereiten. Das Avocadoöl in einer großen Pfanne auf mittlerer Stufe erhitzen. Den Lauch hineingeben und 3 bis 4 Minuten braten, bis er beginnt, weich zu werden. Die Zitronenscheiben zugeben und für ein paar weitere Minuten braten. Sobald der Lauch glasig wird und die Zitronen an den Rändern langsam braun werden, den Fenchel zugeben und mit Salz, Pfeffer und Chiliflocken würzen.
5. Weiterbraten, bis der Fenchel beginnt, weich zu werden, dann den Grünkohl und die Bohnen zugeben. Weitere 3 bis 4 Minuten braten, bis der Grünkohl zusammengefallen ist und die Bohnen durcherhitzt sind. Probieren, wenn nötig mit Salz nachwürzen und von der Herdplatte nehmen.
6. Eine zweite Pfanne auf mittlerer Stufe erhitzen. Während die Pfanne heiß wird, die Schweinekoteletts mit Salz, Pfeffer und dem gehackten Thymian würzen.
7. Die Hälfte des Ghees in die heiße Pfanne geben. Wenn es geschmolzen ist, die Schweinekoteletts hineingeben. Die Koteletts für 5 Minuten scharf anbraten, ohne sie zu bewegen, dann wenden und für weitere 5 Minuten scharf anbraten.

8. Wenn die zweite Seite der Koteletts angebraten ist, das restliche Ghee in die Pfanne geben. Die Koteletts mithilfe einer Zange und eines Löffels wenden und mit dem Ghee und dem Bratsaft übergießen. Die Koteletts für etwa 5 Minuten immer wieder wenden und mit der Flüssigkeit übergießen, dann aus der Pfanne nehmen und mindestens 10 Minuten ruhen lassen.
9. Die heiße Pfanne mit der Hühnerbrühe ablöschen und mit einem Schneebesen alle Fleischreste vom Pfannenboden lösen. Die Brühe zum Kochen bringen, dann die Hitze reduzieren und köcheln lassen, bis die Flüssigkeit auf weniger als die Hälfte reduziert ist. Die reduzierte Soße, wenn nötig, noch mit Salz abschmecken.
10. Die Schweinekoteletts zusammen mit einem großen Schöpflöffel Kartoffeln, gebratenem Gemüse und mit einem Löffel Soße beträufelt servieren.

Nährwerte

Pro Portion
Fett 17 g
Netto-Kohlenhydrate 55 g
Proteine 26 g

KICHERERBSEN-PFANNKUCHEN MIT GEBRATENER KICHERERBSEN-GRÜNKOHL-FÜLLUNG UND ZITRONEN-TAHINI-SOSSE (V)

Für 4 Portionen (2 Pfannkuchen pro Portion)

Zutaten

Pfannkuchen
4 Cups Kichererbsenmehl
⅓ Cup Hefeflocken
2 TL Meersalz
1 TL schwarzer Pfeffer, frisch gemahlen
1 TL Kurkuma, gemahlen
1 TL Kreuzkümmel
½ TL Koriander
½ TL Cayennepfeffer
2 ½ Cups Wasser
etwas Avocadoöl

Tahini-Dressing
⅓ Cups Tahini
Saft und Abrieb von 1 großen unbehandelten Zitrone
1 Knoblauchzehe, gerieben
Meersalz nach Belieben
schwarzer Pfeffer, frisch gemahlen, nach Belieben

Kichererbsen und Blattgemüse
3 EL Avocadoöl, aufgeteilt
400 g Kichererbsen aus der Dose, abgespült und abgetropft
½ TL Meersalz
½ TL schwarzer Pfeffer, frisch gemahlen
½ TL Paprikapulver
½ TL Kreuzkümmel
¼ TL Chiliflocken
3 Knoblauchzehen, gerieben
6 Cups Grünkohl, gehackt

Toppings

1 Cup eingelegte Zwiebeln (original sind rote Zwiebelringe, Sie können aber auch Silberzwiebeln verwenden)
2 EL Sesamsamen, geröstet
2 EL Kürbiskerne, geröstet
2 EL ganze Leinsamen

Zubereitung

1. Alle Zutaten für die Pfannkuchen, außer dem Öl, in eine große Schüssel geben. Zu einem glatten Teig ohne Klümpchen verquirlen, dann zur Seite stellen.
2. Alle Zutaten für das Tahini-Dressing in eine kleine Schüssel geben und gründlich vermischen. Dann nach und nach etwas Wasser zugeben und dabei verquirlen, bis die gewünschte Konsistenz erreicht ist. Das Dressing nach Belieben dick- oder dünnflüssig zubereiten. Mit Salz und Pfeffer würzen und zur Seite stellen.
3. 1 ½ EL Avocadoöl in einer großen Pfanne auf mittlerer Stufe erhitzen. Die Kichererbsen, Salz, Pfeffer, Paprikapulver, Kreuzkümmel und Chiliflocken hineingeben. Unter gelegentlichem Rühren braten, bis die Kichererbsen goldbraun und knusprig werden, dann aus der Pfanne nehmen und zur Seite stellen.
4. Die verbleibenden 1 ½ EL Avocadoöl in die gleiche Pfanne geben und wieder auf mittlerer Stufe erhitzen. Den Knoblauch und den Grünkohl hineingeben und mit etwas Salz und Pfeffer würzen. Weiterbraten, bis der Grünkohl zusammengefallen ist, dann vom Herd nehmen und zur Seite stellen.
5. Eine kleine oder mittelgroße beschichtete Pfanne auf mittlerer Stufe erhitzen. Nur so viel Avocadoöl hineingeben und verstreichen, dass der Boden der Pfanne bedeckt ist (weniger als 1 EL).
6. Den ruhenden Teig noch einmal kurz umrühren und dann so viel Teig in die Pfanne geben, dass der Boden fast vollständig bedeckt ist (etwa ½ Cup). Den Pfannkuchen 1 bis 2 Minuten backen, bis sich erste Bläschen bilden, dann vorsichtig mit einem Pfannenwender wenden und für weitere 2 Minuten backen, bis er leicht goldbraun ist. Den Pfannkuchen aus der

Pfanne nehmen und warm stellen. Den Vorgang wiederholen, bis der Teig aufgebraucht ist.

7. Den Grünkohl und die Kichererbsen auf die Pfannkuchen geben, das Tahini-Dressing darüber träufeln und mit den eingelegten Zwiebeln, Sesam, Kürbiskernen und Leinsamen garnieren.

Nährwerte

Pro Portion
Fett 24,5 g
Netto-Kohlenhydrate 69 g
Proteine 33 g

SUPPE MIT WEISSEN BOHNEN UND GRÜNKOHL (V)

Für 4 Portionen

Zutaten

2 EL Avocadoöl
1 große Zwiebel, in Würfel geschnitten
4 Knoblauchzehen, fein gehackt
2 Selleriestangen, gehackt
2 mittelgroße Karotten, geschält und gehackt
2 frische Thymianzweige, Blätter abgezupft und fein gehackt
3 frische Oreganozweige, Blätter abgezupft und fein gehackt
1 ½ TL Meersalz
1 TL schwarzer Pfeffer, frisch gemahlen
1 TL Chiliflocken
5 Cups Gemüsebrühe
800 g Cannellini-Bohnen oder weiße Bohnen aus der Dose, abgespült und abgetropft
6 Cups Grünkohl, gehackt
1 große Zitrone, in Spalten geschnitten

Zubereitung

1. Das Avocadoöl in einem großen Topf auf mittlerer Stufe erhitzen. Die Zwiebel hineingeben und etwa 2 Minuten braten, bis sie glasig wird. Die nächsten 8 Zutaten zugeben (ab Knoblauch bis Chiliflocken).
2. Unter gelegentlichem Rühren für weitere 3 Minuten mitbraten, dann die Gemüsebrühe und die Bohnen zugeben. Alles gut verrühren, und die Mischung auf mittlerer Stufe zum Kochen bringen.
3. Die Hitze auf niedrige Stufe reduzieren. Bei Bedarf nachsalzen, dann zugedeckt 20 bis 25 Minuten köcheln lassen, sodass die Bohnen den Geschmack annehmen.
4. Den Grünkohl 5 Minuten vor Ende der Garzeit in die Suppe geben und gut unterrühren.
5. Die Suppe mit einer Zitronenspalte zum Beträufeln servieren.

Nährwerte

Pro Portion
Fett 10 g
Netto-Kohlenhydrate 48 g
Proteine 25 g

KRÄUTERSTEAK MIT KARTOFFELPÜREE UND BUNTEM OFENGEMÜSE

Für 4 Portionen

Zutaten

Steak
300 g Rib-Eye-Steak mit Knochen
Meersalz nach Belieben
2 TL Avocadoöl
schwarzer Pfeffer, frisch gemahlen, nach Belieben
1 EL Ghee
1 Knoblauchzehe, zerdrückt
1 frischer Thymianzweig
1 frischer Oreganozweig

Ofengemüse
¼ Cup Avocadoöl
4 Cups Brokkoliröschen
4 Cups Blumenkohlröschen
4 Cups Rosenkohl, geputzt und halbiert
1 ½ TL Meersalz
1 TL Knoblauchpulver
1 TL schwarzer Pfeffer, frisch gemahlen

Kartoffelpüree
450 g vorwiegend festkochende Kartoffeln, geschält und in Würfel geschnitten
Meersalz nach Belieben
3 EL Ghee
½ TL weißer Pfeffer, gemahlen (optional)
schwarzer Pfeffer, frisch gemahlen, nach Belieben

Zubereitung

1. Den Ofen auf 200 °C vorheizen.
2. Ein Backblech mit Backpapier auslegen.
3. Das Steak aus dem Kühlschrank nehmen und von allen Seiten mit etwas Salz würzen. Zum Ruhen zur Seite stellen, sodass es auf Zimmertemperatur kommen kann.
4. Alle Zutaten für das Ofengemüse in eine große Schüssel geben. Vermischen, bis alles gleichmäßig mit Öl und Gewürzen bedeckt ist. Auf das vorbereitete Backblech geben und im Ofen 25 bis 30 Minuten garen, bis sich das Gemüse mit einer Gabel leicht einstechen lässt.
5. Die Kartoffeln in einen großen Topf geben und mit Wasser bedecken. Das Wasser salzen, bis es nach Meerwasser schmeckt. Auf hoher Stufe zum Kochen bringen und so lange kochen, bis die Kartoffeln sich mit einer Gabel leicht einstechen lassen, dann vom Herd nehmen und abgießen.
6. Die Kartoffeln nach dem Abgießen zurück in den warmen Topf geben. Mit dem Ghee, dem weißen Pfeffer (wenn gewünscht) und schwarzem Pfeffer nach Belieben abschmecken. Zerdrücken, bis die gewünschte Konsistenz erreicht ist. Die Kartoffeln sollten durch das Kochen im Salzwasser gut gewürzt sein, eventuell noch etwas nachsalzen, aber vorher probieren.
7. Wenn das Kartoffelpüree fertig ist und das Ofengemüse nicht mehr lange braucht, ist es an der Zeit, das Steak zu braten. Das Avocadoöl in einer mittelgroßen gusseisernen Pfanne auf hoher Stufe erhitzen und das ruhende Steak noch mit etwas Pfeffer würzen.
8. Wenn das Öl heiß genug ist, das Steak hineingeben. Das Fleisch 4 bis 5 Minuten scharf anbraten, ohne es zu bewegen, bis sich an der Unterseite eine schöne Kruste bildet. Das Steak wenden und das Ghee, den Knoblauch und die Kräuter zugeben.
9. Das Steak für den Rest der Garzeit immer wieder mit der Mischung aus Knoblauch, Kräutern und Ghee übergießen. Weiterbraten, bis es die gewünschte Garstufe erreicht hat. Für medium-rare sind das 4 bis 5 Minuten.

10. Wenn das Steak fertig ist, von der Hitze nehmen und 10 Minuten ruhen lassen. Dann in Streifen schneiden und mit einer großzügigen Portion Kartoffelpüree und Ofengemüse servieren. Wer mag, verwendet auch den Fleischsaft, der sich auf dem Schneidebrett gesammelt hat.

Nährwerte

Pro Portion
Fett 29 g
Netto-Kohlenhydrate 27 g
Proteine 48 g

BLUMENKOHLSCHNITZEL IN SAATENKRUSTE MIT CHIMICHURRI-KICHERERBSEN UND SÜSSKARTOFFEL-POMMES-FRITES (V)

Für 4 Portionen

Zutaten

Chimichurri-Kichererbsen
2 Knoblauchzehen, zerdrückt
1 kleine Schalotte, abgezogen und grob gehackt
½ TL Chiliflocken
3 Cups Rucola
1 Cup Petersilie
½ Cup Olivenöl
⅓ Cup Rotweinessig
Meersalz nach Belieben
schwarzer Pfeffer, frisch gemahlen, nach Belieben
400 g Kichererbsen aus der Dose, abgeschüttet (die Flüssigkeit auffangen!), abgespült und abgetropft

Süßkartoffel-Pommes-frites

450 g Süßkartoffeln, geschält und in möglichst gleichmäßige, gut 0,5 cm dicke Stifte geschnitten
2 EL Avocadoöl
2 EL reiner Ahornsirup
1 TL Maisstärke
1 TL Meersalz
1 TL Paprikapulver
¼ TL Cayennepfeffer
schwarzer Pfeffer, frisch gemahlen, nach Belieben

Blumenkohl

⅓ Cup Hefeflocken
¼ Cup Hanfsamen
¼ Cup Kürbiskerne
¼ Cup Leinsamen, geschrotet
1 EL Chiasamen
2 TL Meersalz
1 TL schwarzer Pfeffer, frisch gemahlen
1 TL Knoblauchpulver
1 TL Zwiebelpulver
Kichererbsen-Flüssigkeit, beim Abschütten zurückbehalten (Aquafaba)
1 großer Blumenkohl (oder 2 mittelgroße), Blätter und Strunk entfernt und in 4 etwa 4 cm dicke Scheiben geschnitten
2 EL Avocadoöl

Zubereitung

1. Den Ofen auf 220 °C vorheizen.
2. Zwei Backbleche mit Backpapier auslegen.
3. Zuerst die Chimichurri-Kichererbsen zubereiten. Dazu die ersten 5 Zutaten in eine Küchenmaschine geben und stoßweise zerkleinern, bis Knoblauch und Schalotte in kleine Stücke geschnitten und die Kräuter fein gehackt sind. Das Olivenöl und den Rotweinessig zugeben und die Zutaten stoßweise zerkleinern,

bis sich alles gut vermischt hat und eine Soße entstanden ist. Nach Belieben mit Salz und Pfeffer abschmecken.

4. Die Kichererbsen und die Chimichurri-Soße in einer großen Schüssel vermischen, bis die Kichererbsen gleichmäßig bedeckt sind, dann zum Durchziehen zur Seite stellen, bis das restliche Gericht fertig ist. Die Kichererbsen können bei Zimmertemperatur oder im Kühlschrank aufbewahrt werden, je nach gewünschter Verzehrtemperatur.
5. Für die Pommes frites die Süßkartoffeln mit dem Avocadoöl und dem Ahornsirup in eine große Schüssel geben und vermischen, bis die Kartoffeln vollständig bedeckt sind. Die Maisstärke mit dem Salz, dem Paprikapulver, dem Cayennepfeffer und dem schwarzen Pfeffer in einer kleinen Schüssel vermischen, über die Kartoffeln streuen und gleichmäßig verteilen. Wenn weiße Streifen zu sehen sein sollten, die Maisstärke einkneten.
6. Die Süßkartoffeln gleichmäßig auf einem der vorbereiteten Bleche verteilen und in den Ofen schieben. 10 bis 15 Minuten backen, dann mit einem Pfannenwender wenden und für weitere 10 bis 15 Minuten backen, bis sie beginnen, an den Rändern knusprig und goldbraun zu werden.
7. Während die Süßkartoffel-Pommes-frites im Ofen sind, den Blumenkohl zubereiten. Dazu die ersten 9 Zutaten in die saubere Küchenmaschine geben und stoßweise zerkleinern, bis die Samen eine grobe, sandartige Konsistenz angenommen haben. Die Mischung in eine flache Ofenform geben und gleichmäßig verteilen.
8. Die aufgefangene Kichererbsen-Flüssigkeit – das Aquafaba – in eine große flache Schüssel geben. Auf der Arbeitsfläche von links nach rechts – Linkshänder von rechts nach links – aufbauen: die Schüssel mit dem Aquafaba, dann die Samenmischung und dann das zweite mit Backpapier ausgelegte Blech.
9. Jetzt wird der Blumenkohl paniert. Vorsichtig eine Blumenkohlscheibe in das Aquafaba tauchen, sodass alle Seiten gleichmäßig bedeckt sind. Dann in die Samen-Mischung legen und darin wenden. Wenn allen Seiten bedeckt sind, auf das Blech legen. Diesen Ablauf mit allen Blumenkohlscheiben wiederholen.

10. Die panierten Blumenkohlscheiben vorsichtig mit dem Avocadoöl beträufeln und in den Ofen schieben. 15 Minuten backen, dann wenden und für weitere 10 bis 15 Minuten backen, bis der Blumenkohl weich und die Kruste goldbraun ist.
11. Wenn die Süßkartoffel-Pommes-frites schon zu stark abgekühlt sind, einfach zum Aufwärmen für die letzten Minuten der Garzeit des Blumenkohls mit in den Ofen schieben.
12. Einen Löffel Chimichurri-Kichererbsen auf die Blumenkohlscheiben geben und mit einer Portion Süßkartoffel-Pommes-frites servieren.

Nährwerte

Pro Portion
Fett 40 g
Netto-Kohlenhydrate 64 g
Proteine 24 g

QUINOA-TABOULÉ

Für 12 Portionen

Zutaten

½ Cup Quinoa
3 EL Zitronensaft
2 EL Apfelweinessig
1 EL Olivenöl
½ TL Meersalz
½ TL Pfeffer, frisch gemahlen
1 TL Kräuter der Provence
1 Cup Spinat, gehackt
1 Cup Kirschtomaten, geviertelt
1 Cup Feta, zerbröselt
1 Cup rote Paprika, in Würfel geschnitten

Zubereitung

1. Die Quinoa nach Packungsanweisung kochen, mit einer Gabel auflockern und zum Abkühlen in einer großen Schüssel zur Seite stellen.
2. Während die Quinoa kocht, das Salatdressing aus Zitronensaft, Apfelweinessig, Olivenöl, Meersalz, Pfeffer und Kräutern der Provence zubereiten. Gut vermischen und zur Seite stellen.
3. Nach dem Abkühlen die Quinoa noch einmal mit der Gabel auflockern. Den Spinat, die Tomaten, den Feta und die Paprika dazugeben und alles vermischen. Dann vorsichtig das Salatdressing untermischen.
4. Bei Zimmertemperatur servieren oder vor dem Servieren für ein paar Stunden oder über Nacht in den Kühlschrank stellen.

Mein Tipp:
Quinoa vor dem Kochen unbedingt waschen. So kleben die Körner nicht zusammen und es entstehen keine Klumpen. Dieses Gericht schmeckt am nächsten Tag sogar noch besser als am Tag der Zubereitung. Wenn Sie also ein Fest planen und ein paar Dinge vorbereiten möchten, ist dieser Salat eine ausgezeichnete Wahl!

Nährwerte

Pro Portion
Fett 8 g
Netto-Kohlenhydrate 5 g
Proteine 2 g

REIS IN SCHWARZ-ORANGE

Für 14 Portionen

Zutaten

1 ¾ Cup Knochenbrühe
4 EL Butter
2 Cups schwarzer Reis oder eine Reismischung mit Wildreis
1 Cup Frühlingszwiebeln, gewaschen, geputzt und fein geschnitten
1 Cup naturbelassene Mandeln, gehobelt
Abrieb von 2 mittelgroßen unbehandelten Orangen
6 EL Orangensaft, frisch gepresst
1 TL Pfeffer, frisch gemahlen
Meersalz nach Belieben

Zubereitung

1. Die Knochenbrühe, 1 ¼ Cup Wasser und die Butter zum Kochen bringen. Den Reis hinzugeben, umrühren und für etwa 45 Minuten auf kleiner Flamme köcheln lassen. Am Ende des Kochvorgangs sollte die Flüssigkeit vom Reis komplett aufgenommen sein.
2. Wenn der Reis gar ist, die Frühlingszwiebeln, die Mandeln, den Abrieb der Orangenschale und den Orangensaft untermischen. Mit Pfeffer und Meersalz abschmecken und servieren.

Nährwerte

Pro Portion
Fett 4 g
Netto-Kohlenhydrate 30 g
Proteine 8 g

SÜSSKARTOFFELPUFFER

Für 12 Portionen

Zutaten

3 Cups Süßkartoffel, geraspelt
1 EL Salz nach Belieben
1 EL Pfeffer nach Belieben
1 TL Muskatnuss, frisch gerieben
1 TL Piment, gemahlen
1 Stückchen Butter aus Weidemilch

Zubereitung

1. Die Süßkartoffel mit Salz, Pfeffer, Muskatnuss und Piment in einer mittelgroßen Schüssel gut mischen.
2. Die Butter in einer Pfanne auf mittlerer Stufe schmelzen. Die Süßkartoffelmasse als runde Puffer in die Pfanne setzen. ¼ Cup pro Puffer ist perfekt. Die Puffer 4 bis 5 Minuten von jeder Seite braten, bis sie durch sind. Sie sollten innen weich und außen leicht knusprig sein.

Nährwerte

Pro Portion
Fett 7 g
Netto-Kohlenhydrate 26 g
Proteine 3 g

SUPPE AUS GERÖSTETEM BUTTERNUT-KÜRBIS

Für 6 Portionen

Zutaten

4 Cups Butternut-Kürbis
½ Zwiebel
½ Cup Maronen, geschält und halbiert
2 Knoblauchzehen, zerdrückt
3 EL Haselnussöl
1 EL naturtrüber Apfelweinessig
¼ TL Ingwer, gemahlen
¼ TL Kräuter der Provence
⅛ TL Zimt, gemahlen
¼ TL Salz
⅛ TL schwarzen Pfeffer, frisch gemahlen
etwas Cayennepfeffer
2 ½ Cups Knochenbrühe (Rezept siehe Seite 352)

Optional zum Garnieren
1 EL Crème fraîche pro Portion
1 EL frischer Thymian pro Portion, fein gehackt zum Bestreuen

Zubereitung

1. Den Ofen auf 180 °C vorheizen.
2. Den Butternut-Kürbis durchschneiden, dann entkernen, schälen und würfeln und in eine ofenfeste Form geben. Die Zwiebelhälfte in vier Spalten schneiden und zum Kürbis geben. Die Maronenhälften und die zerdrückten Knoblauchzehen untermischen. Das Haselnussöl zur Mischung geben und den Apfelweinessig, den Ingwer, die Kräuter der Provence, Zimt, Salz, schwarzen Pfeffer und Cayennepfeffer untermischen. 45 Minuten rösten, bis das Gemüse weich und leicht gebräunt ist.

3. Das fertige Gemüse etwas abkühlen lassen, damit es sich leichter weiterverarbeiten lässt. Sobald es abgekühlt ist, in eine Küchenmaschine oder einen leistungsstarken Mixer geben. Die Knochenbrühe nach und nach dazugeben, bis die Suppe die gewünschte Konsistenz erreicht hat.
4. Die Suppe in einen großen Topf füllen und zum Kochen bringen. Wenn gewünscht, mit der Crème fraîche und dem frischen Thymian bestreut servieren.

Mein Tipp:
Keine zu große Ofenform verwenden. Das Gemüse sollte nah beieinander liegen, damit es gleichmäßig gart und die kleineren Stücke nicht verkochen oder anbrennen. Vorsicht vor kochend heißen Spritzern beim Pürieren heißer Lebensmittel!

Nährwerte

Pro Portion
Fett 5 g
Netto-Kohlenhydrate 13 g
Proteine 2 g

KAKAO-QUINOA-KUCHEN

Für 8 Portionen

Zutaten

⅔ Cup Quinoa
⅓ Cup Mandelmilch
1 ⅓ Cups Apfelmus
¾ Cup Kokosöl
2 TL Vanilleextrakt
¼ Cup Honig
2 Bio-Eier von frei laufenden Hühnern

⅓ Cup Kokosblütenzucker
1 Cup Kakaopulver aus rohem Kakao
1 ½ TL Backpulver
½ TL Natron
½ TL Meersalz

Zubereitung

1. Die Quinoa waschen und, wenn auf der Packung nicht anders angegeben, in 1 ⅓ Cups Wasser aufkochen. Dann bei reduzierter Hitze für 10 Minuten köcheln und anschließend 10 Minuten quellen und 15 Minuten abkühlen lassen.
2. Während die Quinoa kocht, die restlichen Zutaten abmessen und eine 20 cm große quadratische Ofenform aus Glas mit Kokosöl fetten und den Boden mit Backpapier auslegen. Zur Seite stellen.
3. Sobald die Quinoa abgekühlt ist, den Ofen auf 180 °C vorheizen.
4. In einer Küchenmaschine oder mit einem leistungsstarken Handrührgerät in drei Etappen den Teig zubereiten: Zuerst die Mandelmilch, das Apfelmus, das Kokosöl, den Vanilleextrakt und den Honig hineingeben. Dann die gekochte Quinoa, die Eier und den Kokosblütenzucker zugeben. Zum Schluss das Kakaopulver, das Backpulver, das Natron und das Meersalz untermixen. Nicht zu lange rühren, damit die Quinoa nicht zu fein wird.
5. Den Teig in die Ofenform geben und 1 Stunde und 25 Minuten backen. Mit einem Holzstäbchen testen, ob der Kuchen durchgebacken ist (Stäbchenprobe).

Nährwerte

Pro Portion
Fett 1 g
Netto-Kohlenhydrate 25 g
Proteine 3 g

KAPITEL 3

Rezepte zum Fastenbrechen

AVOCADO-HEIDELBEER-SMOOTHIE (V)

Für 4 Portionen

Zutaten

4 Cups ungesüßte Mandelmilch
2 Avocados, entkernt und stückweise aus der Schale gelöffelt
4 Cups Babyspinat
2 Cups gefrorene Heidelbeeren
1 Cup Banane, in dicke Scheiben geschnitten
¼ Cup Leinsamen

Zubereitung

1. Alle Zutaten in einen großen Mixer geben. Den Smoothie pürieren, bis er eine glatte Konsistenz hat, und servieren.

Mein Tipp:
Wenn Ihr Mixer zu klein ist, um die Zutaten für alle vier Portionen auf einmal zu pürieren, machen Sie den Smoothie einfach in zwei Chargen.

Nährwerte

Pro Portion
Fett 32 g
Netto-Kohlenhydrate 20 g
Proteine 9 g

SCHOKOLADIGE CHIA-FETTBOMBEN (V)

Für 4 Portionen

Zutaten

⅔ Cup Mandeln
¼ Cup Mandelmus
1 EL Kokosöl
1 Dattel, entsteint
1 TL Vanilleextrakt
¼ Cup Kokosraspeln, ungesüßt
2 EL Kürbiskerne
2 EL Chiasamen
1 EL Kakaopulver
2 TL Kakao-Nibs
½ TL Meersalz

Zubereitung

1. Alle Zutaten in eine Küchenmaschine geben. Stoßweise zerkleinern, bis die Nüsse und Samen sich langsam vermischen. Dann die Küchenmaschine laufen lassen, bis die Mischung fast glatt und klebrig ist und die natürlichen Öle austreten.

2. Aus der Masse 8 Kugeln formen. Die Fettbomben vor dem Verzehr mindestens 30 Minuten im Kühlschrank fest werden lassen.
3. In einem luftdichten Behälter oder Ziplock-Beutel im Kühlschrank aufbewahren – oder im Tiefkühlfach bei längerer Aufbewahrung.

Nährwerte

Pro Portion
Fett 29 g
Netto-Kohlenhydrate 7 g
Proteine 8,1 g

AVOCADO UND RÄUCHERLACHS MIT EVERYTHING-BAGEL-GEWÜRZ

Für 4 Portionen

Zutaten

2 große Avocados, entkernt und stückweise aus der Schale gelöffelt
360 g Räucherlachs aus Wildfang
1 kleine Zitrone, in 4 Spalten geschnitten
4 EL Everything-Bagel-Gewürz (Rezept siehe S. 340)

Zubereitung

1. Die Avocadostückchen und den Lachs auf 4 Teller verteilen. Jeweils eine Zitronenspalte über jeder Portion auspressen, und dann Avocado und Lachs mit 1 EL Everything-Bagel-Gewürz bestreut servieren.

EVERYTHING-BAGEL-GEWÜRZ

Zutaten

2 EL Sesamsamen, geröstet
1 EL gefriergetrockneter Knoblauch, gehackt
1 EL gefriergetrocknete Zwiebel, gehackt
1 EL Leinsamen
1 EL Hanfsamen
2 TL Chiasamen
2 TL grobes Meersalz (bei feinem Meersalz nur 1 TL verwenden)

Zubereitung

1. Alle Zutaten vermischen und in einem kleinen luftdichten Behälter in der Speisekammer aufbewahren.
2. Die Mischung vor der Verwendung einmal schütteln oder umrühren, damit sich die leckeren Bestandteile gleichmäßig verteilen.

Mein Tipp:
Das Everything-Bagel-Gewürz unterstützt Ihr Mikrobiom, denn die Zutaten sind probiotisch, präbiotisch und polyphenolhaltig.

Nährwerte

Pro Portion
Fett 0 g
Netto-Kohlenhydrate 1 g
Proteine 0 g

SPIEGELEIER MIT KIMCHI

Für 4 Portionen

Zutaten

3 EL Avocadoöl
8 Bio-Eier von frei laufenden Hühnern
Meersalz nach Belieben
2 Cups Kimchi, gehackt
Sriracha-Chilisoße (optional)

Zubereitung

1. Das Avocadoöl in einer großen beschichteten Pfanne auf mittlerer Stufe erhitzen. Wenn es heiß ist, die Eier in die Pfanne aufschlagen und etwas salzen.
2. Wenn das Eiweiß zu stocken beginnt, das Kimchi gleichmäßig in der Pfanne auf dem Eiweiß verteilen. Möglichst die Dotter aussparen, damit sie nicht zerlaufen.
3. Die Eier braten, bis das Eiweiß mit dem Kimchi vollständig gestockt ist und das Eigelb die gewünschte Konsistenz erreicht hat. Das dauert etwa 3 bis 4 Minuten, wenn das Eigelb noch flüssig sein soll. Nach Belieben mit Sriracha-Soße garnieren.

Nährwerte

Pro Portion
Fett 10 g
Netto-Kohlenhydrate 3 g
Proteine 11 g

NUSSMIX-FETTBOMBEN MIT KOKOS (V)

Für 4 Portionen

Zutaten

⅓ Cup Pekannüsse
⅓ Cup Haselnüsse
¼ Cup Mandelmus
1 EL Kokosöl
1 Dattel, entsteint
1 TL Vanilleextrakt
1 EL Leinsamen
1 EL Hanfsamen
1 EL Chiasamen
½ TL Zimt, gemahlen
½ TL Kardamom, gemahlen
½ TL Salz
½ Cup Kokosraspeln

Zubereitung

1. Alle Zutaten außer den Kokosraspeln in eine Küchenmaschine geben. Stoßweise zerkleinern, bis die Zutaten sich langsam vermischen. Dann die Küchenmaschine laufen lassen, bis die Mischung fast glatt und klebrig ist und die natürlichen Öle austreten.
2. Die Kokosraspeln gleichmäßig auf einem großen Teller verteilen. 8 Kugeln aus der Masse formen. Die Kugeln in den Kokosraspeln rollen, und vor dem Verzehr mindestens 30 Minuten im Kühlschrank fest werden lassen.
3. In einem luftdichten Behälter oder Ziplock-Beutel im Kühlschrank aufbewahren – oder im Tiefkühlfach bei längerer Aufbewahrung.

Nährwerte

Pro Portion
Fett 32 g
Netto-Kohlenhydrate 6 g
Proteine 6 g

HACKSTEAKS MIT GUACAMOLE

Für 4 Portionen

Zutaten

Hacksteaks
450 g Rinderhackfleisch
2 EL Avocadoöl
1 EL Kokos-Aminos-Würzsoße
1 Bio-Ei von frei laufenden Hühnern, verquirlt
¼ Cup dunkles Mandelmehl
1 kleine Zwiebel, fein gehackt
3 Knoblauchzehen, gerieben
1 TL Meersalz
1 TL schwarzer Pfeffer, frisch gemahlen

Guacamole
½ kleine rote Zwiebel, grob gehackt
1 kleine Jalapeño-Chilischote, entkernt und grob gehackt
1 mittelgroße Tomate, grob gehackt (vorzugsweise eine alte oder an der Rispe nachgereifte Sorte)
½ Cup frischer Koriander, grob geschnitten
2 Avocados, entkernt und stückweise aus der Schale gelöffelt
1 Limette, in 8 Spalten geschnitten
Meersalz nach Belieben

Zubereitung

1. Alle Zutaten für die Hacksteaks in eine große Schüssel geben – nur 1 EL Avocadoöl zum Braten zurückbehalten –, mit sauberen Händen gründlich vermengen und zur Seite stellen.
2. Für die Guacamole die Zwiebel, die Jalapeño-Chilischote, die Tomate und den Koriander in eine Küchenmaschine geben und stoßweise grob zerkleinern. Die Mischung zusammen mit den Avocadostückchen in eine große Schüssel geben.
3. Die Avocado-Zwiebel-Mischung mit einer Gabel zerdrücken, bis sie die gewünschte Konsistenz hat – stückig, cremig oder irgendwo dazwischen.
4. Den Saft von 4 Limettenspalten unterrühren, mit Salz abschmecken, dann zur Seite stellen.
5. Den verbliebenen Esslöffel Avocadoöl in einer großen gusseisernen Pfanne auf mittlerer Stufe erhitzen. Nun 4 Hacksteaks formen. Sobald das Öl heiß genug ist, die Hacksteaks in die Pfanne legen. Von jeder Seite 4 bis 5 Minuten braten, bis die gewünschte Garstufe erreicht ist.
6. Auf jedes Hacksteak einen großzügigen Löffel Guacamole geben und mit einer Limettenspalte servieren.

Nährwerte

Pro Portion
Fett 26 g
Netto-Kohlenhydrate 7 g
Proteine 39 g

VANILLE-CHIA-PUDDING MIT BEEREN UND SCHOKOLADE (V)

Für 4 Portionen

Zutaten

2 Cups Kokosmilch mit hohem Fettgehalt
2 TL Vanillepaste oder -extrakt
¼ Cup Chiasamen
1 Prise Salz

Toppings
2 Cups frische Beeren nach Wahl
120 g vegane dunkle Schokolade (70 % Kakao)

Zubereitung

1. Alle Zutaten für den Chiapudding in einer mittelgroßen Schüssel vermischen. Die Mischung in ein Gefäß mit Deckel geben und in den Kühlschrank stellen. In den ersten 30 Minuten den Pudding alle 10 Minuten umrühren, damit sich die Samen gleichmäßig verteilen, während er fest wird.
2. Den Pudding mindestens 2 Stunden oder über Nacht im Kühlschrank fest werden lassen.
3. Mit den Beeren bestreuen und über jede Portion etwas dunkle Schokolade reiben.

Nährwerte

Pro Portion
Fett 12 g
Netto-Kohlenhydrate 14 g
Proteine 4 g

AVOCADOS GEFÜLLT MIT THUNFISCHSALAT

Für 4 Portionen

Zutaten

Für die Keto-Mayonnaise
1 Bio-Ei von frei laufenden Hühnern
1 EL Zitronensaft
½ TL Salz
150 ml Avocadoöl

Für die gefüllten Avocados
¼ Cup Keto-Mayonnaise
240 g Thunfisch in Öl aus der Dose
Saft und Abrieb von 1 unbehandelten Zitrone
1 mittelgroße Schalotte, fein gehackt
2 EL frischer Dill, gehackt
Meersalz nach Belieben
schwarzer Pfeffer, frisch gemahlen, nach Belieben
2 große Avocados, entkernt und mit Schale halbiert

Als Beilage
2 Cups fermentiertes Gemüse nach Wahl, zum Beispiel fermentierte Dillgurken, Kimchi oder Curtido, ein extrascharfer fermentierter Krautsalat aus Südamerika.

Zubereitung

1. Für die Keto-Mayonnaise das Ei, den Zitronensaft und das Salz in ein hohes Gefäß geben und mit dem Stabmixer mit der Schlagscheibe aufschlagen. Anschließend langsam, mit dünnem Strahl Avocadoöl unter Mixen zugeben. Je nach Größe des Eis kann die benötigte Menge Avocadoöl leicht differieren. Die richtige Menge ist erreicht, wenn die Mayonnaise eine cremige Konsistenz hat.

2. Für die Füllung alle Zutaten mit Ausnahme der Avocados in eine mittelgroße Schüssel geben. Den Thunfisch mit einer Gabel auflockern und gründlich mit den anderen Zutaten vermischen. Nach Belieben mit Salz und Pfeffer abschmecken.
3. Den Thunfischsalat gleichmäßig auf den 4 Avocadohälften verteilen. Die gefüllten Avocados jeweils mit ½ Cup fermentiertem Gemüse servieren.

Nährwerte

Pro Portion
Fett 23 g
Netto-Kohlenhydrate 3 g
Proteine 6 g

ERDBEER-MINZ-KEFIR-SMOOTHIE (V)

Für 4 Portionen

Zutaten

4 Cups Rohmilch-Kefir
2 Cups Erdbeeren (frisch oder tiefgekühlt)
1 Cup Banane, in dicke Scheiben geschnitten
8 bis 10 frische Minzblätter
2 EL Hanfsamen
2 EL Chiasamen

Zubereitung

1. Alle Zutaten in einen großen Mixer geben. Den Smoothie pürieren, bis er eine glatte Konsistenz hat, und servieren.
2. Wenn Ihr Mixer zu klein ist, um die Zutaten für alle vier Portionen auf einmal zu pürieren, machen Sie den Smoothie einfach in zwei Chargen.

Nährwerte

Pro Portion
Fett 6 g
Netto-Kohlenhydrate 24 g
Proteine 12 g

SPINAT IN APFELWEIN-KNOBLAUCH-SUD MIT WACHSEIERN

Für 4 Portionen

Zutaten

8 Bio-Eier von frei laufenden Hühnern
2 EL Ghee
6 Knoblauchzehen, fein gehackt
8 Cups Spinat
2 EL Apfelweinessig
Meersalz nach Belieben
schwarzer Pfeffer, frisch gemahlen, nach Belieben

Zubereitung

1. Wasser in einem großen Topf auf hoher Stufe sprudelnd zum Kochen bringen, dann die Hitze auf eine mittlere Stufe reduzieren, sodass das Wasser nur noch leicht kocht.
2. Die Eier mit einem Schaumlöffel langsam ins Wasser geben und 7 bis 7 ½ Minuten kochen.
3. Eine große Schüssel mit Eiswürfeln und kaltem Wasser füllen. Die fertig gekochten Eier sofort in das Eisbad geben, damit sie nicht weiter garen.
4. Für den Spinat das Ghee in einer großen Pfanne auf mittlerer Stufe erhitzen. Den Knoblauch hineingeben und 30 Sekunden braten, dann den Spinat und den Apfelweinessig zugeben.

Unter Rühren braten, bis der Spinat vollständig zusammengefallen ist und die ausgetretene Flüssigkeit sich um die Hälfte reduziert hat. Die Herdplatte ausstellen, und den Spinat nach Belieben mit Salz und Pfeffer würzen.

5. Die gekochten Eier schälen, halbieren und mit einer Prise Salz würzen.
6. Den Spinat auf 4 Schalen aufteilen, und auf jede Portion 4 Eihälften setzen.

Nährwerte

Pro Portion
Fett 15 g
Netto-Kohlenhydrate 3 g
Proteine 13 g

WÜRZIGES KOKOS-CURRY-HUMMUS (V)

Für 28 Portionen

Zutaten

6 Cups Kichererbsen, abgetropft
2 Knoblauchzehen
2 EL Kokosmus
2 EL Tahini
¼ Cup Limettensaft
4 EL Wasser
1 TL Knoblauchpulver
8 TL gelbes Currypulver
½ TL Kurkuma, gemahlen
4 TL Honig
⅓ Cup Olivenöl
Meersalz nach Belieben
weißer Pfeffer, gemahlen, nach Belieben

2 EL Kokosraspeln, ungesüßt
½ Cup Jalapeño-Chilischote, in feine Würfel geschnitten

Zubereitung

1. Alle Zutaten, außer den Kokosraspeln und den Jalapeños, in einen leistungsstarken Mixer geben. Sollte die Mischung zu fest sein, mehr Wasser oder Olivenöl zugeben.
2. Wenn die gewünschte Konsistenz erreicht ist, die Kokosraspeln und die gewürfelten Jalapeños mit einem Löffel unterrühren.

Mein Tipp:
Dieses Hummus ist süß und würzig und besitzt eine ordentliche Schärfe. Es schmeckt lecker als Dip zu Saaten-Crackern oder zu Rohkost, wie gestiftete Yambohne, Paprikastreifen oder Snack-Karotten.

Nährwerte

Pro Portion
Fett 3 g
Netto-Kohlenhydrate 3 g
Proteine 1 g

KAKAO-KOKOS-CHIA-PUDDING (V)

Für 12 Portionen

Zutaten

3 Cups Kokosmilch
⅔ Cup Chiasamen
½ Cup Kakaopulver aus rohem Kakao
1 TL Vanilleextrakt
½ TL Meersalz
1 TL Zimt, gemahlen (optional)
⅓ Cup Ahornsirup (optional)

Zubereitung

1. Alle Zutaten, einschließlich Zimt und Ahornsirup (falls verwendet), in einer großen Schüssel gründlich vermengen.
2. Im Kühlschrank für mindestens 3 Stunden oder über Nacht kühl stellen. Die Mischung soll eine puddingartige Konsistenz annehmen und ganz durchgekühlt sein.
3. Reste halten sich zugedeckt 2 bis 3 Tage im Kühlschrank, der Pudding schmeckt jedoch frisch am besten.
4. Gekühlt servieren.

Serviervorschlag:
Den Pudding mit Kokosjoghurt, naturbelassenen Mandeln, Himbeeren, Heidelbeeren, Kokoschips und fein geschnittenen Minzblättern servieren.

Nährwerte

Pro Portion
Fett 9 g
Netto-Kohlenhydrate 6 g
Proteine 3 g

KÜRBIS-AUFSTRICH MIT GEWÜRZEN (V)

Für 20 Portionen

Zutaten

1 Cup naturbelassene Kürbiskerne
1 Cup helles Mandelmehl
¾ Cup Kürbis, gekocht und püriert
½ Cup Kürbisöl (weniger für eine cremigere Konsistenz)
1 EL Zitronensaft
2 TL Zimt, gemahlen

1 TL Kardamom, gemahlen
2 EL plus 1 TL Honig
½ TL Nelken, gemahlen
Muskatnuss, frisch gerieben
1 Cup grüner Apfel, frisch gerieben

Zubereitung

1. Die Kürbiskerne in einen leistungsstarken Mixer geben und stoßweise zerkleinern, bis sie fein gemahlen sind.
2. Die restlichen Zutaten zugeben und zerkleinern, bis die gewünschte Konsistenz erreicht ist.
3. Den Aufstrich in ein Glasgefäß füllen. Er hält sich im Kühlschrank 5 bis 7 Tage.

Mein Tipp:
Sollte der Aufstrich zu fest sein, etwas Mandelmilch hinzufügen. Ist der Aufstrich zu dünnflüssig, mehr Mandelmehl hinzugeben.

Nährwerte

Pro Portion
Fett 25 g
Netto-Kohlenhydrate 3 g
Proteine 2 g

EINFACHE RINDERKNOCHENBRÜHE

Für 6 bis 8 Portionen

Zutaten

900 g Knochen von Rindern aus Weidehaltung
2 Knollen Bio-Kurkuma, in große Stücke geschnitten
3 Bio-Knoblauchzehen, abgezogen

1 mittelgroße Zwiebel, in grobe Würfel geschnitten
2 EL Apfelweinessig

Zubereitung

1. Die Knochen waschen und in einen Slow Cooker geben.
2. Die Kurkumastücke, die Knoblauchzehen und die Zwiebel zu den Knochen geben.
3. Den Slow Cooker mit Wasser auffüllen, dann den Apfelweinessig zugeben.
4. Das Gerät für die erste Stunde auf mittlere Hitze stellen. Regelmäßig prüfen, ob sich Schaum gebildet hat, der zu Beginn der Kochzeit entstehen kann. Wenn sich Schaum bildet, sofort abschöpfen.
5. Nach einer Stunde die Hitze auf niedrige Stufe reduzieren und die Brühe vor dem Verzehr 48 Stunden kochen lassen.

Mein Tipp:
Bei dieser wunderbaren Brühe kommt es besonders auf die Qualität der Knochen an. Wenn Sie statt Rinderknochenbrühe eine Hühnerbrühe zubereiten möchten, benötigen Sie die Knochen von 2 bis 3 Hühnern für diese Menge. Auch Hühnerfüße eignen sich ausgezeichnet, denn sie machen die Suppe noch heilsamer und geben ihr eine geleeartige Konsistenz.

Nährwerte

Pro Portion
Fett 14 g
Netto-Kohlenhydrate 0 g
Proteine 18 g

Nachwort

Ich verrate Ihnen jetzt ein kleines Geheimnis: Ich hatte nie vor, eine Expertin für das Fasten zu werden. Tatsächlich war mein Berufsziel in den ersten Jahren meines Bachelorstudiums Journalistin, doch dann besuchte ich eine Anatomievorlesung, die den Grundstein für meine Begeisterung für den menschlichen Körper legte. Je mehr ich lerne, desto mehr Respekt habe ich davor, wie perfekt er konstruiert ist.

Viele Ärzte werden Ihnen sagen, dass sie sehr viel von ihren Patienten gelernt haben. Zu denen zähle definitiv auch ich. In den letzten 26 Jahren wurde meine Leidenschaft von den Menschen befeuert, die ich betreue und deren Ziel es ist, ihr Leben so zu leben, dass ihr Körper heilen kann. Ich erinnere mich, wie zu Beginn meiner Laufbahn eine Frau namens Lani in mein Büro kam, die mit 40 Jahren bei einem Vorsorgetermin beim Frauenarzt eine Mammografie gemacht und die Praxis mit der Diagnose metastasierender Brustkrebs wieder verlassen hatte. Man gab ihr drei Monate. Dank ihres Durchhaltevermögens und ihrer enormen Beharrlichkeit verwandelte sie diese Prognose von drei Monaten in elf Jahre, und das hauptsächlich, indem sie ihre Lebensgewohnheiten änderte. Es war mir eine solche Ehre, diesen Heilungsweg gemeinsam mit ihr zu gehen und selbst mitzuerleben, welchen Einfluss gesunde Ernährungs- und Lebensgewohnheiten auf den Kampf gegen eine tödliche Diagnose haben können.

Einige Monate bevor sie verstarb, fragte Lani mich, was ich über die heilende Wirkung des Fastens wisse. Damals hatte ich von diesem Thema noch keine Ahnung. Es war ihre Neugier, die meine jahrzehntelange Faszination für die Forschung zum Thema Fasten entfachte. Ich wünschte, sie wäre noch am Leben, damit ich ihr zeigen könnte, was ich herausgefunden habe.

Lani liebte es, anderen zu helfen. Immer wenn sie etwas Neues darüber gelernt hatte, wie ihre Lebensgewohnheiten die Krebsdiagnose beeinflussten, gab sie dieses Wissen direkt an die Menschen in ihrer Umgebung weiter. Sie wollte anderen unbedingt ihr Wissen über Krebserkrankungen vermitteln. Während ihrer letzten Monate im Hospiz fragte ich Lani, wie ich ihre Botschaft am besten weitertragen könne. Ihre Antwort lautete: „Mindy, die Menschen werden nie gesund werden, wenn sie nicht bereit dazu sind, an ihrer Gesundheit zu arbeiten.“ An dem Tag, an dem sie starb, begann meine Mission, der Welt zu zeigen, wie diese Arbeit aussieht.

Je überzeugter ich vom Fasten war, desto lauter erhob ich meine Stimme. Die Social Media wurden der Kanal, über den ich meine Fastenbotschaft in die Welt trug. Je mehr Informationen ich für meine Follower zugänglich machte, desto mehr Heilungsgeschichten kamen zurück. Jede Woche werden Tausende Erfahrungsberichte zum Fasten auf meinen Social-Media-Kanälen gepostet. Diese Geschichten haben mich im Tiefsten berührt und beweisen immer wieder, dass das Fasten auf unserer Suche nach Heilung ein wertvolles Hilfsmittel ist, das uns allen jederzeit zugänglich ist. Ganz gleich, wie viel Geld oder Zeit Sie zur Verfügung haben: Sie können das Fasten für sich nutzen!

Im März 2020, als die Pandemie ihren Anfang nahm, stand ich, wie viele andere auch, erst mal unter Schock. Dieser Schock verwandelte sich bald in die hoffnungsvolle Erwartung, dass die ganze Welt nun ihrer Gesundheit mehr Beachtung schenken würde. Die Welt war bereit dazu, Arbeit zu investieren. Als ich die neu erscheinenden Studien zu den Begleiterkrankungen las, die dazu führten, dass Menschen sich mit diesem neuen Virus infizierten, wurde mir mehr als klar, dass die Ursache eines geschwächten Immunsystems in einer schlechten Stoffwechselgesundheit liegt. Damit wurde das Fasten als kostenloses Hilfsmittel zur Verbesserung der Stoffwechselgesundheit zu meinem Credo. Würden wir uns alle hinter der Idee versammeln, dass eine gute Stoffwechselgesundheit die Voraussetzung für ein gesundes, funktionierendes Immunsystem ist, könnten wir etwas mehr Kontrolle über unsere Gesundheit zurückgewinnen, und das in einer Welt, die sich anfühlt, als sei sie außer Kontrolle geraten.

Während ich das hier schreibe, sind jedoch schon fast zwei Jahre dieser Pandemie ins Land gezogen, ohne dass Medien oder führende Politiker thematisiert hätten, dass wir selbst eine Verantwortung dafür tragen, unseren eigenen Stoffwechsel auf Vordermann zu bringen. Das macht mich sehr traurig, denn wir könnten in diesen Zeiten so viel mehr Eigenverantwortung übernehmen und davon profitieren.

Es gibt viele historische Beispiele dafür, wie aus schweren Zeiten Fortschritt entstehen kann. Auf die Pandemie der Spanischen Grippe im Jahr 1918 folgten die Goldenen Zwanziger. Aus dem Leid einer zweijährigen tödlichen Pandemie in Kombination mit dem Ende eines Krieges ging eine Zeit der Lebensfreude und der Begegnungen hervor – es wurde viel gefeiert. Die Menschen bewerteten neu, was ihnen wichtig war. Aus Isolation wurde soziale Verbundenheit. Ein großes Thema dieser Zeit war das Konzept der „Neuen Frau" – eine weniger der traditionellen Frauenrolle entsprechende, rebellischere Version einer Frau, wie sie die Welt so noch nicht gesehen hatte.

Zum jetzigen Zeitpunkt in unserer Geschichte sind wir bereit dafür, dass wieder eine „neue Frau" auf die Bildfläche tritt. Dieses Mal wird es die „starke Frau" sein, eine Frau, die voller Hoffnung und ohne Angst auf ihre Gesundheit blickt. Eine Frau, die sich keine Einheitslösung für ihr Leben überstülpen lässt. Es geht um Frauen, die auf andere Frauen bauen, um sich gegenseitig zu unterstützen. Das ist der Moment, um für uns einen neuen Weg zu ebnen. Voraussetzung dafür ist jedoch, dass Sie die Schuldgefühle ablegen, die Ihr Selbstbild nach fehlgeschlagenen Diäten beeinträchtigen. Diesen neuen Lebensabschnitt als „starke Frau" können Sie nicht beginnen, solange in Ihnen noch Schuldgefühle für schlechte Gewohnheitsmuster schwelen. Auf diesem nächsten Teil Ihrer Reise zu besserer Gesundheit hat Hass auf Ihren

Körper keinen Platz. Es wir Ihnen auch guttun, sich nicht mehr an anderen Frauen zu messen, die ihre Highlights in den Social Media feiern. Es ist an der Zeit, dass wir Frauen aufeinander bauen, Gemeinschaften gründen, in denen wir uns gegenseitig unterstützen, und realisieren, dass es die Zusammenarbeit ist, und nicht der Wettbewerb, die uns am hellsten strahlen lässt.

Zu fasten, wie nur Frauen das können, wird ein wichtiger Teil dieses neuen Selbstverständnisses sein. Je mehr Frauen sich die Prinzipien zunutze machen, die ich in diesem Buch beschrieben habe, desto mehr Frauen werden sich im Zeichen der Gesundheit und Zuneigung vereinen.

Ich bin davon überzeugt, dass das Fasten die Stoffwechselgesundheit von Frauen drastisch verbessern kann, ohne dass irgendwelche Produkte dafür gekauft werden müssen. Ich träume von einer Zukunft, in der Gruppen von Frauen nicht nur gemeinsam fasten, um ihre Gesundheit zu verbessern, sondern auch, um eine geistige und emotionale Verbindung untereinander aufzubauen. Jetzt ist unsere Zeit gekommen. Wir müssen uns nicht mehr an die alten Regeln halten. Wir können etwas völlig Neues erschaffen, das die Welt noch nie gesehen hat. Seien Sie stolz auf diese neue Stärke, aus der Sie wachsen werden. Unterstützen Sie andere Frauen dabei, das Gleiche zu tun. Gemeinsam erheben wir uns. Im Zeichen der Liebe, im Zeichen des gegenseitigen Mitgefühls und im Zeichen der Gesundheit. Ich bin froh, diesen Weg gemeinsam mit Ihnen zu gehen – und ich bin Ihnen unfassbar dankbar.

Anhang A

GLOSSAR DER WICHTIGSTEN BEGRIFFE RUND UMS FASTEN

In diesem Buch tauchen möglicherweise Begriffe auf, die Sie bisher noch nicht kannten. Diese Fachbegriffe können anfangs verwirrend sein. Mit der Zeit werden Sie aber feststellen, dass diese Begriffe von Fastenden weltweit häufig verwendet werden, und dass es sich lohnt, sich mit ihnen auseinanderzusetzen.

Apoptose: Der natürliche Zelltod, der als regulärer und kontrollierter Teil des Wachstums und der Entwicklung eines Organismus stattfindet.

Autophagie: Der natürliche und geregelte Prozess innerhalb einer Zelle, durch den unnötige oder nicht mehr funktionierende Bestandteile entfernt werden. Dies ermöglicht den geregelten Abbau und die Wiederverwertung von Zellbestandteilen. Der Selbstreparaturprozess der Zelle setzt häufig ein, wenn Ihre Zellen einen Rückgang an Nährstoffen in ihrem Inneren wahrnehmen. Dies kann nach 17 Stunden fasten eintreten. Nach 72 Stunden erreicht der Prozess der Autophagie seinen Höhepunkt.

Blutzucker: Die Menge an Glukose, die im Blut zirkuliert. Ein gesunder Blutzuckerwert liegt während des Fastens zwischen 70 und 90 mg/dl (Milligramm pro Deziliter).

Fastenbrechen: Ein geläufiger Begriff, der das Beenden einer Fastenperiode durch Essen oder Trinken bezeichnet. Das Fastenbrechen lässt den Blutzuckerwert ansteigen. Ungewolltes Fastenbrechen innerhalb eines Fastenzyklus unterbricht die Heilungsprozesse.

Fastendauer: Der Zeitraum während eines 24-Stunden-Tages, in dem nicht gegessen wird. Durch Essen oder Trinken, das den Blutzuckerwert ansteigen lässt, endet das Fastenfenster. Die meisten Fastenfenster sind länger als 13 Stunden.

Fastenzyklus: Umfasst in der Regel einen Zeitraum von 28 bis 30 Tagen, der sich am Monatszyklus orientiert.

Fettverbrennung: Ein Energiesystem, das Energie aus Körperfett gewinnt. Der Körper zapft aufgrund von Abwesenheit von Nahrung, insbesondere von Kohlenhydraten, das fettbasierte Energiesystem an. Ketonkörper sind ein Anzeichen dafür, dass der Körper auf Fettverbrennung umgestellt hat.

Insulinresistenz: Ein Zustand, in dem der Körper weniger stark auf Insulin reagiert, wodurch Glukose nicht mehr so gut in die Zellen aufgenommen werden kann.

Ketonkörper: Signalisieren, dass die Leber Fett statt Zucker zur Energiegewinnung verbrennt. Ein gesunder Ketonkörperwert im Blut liegt typischerweise bei 1,5–3 mmol/l (Millimol pro Liter).

Ketose: Ein Prozess, der einsetzt, wenn dem Körper keine ausreichende Menge Kohlenhydrate zur Energiegewinnung zur Verfügung steht. Stattdessen verbrennt er Fett und produziert Ketonkörper, die als Energielieferant dienen.

Mitochondrien: Diese von einer Doppelmembran umgebenen Zellbestandteile versorgen Sie mit Energie in Form von ATP und produzieren Glutathion zur Entgiftung.

mTOR: Ein zellulärer Signalweg, der durch den Anstieg des Aminosäure- und Insulinspiegels innerhalb der Zelle stimuliert wird. Dies geschieht in der Regel durch Proteinzufuhr. Wird der mTOR-Signalweg stimuliert, regt dies das Zellwachstum an.

Netto-Kohlenhydrate: Die gesamten Kohlenhydrate in einem Lebensmittel abzüglich der Ballaststoffe.

Stoffwechselumstellung, auch Stoffwechselflexibilität: Die Fähigkeit des Körpers, bei der Energiegewinnung zwischen Zucker- und Fettverbrennungssystem hin und her zu schalten.

Wasserfasten: Eine Art des Fastens, bei der ausschließlich Wasser getrunken wird. Das Wasserfasten dauert in den meisten Fällen drei Tage.

Zuckerverbrennung: Ein Energiesystem, das Energie aus den Kohlenhydraten der Nahrung gewinnt, die wir zu uns nehmen. Werden mehr Kohlenhydrate bereitgestellt, als gerade benötigt, werden sie in Form von Glukose im Gewebe von Organen, wie Leber, Fett, Gehirn und Augen, gespeichert.

Anhang B

LEBENSMITTELLISTEN

Es kann anfangs etwas schwierig sein, auf Lebensmittel umzustellen, die die hormonelle Gesundheit unterstützen. Wir wurden kulturell darauf konditioniert, bei der Auswahl unserer Lebensmittel unseren Vorlieben zu folgen. Damit Sie Ihren Körper mit möglichst nährenden Lebensmitteln versorgen können, habe ich Lebensmittellisten für Sie zusammengestellt.

Ein paar Dinge sollten Sie beachten, während Sie diese Listen durchgehen. Erstens handelt es sich hierbei lediglich um einen Einstieg, der Ihnen dabei helfen soll, ein Verständnis dafür zu entwickeln, welche Lebensmittel bestimmte Aspekte Ihrer Gesundheit fördern. Wenn Sie mit der Zeit mehr darüber lernen, wie Sie Ihren Fastenalltag individuell gestalten können, werden Sie vielleicht Lebensmittel entdecken, die ich nicht aufgelistet habe und die trotzdem in eine dieser Kategorien fallen. Das ist in Ordnung. Diese Listen sollten als erste Orientierung dienen.

Zweitens werden Sie feststellen, dass es ein paar Lebensmittel gibt, die gleich in mehreren Kategorien auftauchen – das bedeutet nur, dass sie hormonelle Superkräfte entfachen können. Gemüse aus der Familie der Kreuzblütler, wie Rosenkohl und Brokkoli, ist großartig zur Stärkung von Östrogen und Progesteron, aber auch für die Unterstützung von Darm und Leber. Dieses Gemüse können Sie bedenkenlos den ganzen Monat über essen.

Drittens sind Pestizide bekanntermaßen endokrine Disruptoren, die verheerende Auswirkungen auf den Körper haben können. Sie sollten Ihre Lebensmittel daher möglichst aus biologischem Anbau beziehen. Sie sollten zudem gentechnikfrei und antibiotikafrei sein.

Zu guter Letzt möchte ich darauf hinweisen, dass die einzelnen Lebensmittellisten Bestandteil der zwei Ernährungspläne sind, die ich als Teil des 30-Tage-Programms zum Fasten-Reset vorgestellt habe. Zu jeder Liste gebe ich an, unter welchen Plan die Lebensmittel fallen. Zur Auffrischung habe ich die Zusammensetzung der Makronährstoffe für jeden Ernährungsplan hier noch einmal aufgeführt.

Ich wünsche Ihnen viel Spaß beim Experimentieren mit all diesen köstlichen Lebensmitteln. Probieren Sie unbedingt auch die in diesem Buch enthaltenen Rezepte aus, die viele dieser Lebensmittel köstlich in Szene setzen. Frohes Hormonefüttern!

KETOBIOTISCHER ERNÄHRUNGSPLAN

- 50 Gramm Netto-Kohlenhydrate
- 75 Gramm Protein
- > 60 Prozent der Ernährung besteht aus guten Fetten

HORMONFÖRDERNDER ERNÄHRUNGSPLAN

- 100–150 Gramm Netto-Kohlenhydrate
- 50 Gramm Protein
- gesunde Fette nach Belieben

ÖSTROGENFÖRDERNDE LEBENSMITTEL

Diese Lebensmittel eignen sich gut an ketobiotischen Tagen. Sie sollten sich während der beiden Kraftphasen – Tag 1 bis 10 und 16 bis 19 Ihres Zyklus – auf diese Lebensmittel konzentrieren.

Samen und Nüsse

- Paranüsse
- Mandeln
- Cashewkerne
- geröstete gesalzene Erdnüsse
- Pinienkerne
- Kürbiskerne
- Sonnenblumenkerne
- Walnüsse
- Sesamsamen

Hülsenfrüchte

- Erbsen
- Kichererbsen
- Sojabohnen
- Limabohnen
- Johannisbrot
- Kidneybohnen
- Mungbohnen
- Pintobohnen
- Augenbohnen
- Linsen

Obst und Gemüse

- Kohl
- Spinat
- Sprossen
- Zwiebeln
- Knoblauch
- Zucchini
- Brokkoli
- Blumenkohl
- Erdbeeren
- Blaubeeren
- Cranberrys

PROGESTERONFÖRDERNDE LEBENSMITTEL

Diese Lebensmittel eignen sich perfekt für den hormonfördernden Ernährungsplan. Sie sollten sich während der Manifestations- und der Nährphase (Tag 11 bis 15 und 20 bis 30) auf diese Lebensmittel konzentrieren. Wenn Sie darauf hinarbeiten, Gewicht zu verlieren, sollten Sie sich an diesen Tagen möglichst auf 100 Gramm Netto-Kohlenhydrate beschränken.

Gemüse

- Kartoffeln
- rote Kartoffeln
- Süßkartoffeln
- Yamswurzeln
- Rote Bete
- Rüben
- Fenchel
- Kürbis
- Butternut-Kürbis
- Eichelkürbis
- Honignusskürbis
- Spaghettikürbis

Kreuzblütler

- Rosenkohl
- Blumenkohl
- Brokkoli

Tropische Früchte

- Bananen
- Mangos
- Papaya

Zitrusfrüchte

- Orangen
- Grapefruit
- Zitronen
- Limetten

Samen

- Sonnenblumenkerne
- Leinsamen
- Sesamsamen

Hülsenfrüchte

- Kichererbsen
- Kidneybohnen
- schwarze Bohnen

Probiotische, präbiotische und polyphenolhaltige Lebensmittel sowie bittere Lebensmittel sind während des gesamten Zyklus eine gute Wahl, aber sie sind besonders wichtig in der Manifestationsphase (Tag 11 bis 15 Ihres Zyklus).

PROBIOTIKAREICHE LEBENSMITTEL

- Sauerkraut
- Kimchi
- Essiggurken
- Joghurt
- Kefir

POLYPHENOLHALTIGE LEBENSMITTEL

- Brokkoli
- Schalotten
- Rosenkohl
- Petersilie
- Artischockenherzen
- Oliven
- Rotwein
- dunkle Schokolade

PRÄBIOTIKAREICHE LEBENSMITTEL

- Zichorienwurzel
- Löwenzahnwurzel
- Konjakwurzel
- Klettenwurzel
- Zwiebeln
- Topinambur
- Knoblauch
- Lauch
- Spargel
- Kidneybohnen
- Kichererbsen
- Schälerbsen
- Cashewkerne
- Pistazien
- Hummus

BITTERE LEBENSMITTEL, DIE DIE LEBERGESUNDHEIT FÖRDERN

- Rucola
- Kaffee
- Dill
- Löwenzahnblätter
- Topinambur
- Rosenkohl
- Aubergine
- Safran
- Grünkohl
- Sesamsamen
- Kurkuma
- Ingwer
- Zitrusfrüchte, wie Zitronen, Limetten und Grapefruit
- Pfefferminze
- grüner Tee

GUTE, GESUNDE FETTE

Gute Fette sind zu jedem Zeitpunkt des monatlichen Zyklus ein wichtiger Nahrungsbestandteil. An ihnen können Sie sich also den ganzen Monat über bedienen. Gesunde Fette sind besonders in den ketobiotischen Phasen sehr hilfreich, wenn sich der Hunger aufgrund der reduzierten Kohlenhydratmenge bemerkbar macht. Denken Sie daran, dass gute Fette dem Hungergefühl den Garaus machen, und greifen Sie auf diese leckeren Fette zurück, wenn Ihr Gehirn nach mehr Essen verlangt.

- Olivenöl
- Avocadoöl
- Kokosöl
- MCT-Öl
- Sesamöl
- Leinöl
- Schwarzkümmelöl
- Korianderöl
- Avocadoöl
- Avocados
- Oliven
- Kokosnuss
- naturbelassene Nussmuse
- Milchprodukte aus Weidemilch
- Butter aus Weidemilch

DEN MUSKELAUFBAU UNTERSTÜTZENDE LEBENSMITTEL

Diese Proteine den ganzen Monat über in die Ernährung zu integrieren, hilft beim Muskelaufbau. Denken Sie daran, dass die Aminosäuresensoren in den Muskeln mit fortschreitendem Alter weniger effizient arbeiten. Wenn Sie mehr Muskeln aufbauen möchten, sorgen Sie dafür, dass Sie mindestens 25 Gramm Protein in einer Mahlzeit zu sich nehmen, um diese Sensoren zu aktivieren.

- Quinoa
- Eier
- Truthahn
- Huhn
- Hüttenkäse
- Pilze
- Fisch
- Schalentiere
- rotes Fleisch wie Lamm- und Rindfleisch
- Schweinefleisch
- Chiasamen
- Tofu

Anhang C

SPEZIELLE FASTENPROGRAMME FÜR BESTIMMTE ERKRANKUNGEN

Im Laufe der Jahre haben meine Patienten mit großem Erfolg viele unterschiedliche Fastenmethoden in ihren Alltag integriert. In diesem Abschnitt finden Sie meine bewährtesten Fastenprogramme.

Wenn Sie unter einem der aufgeführten Gesundheitsprobleme leiden, empfehle ich Ihnen, zunächst das 30-Tage-Programm zum Fasten-Reset zu machen, währenddessen Sie alle Grundlagen des weiblichen Fastens im Einklang mit dem Zyklus kennenlernen. Danach können Sie mit einem der nachfolgend beschriebenen Fastenprogramme weitermachen. Bevor Sie beginnen, sollten Sie Ihre Ärztin oder Ihren Arzt konsultieren, und Sie sollten sie/ihn auch während des Fastenprogramms miteinbeziehen.

UNFRUCHTBARKEIT

Es gibt so viele Gründe für Unfruchtbarkeit. Tatsächlich wird heutzutage jede achte Frau unfruchtbar. Diese Statistik allein ist beängstigend. Doch wo liegt die Hauptursache für Unfruchtbarkeit? All diese Frauen leben in derselben modernen Welt und haben ähnliche Gewohnheiten: Sie essen den ganzen Tag über, greifen zu stark verarbeiteten Lebensmitteln voller Giftstoffe, weil es schnell gehen soll, schenken Schlaf und Stresssymptomen keine Beachtung, bewegen sich weniger als sie sollten und ignorieren ihren Hormonhaushalt. Das führt bei vielen Frauen zu der gleichen Erkrankung: Insulinresistenz.

Damit Ihre Sexualhormone normal funktionieren können, muss der Körper auf Insulin ansprechen. Wenn Sie insulinresistent sind, leiden Ihre Sexualhormone darunter. Ich weiß, ich wiederhole mich, aber das ist ein so wichtiger Punkt, den ich Ihnen unbedingt vermitteln möchte. Ich beobachte Frauen, die viel Geld für künstliche Befruchtung ausgeben, ohne vorher den ersten kostenlosen Schritt gemacht zu haben – ihren Lebensstil zu verändern. Nichts hilft bei Insulinresistenz so effektiv, wie das Fasten zu einem alltäglichen Bestandteil des Lebens zu machen.

Dieses Fastenprogramm wurde aus der Not geboren. Da einige meiner Patientinnen mit Fruchtbarkeitsproblemen zu kämpfen hatten, wollte ich ein Fastenprogramm entwickeln, um das Insulin ins Gleichgewicht zu bringen und die Sexualhormone zu stärken. Ich war überzeugt, dass ein Wechsel zwischen verschiedenen Fastenmethoden und Vielfalt in der Ernährung über ein paar Monate helfen würde. Dieses Fastenprogramm hat sich bei Unfruchtbarkeit so gut bewährt, dass es nun meine erste Empfehlung für Frauen ist, die nach einem Ansatz für die Lösung ihre Fruchtbarkeitsprobleme suchen, den sie in ihrem Lebensalltag selbst umsetzen können.

Zweimonatiges Fastenprogramm bei Unfruchtbarkeit

Monat 1

Tag 1 bis 3:
15 Stunden Intervallfasten – ketobiotische Ernährung
Tag 4 bis 10:
17 Stunden Autophagiefasten – ketobiotische Ernährung
Tag 11 bis 15:
13 Stunden Intervallfasten – hormonfördernde Ernährung
Tag 16 bis 19:
13 Stunden Intervallfasten – ketobiotische Ernährung
Tag 20 bis Blutung (bis Tag 28):
kein Fasten – hormonfördernde Ernährung

Monat 2

Tag 1 bis 5:
17 Stunden Autophagiefasten – ketobiotische Ernährung
Tag 6:
24 Stunden Darm-Reset-Fasten – ketobiotische Ernährung
Tag 7 bis 10:
17 Stunden Autophagiefasten – ketobiotische Ernährung
Tag 11 bis 15:
13 Stunden Intervallfasten – hormonfördernde Ernährung
Tag 16 bis Blutung:
kein Fasten – hormonfördernde Ernährung

AUTOIMMUNERKRANKUNGEN: RHEUMATOIDE ARTHRITIS, LUPUS, HASHIMOTO, PCOS

Im Falle von Autoimmunerkrankungen sollten Sie ein besonderes Augenmerk auf zwei Aspekte Ihrer Gesundheit legen: Ihren Darm und die Belastung Ihres Körpers durch Giftstoffe. Diese beiden Aspekte sind wichtige Gründe dafür, dass es Ihnen nicht gut geht. Das Tolle ist, dass wir beidem durch Fasten entgegenwirken können.

Vor dem Hintergrund, dass Giftstoffe und eine gestörte Darmfunktion eine grundlegende Rolle bei allen Autoimmunerkrankungen spielen, gibt es zwei Fastenmethoden, die Ihnen enorm helfen werden: das Darm-Reset-Fasten (24 Stunden) und das Autophagiefasten (17 Stunden). Das bedeutet nicht, dass Sie diese Fastenmethoden den ganzen Monat über anwenden sollten, aber sie sollten auf jeden Fall Teil Ihres monatlichen Fastenplans sein.

Es folgt ein Beispiel für ein einmonatiges Fastenprogramm, das Autoimmunerkrankungen lindern kann. Wenn die längeren Fastenperioden Ihnen noch etwas Respekt einflößen, sollten Sie sich erst mal für ein paar Monate auf das 30-Tage-Programm zum Fasten-Reset konzentrieren.

Fastenprogramm bei Autoimmunerkrankungen

Tag 1 bis 5:
17 Stunden Autophagiefasten - ketobiotische Ernährung
Tag 6 bis 7:
24 Stunden Darm-Reset-Fasten - ketobiotische Ernährung
Tag 8 bis 10:
17 Stunden Autophagiefasten - ketobiotische Ernährung
Tag 11 bis 15:
15 Stunden Intervallfasten - hormonfördernde Ernährung
Tag 16 bis 17:
24 Stunden Darm-Reset-Fasten - ketobiotische Ernährung
Tag 18 bis 19:
17 Stunden Autophagiefasten - ketobiotische Ernährung
Tag 20 bis Blutung:
13 Stunden Intervallfasten - hormonfördernde Ernährung

SCHILDDRÜSENERKRANKUNGEN

Auf der Suche nach einem Fastenalltag, der Schilddrüsenproblemen entgegenwirkt, müssen wir alle Organe miteinbeziehen, die gesund sein müssen, damit Ihre Schilddrüse einwandfrei funktionieren kann. Hinter Hormondrüsen wie der Schilddrüse steht ein ganzes Team an Organen, das an der Bildung, Verstoffwechselung und Verwertung der Hormone beteiligt ist, die benötigt werden, damit die Schilddrüse ihre Arbeit machen kann: Gehirn, Leber und Darm müssen hier zusammenarbeiten.

Wer „Gehirn" sagt, muss auch „Autophagie" sagen. Bei allen Schilddrüsenerkrankungen sollte die Autophagie so häufig wie möglich eingesetzt werden. Wie Sie wissen, eignet sich das Autophagiefasten am besten während der Kraftphasen Ihres Zyklus. Um der Leber etwas Gutes zu tun, sollten Sie hormonfördernde Lebensmittel und viel Gemüse mit Bitterstoffen sowie Gemüse aus der Familie der Kreuzblütler in die Ernährung integrieren.

Fastenprogramm bei Schilddrüsenerkrankungen

Tag 1 bis 5:
15 Stunden Intervallfasten – ketobiotische Ernährung
Tag 6 bis 8:
17 Stunden Autophagiefasten – ketobiotische Ernährung
Tag 9 bis 10:
24 Stunden Darm-Reset-Fasten – ketobiotische Ernährung
Tag 11 bis 15:
15 Stunden Intervallfasten – hormonfördernde Ernährung
Tag 16 bis 19:
17 Stunden Autophagiefasten – ketobiotische Ernährung
Tag 20 bis Blutung:
13 Stunden Intervallfasten – hormonfördernde Ernährung

CHRONISCHE ERSCHÖPFUNG

Viele der Erkrankungen, die ich in diesem Abschnitt erwähnt habe, können verschiedene Ursachen haben. Das trifft auch auf die chronische Erschöpfung zu, doch meist spielen hier eine Störung der Mitochondrien, eine Nebennierenschwäche und das Epstein-Barr-Virus eine Rolle. Meine chronische Erschöpfung war auf Letzteres zurückzuführen. Die Ursache Ihrer chronischen Erschöpfung zu kennen, kann sehr hilfreich sein. Aber keine Sorge: Auch wenn Sie sich nicht sicher sind, wird Ihnen das unten aufgeführte Fastenprogramm helfen.

Die Mitochondrien sind der Zellbestandteil, der für die Energieversorgung zuständig ist. Es gibt eine Vielzahl an Faktoren, die sie schwächen können, aber zu den häufigsten zählen eine zu große Menge an Giftstoffen, der Verzehr der falschen Öle und eine Ernährung voller stark raffinierter Kohlenhydrate. Das klingt vertraut? Genau, das ist die westliche Standard-Ernährung. Wenn Sie chronisch erschöpft und den ganzen Tag über darauf angewiesen sind, in kurzen Abständen zu essen, ist die Wahrscheinlichkeit hoch, dass Ihre Mitochondrien geschwächt sind. Die gute Nachricht ist, dass sich die Mitochondrien mithilfe von Ketonkörpern heilen lassen. Das Programm, das ich Ihnen unten vorstelle, wird also eine große Hilfe sein.

Wenn Sie wissen, dass bei Ihnen eine Nebennierenschwäche vorliegt, empfehle ich Ihnen das Programm bei Nebennierenschwäche, das auf Seite 282 zu finden ist. Sollte bei Ihnen das Epstein-Barr-Virus in größeren Mengen nachgewiesen worden sein, sollten Sie wissen, dass sich die Vermehrung der Viren stoppen lässt, indem Sie Ihre Zellen dazu bringen, Energie überwiegend aus der Fettverbrennung zu beziehen. Wenn Sie über längere Zeiträume fasten, empfiehlt sich eine kohlenhydratarme Ernährung. Genau dies finden Sie in diesem Programm.

Fastenprogramm bei chronischer Erschöpfung

Tag 1 bis 3:
13 Stunden Intervallfasten – ketobiotische Ernährung
Tag 4 bis 6:
15 Stunden Intervallfasten – ketobiotische Ernährung
Tag 7:
17 Stunden Autophagiefasten – ketobiotische Ernährung
Tag 8 bis 9:
15 Stunden Intervallfasten – ketobiotische Ernährung
Tag 10 bis 15:
13 Stunden Intervallfasten – hormonfördernde Ernährung
Tag 16 bis 19:
15 Stunden Intervallfasten – ketobiotische Ernährung
Tag 20 bis Blutung:
kein Fasten – hormonfördernde Ernährung

DIABETES TYP 2

Wenn Sie unter Diabetes leiden und Fasten in Ihren Alltag integrieren wollen, möchte ich vorwegschicken, dass Sie Ihre Ärztin oder Ihren Arzt unbedingt in diesen Prozess miteinbeziehen sollten. Ich habe ein tolles YouTube-Video mit dem Titel „Why Your Doctor Should Be Recommending Intermittent Fasting", unter dem eine der umfangreichsten Meta-Analysen zum Fasten verlinkt ist, die im *The New England Journal of Medicine*[1] veröffentlicht wurde. Damit Ihrer Gesundheit nichts mehr im Weg steht, möchten wir Ihren Arzt auch im Fasten-Team haben.

Wie Sie wahrscheinlich wissen, ist Insulinresistenz die Hauptursache von Diabetes Typ 2, was das Etablieren von Fastengewohnheiten relativ einfach macht. Obwohl wir immer darauf hinarbeiten, zwischen den Stoffwechselmodi hin und her zu schalten, sollten Sie mehr Zeit im Fettverbrennungsmodus verbringen. Das bedeutet, dass Sie Ihre Blutzucker- und Insulinwerte unbedingt im Auge behalten müssen.

Ich habe keinen Hormonaufbautag in dieses Fastenprogramm integriert. Das liegt daran, dass Sie kohlenhydratlastige Tage besser vermeiden sollten. Wenn sich Ihr Blutzuckerspiegel stabilisiert, können Sie den proteinreichen Tag gegen einen Hormonaufbautag austauschen. Stellen Sie jedoch zuvor sicher, dass Sie mehrere Monate hintereinander gute Blutzuckerwerte hatten. Ich betone noch einmal, dass es wichtig ist, Ihre Ärztin oder Ihren Arzt in diesen Prozess miteinzubeziehen!

Fastenprogramm bei Diabetes Typ 2

Tag 1 bis 5:
13 Stunden Intervallfasten – ketobiotische Ernährung
Tag 6 bis 10:
15 Stunden Intervallfasten – ketobiotische Ernährung
Tag 11 bis 15:
13 Stunden Intervallfasten – hormonfördernde Ernährung
Tag 16:
17 Stunden Autophagiefasten – ketobiotische Ernährung
Tag 17 bis 19:
13 Stunden Intervallfasten – ketobiotische Ernährung
Tag 20 bis Blutung:
kein Fasten – hormonfördernde Ernährung

GEHIRNGESUNDHEIT: GEDÄCHTNISVERLUST, DEPRESSION, ANGSTSTÖRUNGEN

Wenn Sie Gedächtnislücken haben – unabhängig davon, ob bei Ihnen ein erhöhtes Alzheimer-Risiko vorliegt oder nicht –, wenn Sie unter Wortfindungsstörungen oder Konzentrationsproblemen leiden oder Teile Ihrer Erinnerungen verlieren, kann Fasten helfen. Sollten Sie noch nie gehört haben, dass die Alzheimer-Krankheit der „Diabetes des Gehirns" ist, dann wissen Sie es jetzt.

Insulinresistenz ist die Wurzel so vieler Erkrankungen, die uns Menschen heutzutage plagen. Wir alle müssen daher in erster Linie lernen, wie wir unsere Insulinwerte besser unter Kontrolle bringen, und Fasten ist dafür eine gute Methode.

Die andere Ursache von Gedächtnisproblemen sind Giftstoffe, insbesondere Schwermetalle. Schwermetalle blockieren Rezeptorenstellen an den Enden der Nervenzellen, was die Informationsübertragung zwischen den Nervenzellen des Gehirns verlangsamt und so zu Informationslücken führt. Schwermetalle sind in unserer Umwelt überall zu finden. Sie finden sich im Boden, in der Luft, im Wasser, in Lebensmitteln, in Kosmetikprodukten, in Putzmitteln und sogar im Fisch, den wir essen. Wenn ich die Welle an Alzheimer-Fällen beobachte und von Menschen höre, die in ihren Fünfzigern oder Sechzigern an der Alzheimer-Krankheit erkranken, wächst meine Überzeugung, dass Fasten als fester Bestandteil des Lebensalltags eine enorme Hilfe wäre.

Mit dem Grundlagenwissen, dass Giftstoffe und der falsche Umgang mit Blutzucker- und Insulinwerten die Ursache so vieler Gedächtnisprobleme sind, können wir uns jetzt unseren Fastenprinzipien zuwenden. Noch einmal: Bei schlechten Insulinwerten möchte ich sicherstellen, dass Sie so lange wie möglich im Fettverbrennungsmodus bleiben, während dem Sie den Prozess der Autophagie nutzen, um die nicht richtig funktionierenden Nervenzellen in Ihrem Gehirn wieder auf Vordermann zu bringen. Denken Sie auch daran, dass Ketonkörper Heilungsprozesse im Gehirn fördern. Je mehr davon gebildet werden, desto schneller können Sie Ihr Gehirn wieder auf Kurs zu bringen.

Wenn Sie unter affektiven Störungen wie Depressionen oder Angststörungen leiden, werden Sie sich freuen zu hören, dass mit den Ketonkörpern auch die Neurotransmitter ansteigen, darunter die GABA, das Serotonin und das Dopamin. Je länger Sie fasten, desto mehr Ketonkörper bildet Ihr Körper häufig auch.

Wie Sie sehen, habe ich ein 48-stündiges Dopamin-Reset Fasten in dieses Programm aufgenommen. Sie sollten auch beachten, dass Mineralstoffe bei affektiven Störungen wie Depressionen eine wichtige Rolle spielen. Daher ist es von zentraler

Bedeutung, dass Sie Ihre Mineralstoffzufuhr mithilfe von Nahrungsergänzungsmitteln erhöhen.

Fastenprogramm bei Gedächtnisverlust

Tag 1 bis 5:
17 Stunden Autophagiefasten
Tag 6 bis 7:
48 Stunden Dopamin-Reset-Fasten
Tag 8 bis 10:
15 Stunden Intervallfasten
Tag 11 bis 15:
13 Stunden Intervallfasten
Tag 16 bis 19:
17 Stunden Autophagiefasten
Tag 20 bis Blutung:
13 Stunden Intervallfasten

NEBENNIERENSCHWÄCHE

Wer unter einer Nebennierenschwäche leidet, sollte behutsam in das Fasten einsteigen. Für dieses Programm habe ich ein paar Änderungen an den Fastenzeiten vorgenommen. Achten Sie also genau auf die Stundenangaben zu den einzelnen Fastenmethoden. Ein weiterer wesentlicher Punkt für Menschen mit Nebennierenschwäche, die sich eine Fastenroutine aufbauen, ist, mehr gute Fette zu sich zu nehmen.

Um Ihnen das Fasten zu erleichtern, sollten Sie Ihre Blutzuckerwerte möglichst stabil halten. Der größte Fehler, den jemand mit Nebennierenschwäche beim Fasten machen kann, ist, sich kohlenhydratreich und fettarm zu ernähren, denn das erschwert das Fasten enorm oder macht es gänzlich unmöglich.

Wichtig ist auch, dass Sie es mit dem Fasten ganz langsam angehen lassen. Das Programm, das ich zusammengestellt habe, müssen Sie möglicherweise über einen Zeitraum von sechs

Monaten befolgen, um Ihren Körper sehr behutsam in den Fettverbrennungsmodus zu heben. In Ihrem Fall wollen wir zwar, dass der hormetische Stress ansteigt, aber nicht zu sehr. Aus diesem Grund muss ich Sie aus einigen der Ernährungs- und Fastenstile, die ich in vorherigen Kapiteln erwähnt habe, ausklammern.

Fastenprogramm bei Nebennierenschwäche

Tag 1 bis 10:
10 Stunden Intervallfasten – Vorbereitung auf den Fasten-Reset (siehe S. 202)
Tag 11 bis 15:
kein Fasten – hormonfördernde Ernährung
Tag 16 bis 19:
13 Stunden Intervallfasten – Vorbereitung auf den Fasten-Reset (siehe S. 202)
Tag 20 bis 28:
kein Fasten – hormonfördernde Ernährung

IMMUNSYSTEM

Für einen grundlegenden Reset Ihres Immunsystems ist das dreitägige Wasserfasten die richtige Wahl. Es eignet sich am besten, um das Immunsystem einmal richtig auf Vordermann zu bringen. Ich kann allerdings nicht genug betonen, dass Sie sich an zwei Vorsichtsmaßnahmen halten sollten, wenn Sie sich für das dreitägige Wasserfasten entscheiden. Zum einen sollten Sie regelmäßig die Blutzucker- und Ketonwerte messen und kontrollieren (siehe Teil III, Kapitel 3 im Unterkapitel „Die Messung der Blutzucker- und Ketonwerte"). Sie müssen Ihre Werte kennen, um sicherzugehen, dass Sie sich in einem sicheren Bereich bewegen. Zum anderen sollten Sie dafür sorgen, dass das dreitägige Wasserfasten in eine Ihrer Kraftphasen fällt. Wenn Sie befürchten, Ihr Progesteronspiegel könnte zu niedrig sein, empfehle ich für den Beginn die erste Kraftphase, um keine weitere Senkung des Progesteronspiegels zu riskieren.

Die andere Fastenmethode, die ich gerne für das Immunsystem heranziehe, ist das Autophagiefasten. Diese Methode unterstützt Ihre Zellen dabei, effizienter zu arbeiten. Ein wichtiger Faktor zur Steigerung der Effizienz ist, dass Krankheitserreger wie Viren, Bakterien und Pilze im Inneren der Zelle abgetötet werden. Wenn Sie häufiger als gewöhnlich erkältet sind, sich um Pandemie-Viren sorgen oder einfach nur der nächsten Erkältung aus dem Weg gehen möchten, sollten Sie mehr Phasen des Autophagiefastens in Ihren monatlichen Zyklus einbauen.

Fastenprogramm für einen Reset des Immunsystems

Tag 1 bis 5:
17 Stunden Autophagiefasten – ketobiotische Ernährung
Tag 6 bis 9:
72 Stunden dreitägiges Wasserfasten
Tag 10:
Wasserfastenbrechen entsprechend den vier Schritten des Fastenbrechens bei längerer Fastendauer (siehe S. 228/229)
Tag 11 bis 15:
17 Stunden Autophagiefasten – ketobiotische Ernährung
Tag 16 bis 18:
24 Stunden Darm-Reset-Fasten – ketobiotische Ernährung
Tag 19 bis Blutung:
15 Stunden Intervallfasten – hormonfördernde Ernährung

Anmerkungen

Einleitung

1. Frederick K. Ho et al., „Changes over 15 Years in the Contribution of Adiposity and Smoking to Deaths in England and Scotland", in: *BMC Public Health* 21, Nr. 1 (11. Februar 2021). https://doi.org/10.1186/s12889-021-10167-3
2. *Lancet Diabetes & Endocrinology*, „Metabolic Health: A Priority for the Post-pandemic Era", in: *Lancet Diabetes & Endocrinology* 9, Nr. 4 (1. April 2021), S. 189. https://doi.org/10.1016/s2213-8587(21)00058-9

TEIL I: DIE WISSENSCHAFT

Kapitel 1: Es ist nicht Ihre Schuld

1. National Center for Health Statistics. Health, United States, 2019: Table 26. Hyattsville, MD (2021). https://www.cdc.gov/nchs/data/hus/2019/026-508.pdf

Kapitel 2: Die heilende Kraft des Fastens

1. Barry Joffe und Paul Zimmet, „The Thrifty Genotype in Type 2 Diabetes: An Unfinished Symphony Moving to Its Finale?", in: *Endocrine* 9, Nr. 2 (Oktober 1998), S. 139–141. https://doi.org/10.1385/endo:9:2:139
2. Philip C. Grammaticos und Aristidis Diamantis, „Useful Known and Unknown Views of the Father of Modern Medicine, Hippocrates and His Teacher Democritus", in: *Hellenic Journal of Nuclear Medicine* 11, Nr. 1 (Januar–April 2008), S. 2–4. https://pubmed.ncbi.nlm.nih.gov/18392218/
3. Rafael de Cabo und Mark P. Mattson, „Effects of Intermittent Fasting on Health, Aging, and Disease", in: *New England Journal of Medicine* 381, Nr. 26 (26. Dezember 2019), S. 2541–2551. https://doi.org/10.1056/nejmra1905136

4. University of Illinois at Chicago, „Daily Fasting Works for Weight Loss, Finds Report on 16:8 Diet“, in: ScienceDaily (18. Juni 2018). http://www.sciencedaily.com/releases/2018/06/180618113038.htm

5. Michael J. Wilkinson et al., „Ten-Hour Time-Restricted Eating Reduces Weight, Blood Pressure, and Atherogenic Lipids in Patients with Metabolic Syndrome“, in: *Cell Metabolism* 31, Nr. 1 (7. Januar 2020), S. 92–104. https://doi.org/10.1016/j.cmet.2019.11.004

6. Douglas R. Green, Lorenzo Galluzzi und Guido Kroemer, „Mitochondria and the Autophagy-Inflammation-Cell Death Axis in Organismal Aging“, in: *Science* 333, Nr. 6046 (26. August 2011), S. 1109–1112. https://doi.org/10.1126/science.1201940

7. Chaysavanh Manichanh et al., „Reshaping the Gut Microbiome with Bacterial Transplantation and Antibiotic Intake“, in: *Genome Research* 20, Nr. 10 (Oktober 2010), S. 1411–1419. https://doi.org/10.1101/gr.107987.110

8. Heidi Dutton et al., „Antibiotic Exposure and Risk of Weight Gain and Obesity: Protocol for a Systematic Review“, in: *Systematic Reviews* 6, Nr. 169 (2017). https://doi.org/10.1186/s13643-017-0565-9

9. Peter J. Turnbaugh et al., „A Core Gut Microbiome in Obese and Lean Twins“, in: *Nature* 457, Nr. 7228 (22. Januar 2009), S. 480–484. https://doi.org/10.1038/nature07540

10. Sergueï O. Fetissov, „Role of the Gut Microbiota in Host Appetite Control: Bacterial Growth to Animal Feeding Behaviour“, in: *Nature Reviews Endocrinology* 13, Nr. 1 (Januar 2017), S. 11–25. https://doi.org/10.1038/nrendo.2016.150

11. Guolin Li et al., „Intermittent Fasting Promotes White Adipose Browning and Decreases Obesity by Shaping the Gut Microbiota“, in: *Cell Metabolism* 26, Nr. 4 (3. Oktober 2017), S. 672–685. https://doi.org/10.1016/j.cmet.2017.08.019

12. Pooneh Angoorani et al., „Gut Microbiota Modulation as a Possible Mediating Mechanism for Fasting-Induced Alleviation of Metabolic Complications: A Systematic Review“, in: *Nutrition & Metabolism* 18, Nr. 105 (2021). https://doi.org/10.1186/s12986-021-00635-3

13. Anne Trafton, „Biologists Find a Way to Boost Intestinal Stem Cell Populations“, in: MIT News, Massachusetts Institute of Technology (28. März 2019). https://news.mit.edu/2019/reverse-aging-intestinal-stem-cell-0328

14. Mehrdad Alirezaei et al., „Short-Term Fasting Induces Profound Neuronal Autophagy“, in: *Autophagy* 6, Nr. 6 (16. August 2010), S. 702–710. https://doi.org/10.4161/auto.6.6.12376

15. Anne Trafton, „Biologists Find a Way to Boost Intestinal Stem Cell Populations“, in: MIT News, Massachusetts Institute of Technology (28. März 2019). https://news.mit.edu/2019/reverse-aging-intestinal-stem-cell-0328

16. Cell Press, „Clinical Trial Shows Alternate-Day Fasting a Safe Alternative to Caloric Restriction“, in: ScienceDaily (27. August 2019). www.sciencedaily.com/releases/2019/08/190827111051.htm

17. DOE/Brookhaven National Laboratory, „Food Restriction Increases Dopamine Receptors - Linked to Pleasure - in Rats“, in: ScienceDaily (29. Oktober 2007). http://www.sciencedaily.com/releases/2007/10/071025091036.htm

18. Suzanne Wu, „Fasting Triggers Stem Cell Regeneration of Damaged, Old Immune System“, in: USC News (Chia Wei-Cheng et. al. „Prolonged Fasting Reduces IGF-1/PKA to Promote Hematopoietic-Stem-Cell-Based Regeneration and Reverse Immunosuppression“, in: *Cell Stem Cell* 14, Nr. 6 [5. Juni 2014]). https://news.usc.edu/63669/fasting-triggers-stem-cell-regeneration-of-damaged-old-immune-system/

Kapitel 3: Der Schlüssel zur Gewichtsreduktion: der Stoffwechselschalter und was er bewirkt

1. Thomas N. Seyfried, „Cancer as a Mitochondrial Metabolic Disease“, in: *Frontiers in Cell and Developmental Biology* 3 (7. Juli 2015), S. 43. https://doi.org/10.3389/fcell.2015.00043

2. Katsuyasu Kouda und Masayuki Iki, „Beneficial Effects of Mild Stress (Hormetic Effects): Dietary Restriction and Health“, in: *Journal of Physiological Anthropology* 29, Nr. 4 (2010), S. 127–132. https://doi.org/10.2114/jpa2.29.127

3. Samar H. K. Tareen et al., „Stratifying Cellular Metabolism during Weight Loss: An Interplay of Metabolism, Metabolic Flexibility and Inflammation“, in: *Scientific Reports* 10, Nr. 1651 (2020). https://doi.org/10.1038/s41598-020-58358-z

Kapitel 4: Fasten speziell für Frauen

1. Bronwyn M. Graham und Mohammed R. Milad, „Blockade of Estrogen by Hormonal Contraceptives Impairs Fear Extinction in Female Rats and Women“, in: *Biological Psychiatry* 73, Nr. 4 (15. Februar 2013), S. 371–378. https://doi.org/10.1016/j.biopsych.2012.09.018

TEIL II: DIE KUNST, ALS FRAU RICHTIG ZU FASTEN

Kapitel 1: Individuell angepasstes Fasten – ein persönlicher Lebensstil

1. Sheldon Greenfield, Sherrie H. Kaplan und John E. Ware, „Expanding Patient Involvement in Care“, in: *Annals of Internal Medicine* 102, Nr. 4 (April 1985), S. 520–528. https://doi.org/10.7326/0003-4819-102-4-520

2. C. Jane Nikles, Alexandra M. Clavarino und Chris B. Del Mar, „Using N-of-1 Trials as a Clinical Tool to Improve Prescribing“, in: *British Journal of General Practice* 55, Nr. 512 (März 2005), S. 175–180. https://bjgp.org/content/55/512/175

Kapitel 2: Die Hormone von Frauen durch Lebensmittel unterstützen

1. Cameron Faustman et al., „Ten Years Post-GAO Assessment, FDA Remains Uninformed of Potentially Harmful GRAS Substances in Foods“, in: *Critical Reviews in Food Science and Nutrition* 61, Nr. 8 (2021), S. 1260–1268. https://doi.org/10.1080/10408398.2020.1756217

2. David Andrews, „Synthetic Ingredients in Natural Flavors and Natural Flavors in Artificial Flavors“, in: EWG (Environmental Working Group). https://www.ewg.org/foodscores/content/natural-vs-artificial-flavors/

3. Kamal Niaz, Elizabeta Zaplatic und Jonathan Spoor, „Extensive Use of Monosodium Glutamate: A Threat to Public Health?“, in: *EXCLI Journal* 17 (19. März 2018), S. 273–278. https://doi.org/10.17179/excli2018-1092

4. „Acrylamide and Cancer Risk“, in: National Cancer Institute, letzter Aufruf am 26. April 2022. https://www.cancer.gov/about-cancer/causes-prevention/risk/diet/acrylamide-fact-sheet

5. National Institutes of Health, „Women's Cholesterol Levels Vary with Phase of Menstrual Cycle“, in: NIH News (10. August 2010). https://www.nih.gov/news-events/news-releases/womens-cholesterol-levels-vary-phase-menstrual-cycle

6. Sarah J. Nechuta et al., „Soy Food Intake after Diagnosis of Breast Cancer and Survival: An In-Depth Analysis of Combined Evidence from Cohort Studies of US and Chinese Women“, in: *American Journal of Clinical Nutrition* 96, Nr. 1 (Juli 2012), S. 123–132. https://doi.org/10.3945/ajcn.112.035972

7. Elena Volpi et al., „Is the Optimal Level of Protein Intake for Older Adults Greater than the Recommended Dietary Allowance?“, in: *Journals of Gerontology Series A: Biological Sciences and Medical Sciences* 68, Nr. 6 (Juni 2013), S. 677–681. https://doi.org/10.1093/gerona/gls229

8. Seo-Jin Yang et al., „Antioxidant and Immune-Enhancing Effects of Probiotic *Lactobacillus plantarum* 200655 Isolated from Kimchi“, in: *Food Science and Biotechnology* 28, Nr. 2 (April 2019), S. 491–499. https://doi.org/10.1007/s10068-018-0473-3

9. María García-Burgos et al., „New Perspectives in Fermented Dairy Products and Their Health Relevance“, in: *Journal of Functional Foods* 72 (September 2020), S. 104059. https://doi.org/10.1016/j.jff.2020.104059

10. Elizabeth I. Opara und Magali Chohan, „Culinary Herbs and Spices: Their Bioactive Properties, the Contribution of Polyphenols and the Challenges in Deducing Their True Health Benefits“, in: *International Journal of Molecular Sciences* 15, Nr. 10 (22. Oktober 2014), S. 19183–19202. https://doi.org/10.3390/ijms151019183

11. Shakir Ali et al., „Eugenol-Rich Fraction of *Syzygium aromaticum* (Clove) Reverses Biochemical and Histopathological Changes in Liver Cirrhosis and Inhibits Hepatic Cell Proliferation“, in: *Journal of Cancer Prevention* 19, Nr. 4 (Dezember 2014), S. 288–300. https://doi.org/10.15430/jcp.2014.19.4.288

12. Joe Alcock, Carlo C. Maley und C. Athena Aktipis, „Is Eating Behavior Manipulated by the Gastrointestinal Microbiota? Evolutionary Pressures and Potential Mechanisms“, in: *BioEssays* 36, Nr. 10 (Oktober 2014), S. 940–949. https://doi.org/10.1002/bies.201400071

TEIL III: DER FASTEN-RESET

Kapitel 2: Korrektes Fastenbrechen

1. Brad Jon Schoenfeld und Alan Albert Aragon, „How Much Protein Can the Body Use in a Single Meal for Muscle-Building? Implications for Daily Protein Distribution“, in: *Journal of the International Society of Sports Nutrition* 15 (27. Februar 2018), S. 10. https://doi.org/10.1186/s12970-018-0215-1

2. Tibor I. Krisko et al., „Dissociation of Adaptive Thermogenesis from Glucose Homeostasis in Microbiome-Deficient Mice“, in: *Cell Metabolism* 31, Nr. 3 (3. März 2020), S. 592–604. https://doi.org/10.1016/j.cmet.2020.01.012

3. Pamela M. Peeke et al., „Effect of Time Restricted Eating on Body Weight and Fasting Glucose in Participants with Obesity: Results of a Randomized, Controlled, Virtual Clinical Trial“, in: *Nutrition & Diabetes* 11, Nr. 1 (15. Januar 2021), S. 6. https://doi.org/10.1038/s41387-021-00149-0

Kapitel 3: Tipps für ein müheloses Fasten

1. Fereidoun Azizi, „Effect of Dietary Composition on Fasting-Induced Changes in Serum Thyroid Hormones and Thyrotropin“, in: *Metabolism* 27, Nr. 8 (1. August 1978), S. 935–942. https://doi.org/10.1016/0026-0495(78)90137-3

Anhang C

1. Rafael de Cabo und Mark P. Mattson, „Effects of Intermittent Fasting on Health, Aging, and Disease“, in: *New England Journal of Medicine* 381, Nr. 26 (26. Dezember 2019), S. 2541–2551. https://doi.org/10.1056/nejmra1905136

Literaturverzeichnis

Alcock, Joe, Carlo C. Maley und C. Athena Aktipis, „Is Eating Behavior Manipulated by the Gastrointestinal Microbiota? Evolutionary Pressures and Potential Mechanisms", in: *BioEssays* 36, Nr. 10 (Oktober 2014), S. 940–949.
https:doi.org/10.1002/bies.201400071

Ali, Shakir, Ram Prasad, Amena Mahmood, Indusmita Routray, Tijjani Salihu Shinkafi, Kazim Sahin und Omer Kucuk, „Eugenol-Rich Fraction of *Syzygium aromaticum* (Clove) Reverses Biochemical and Histopathological Changes in Liver Cirrhosis and Inhibits Hepatic Cell Proliferation", in: *Journal of Cancer Prevention* 19, Nr. 4 (Dezember 2014), S. 288–300.
https:doi.org/10.15430/jcp.2014.19.4.288

Alirezaei, Mehrdad, Christopher C. Kemball, Claudia T. Flynn, Malcolm R. Wood, J. Lindsay Whitton und William B. Kiosses, „Short-Term Fasting Induces Profound Neuronal Autophagy", in: *Autophagy* 6, Nr. 6 (16. August 2016), S. 702–710.
https:doi.org/10.4161/auto.6.6.12376

Andrews, David, „Synthetic Ingredients in Natural Flavors and Natural Flavors in Artificial Flavors", in: EWG (Environmental Working Group) letzter Aufruf 26. April 2022.
https:www.ewg.org/foodscores/content/natural-vs-artificial-flavors/

Angoorani, Pooneh, Hanieh-Sadat Ejtahed, Shirin Hasani-Ranjbar, Seyed Davar Siadat, Ahmad Reza Soroush und Bagher Larijani, „Gut Microbiota Modulation as a Possible Mediating Mechanism for Fasting-Induced Alleviation of Metabolic Complications: A Systematic Review", in: *Nutrition & Metabolism* 18, Nr. 105 (2021).
https:doi.org/10.1186/s12986-021-00635-3

Azizi, Fereidoun, „Effect of Dietary Composition on Fasting-Induced Changes in Serum Thyroid Hormones and Thyrotropin", in: *Metabolism* 27, Nr. 8 (1. August 1978), S. 935–942.
https:doi.org/10.1016/0026-0495(78)90137-3

Cell Press, „Clinical Trial Shows Alternate-Day Fasting a Safe Alternative to Caloric Restriction", in: ScienceDaily (27. August 2019). https:www.sciencedaily.com/releases/2019/08/190827111051.htm

de Cabo, Rafael und Mark P. Mattson, „Effects of Intermittent Fasting on Health, Aging und Disease", in: *New England Journal of Medicine* 381, Nr. 26 (26. Dezember 2019), S. 2541–2551. https:doi.org/10.1056/nejmra1905136

DOE/Brookhaven National Laboratory, „Food Restriction Increases Dopamine Receptors – Linked to Pleasure – in Rats", in: ScienceDaily (29. Oktober 2007). https:www.sciencedaily.com/releases/2007/10/071025091036.htm

Dutton, Heidi, Mary-Anne Doyle, C. Arianne Buchan, Shuhiba Mohammad, Kristi B. Adamo, Risa Shorr und Dean A. Fergusson, „Antibiotic Exposure and Risk of Weight Gain and Obesity: Protocol for a Systematic Review", in: *Systematic Reviews* 6, Nr. 169 (2017). https:doi.org/10.1186/s13643-017-0565-9

Faustman, Cameron, Daniel Aaron, Nicole Negowetti und Emily Broad Leib, „Ten Years Post-GAO Assessment, FDA Remains Uninformed of Potentially Harmful GRAS Substances in Foods", in: *Critical Reviews in Food Science and Nutrition* 61, Nr. 8 (2021), S. 1260–1268. https:doi.org/10.1080/10408398.2020.1756217

Fetissov, Sergueï O, „Role of the Gut Microbiota in Host Appetite Control: Bacterial Growth to Animal Feeding Behaviour", in: *Nature Reviews Endocrinology* 13, Nr. 1 (Januar 2017), S. 11–25. https:doi.org/10.1038/nrendo.2016.150

García-Burgos, María, Jorge Moreno-Fernández, María J. M. Alférez, Javier Díaz-Castro und Inmaculada López-Aliaga, „New Perspectives in Fermented Dairy Products and Their Health Relevance", in: *Journal of Functional Foods* 72 (September 2020), S. 104059. https:doi.org/10.1016/j.jff.2020.104059

Graham, Bronwyn M. und Mohammed R. Milad, „Blockade of Estrogen by Hormonal Contraceptives Impairs Fear Extinction in Female Rats and Women", in: *Biological Psychiatry* 73, Nr. 4 (15. Februar 2013), S. 371–378. https:doi.org/10.1016/j.biopsych.2012.09.018

Grammaticos, Philip C. und Aristidis Diamantis, „Useful Known and Unknown Views of the Father of Modern Medicine, Hippocrates and His Teacher Democritus", in: *Hellenic Journal of Nuclear Medicine* 11, Nr. 1 (Januar–April 2008), S. 2–4. https:pubmed.ncbi.nlm.nih.gov/18392218/

Green, Douglas R., Lorenzo Galluzzi und Guido Kroemer, „Mitochondria and the Autophagy-Inflammation-Cell Death Axis in Organismal Aging", in: *Science* 333, Nr. 6046 (26. August 2011), S. 1109–1112. https:doi.org/10.1126/science.1201940

Greenfield, Sheldon, Sherrie H. Kaplan und John E. Ware, „Expanding Patient Involvement in Care“, in: *Annals of Internal Medicine* 102, Nr. 4 (1. April 1985), S. 520–528.
https:doi.org/10.7326/0003-4819-102-4-520

Ho, Frederick K., Carlos Celis-Morales, Fanny Petermann-Rocha, Solange Liliana Parra-Soto, James Lewsey, Daniel Mackay und Jill P. Pell, „Changes over 15 Years in the Contribution of Adiposity and Smoking to Deaths in England and Scotland“, in: *BMC Public Health* 21, Nr. 1 (11. Februar 2021).
https:doi.org/10.1186/s12889-021-10167-3

Joffe, Barry und Paul Zimmet, „The Thrifty Genotype in Type 2 Diabetes: An Unfinished Symphony Moving to Its Finale?“, *Endocrine* 9, Nr. 2 (Oktober 1998), S. 139–141.
https:doi.org/10.1385/endo:9:2:139

Kouda, Katsuyasu und Masayuki Iki, „Beneficial Effects of Mild Stress (Hormetic Effects): Dietary Restriction and Health“, in: *Journal of Physiological Anthropology* 29, Nr. 4 (2010), S. 127–132.
https:doi.org/10.2114/jpa2.29.127

Krisko, Tibor I., Hayley T. Nicholls, Curtis J. Bare, Corey D. Holman, Gregory G. Putzel, Robert S. Jansen, Natalie Sun, Kyu Y. Rhee, Alexander S. Banks und David E. Cohen, „Dissociation of Adaptive Thermogenesis from Glucose Homeostasis in Microbiome-Deficient Mice“, in: *Cell Metabolism* 31, Nr. 3 (3. März 2020), S. 592–604.
https:doi.org/10.1016/j.cmet.2020.01.012

Lancet Diabetes & Endocrinology, „Metabolic Health: A Priority for the Post-pandemic Era“, in: *Lancet Diabetes & Endocrinology* 9, Nr. 4 (1. April 2021), S. 189.
https:doi.org/10.1016/s2213-8587(21)00058-9

Li, Guolin, Cen Xie, Siyu Lu, Robert G. Nichols, Yuan Tian, Licen Li, Daxeshkumar Patel, et al., „Intermittent Fasting Promotes White Adipose Browning and Decreases Obesity by Shaping the Gut Microbiota“, in: *Cell Metabolism* 26, Nr. 4 (3. Oktober 2017), S. 672–685.
https:doi.org/10.1016/j.cmet.2017.08.019

Manichanh, Chaysavanh, Jens Reeder, Prudence Gibert, Encarna Varela, Marta Llopis, Maria Antolin, Roderic Guigo, Rob Knight und Francisco Guarner, „Reshaping the Gut Microbiome with Bacterial Transplantation and Antibiotic Intake“, in: *Genome Research* 20, Nr. 10 (Oktober 2010), S. 1411–1419.
https:doi.org/10.1101/gr.107987.110

Mayer, Emeran, Gesundheit beginnt im Darm. Wie unsere Ernährung unser Immunsystem beeinflusst. München 2022.

National Cancer Institute, „Acrylamide and Cancer Risk“, in: National Cancer Institute, letzter Aufruf am 26. April 2022.
https:www.cancer.gov/about-cancer/causes-prevention/risk/diet/acrylamide-fact-sheet

National Institutes of Health, „Women's Cholesterol Levels Vary with Phase of Menstrual Cycle", in: U.S. Department of Health and Human Services (10. August 2010).
https:www.nih.gov/news-events/news-releases/womens-cholesterol-levels-vary-phase-menstrual-cycle

Nechuta, Sarah J., Bette J. Caan, Wendy Y. Chen, Wei Lu, Zhi Chen, Marilyn L. Kwan, Shirley W. Flatt, et al., „Soy Food Intake after Diagnosis of Breast Cancer and Survival: An In-Depth Analysis of Combined Evidence from Cohort Studies of US and Chinese Women", in: *American Journal of Clinical Nutrition* 96, Nr. 1 (Juli 2012), S. 123–132.
https:doi.org/10.3945/ajcn.112.035972

Niaz, Kamal, Elizabeta Zaplatic und Jonathan Spoor, „Extensive Use of Monosodium Glutamate: A Threat to Public Health?", *EXCLI Journal* 17 (19. März 2018), S. 273–278.
https:doi.org/10.17179/excli2018-1092

Nikles, C. Jane, Alexandra M. Clavarino und Chris B. Del Mar, „Using N-of-1 Trials as a Clinical Tool to Improve Prescribing", in: *British Journal of General Practice* 55, Nr. 512 (März 2005), S. 175–180.
https:bjgp.org/content/55/512/175

Opara, Elizabeth I. und Magali Chohan, „Culinary Herbs and Spices: Their Bioactive Properties, the Contribution of Polyphenols and the Challenges in Deducing Their True Health Benefits", in: *International Journal of Molecular Sciences* 15, Nr. 10 (22. Oktober 2014), S. 19183–19202.
https:doi.org/10.3390/ijms151019183

Peeke, Pamela M., Frank L. Greenway, Sonja K. Billes, Dachuan Zhang und Ken Fujioka, „Effect of Time Restricted Eating on Body Weight and Fasting Glucose in Participants with Obesity: Results of a Randomized, Controlled, Virtual Clinical Trial", in: *Nutrition & Diabetes* 11, Nr. 1 (15. Januar 2021), S. 6.
https:doi.org/10.1038/s41387-021-00149-0

Schoenfeld, Brad Jon und Alan Albert Aragon, „How Much Protein Can the Body Use in a Single Meal for Muscle-Building? Implications for Daily Protein Distribution", in: *Journal of the International Society of Sports Nutrition* 15, Nr. 1 (2018), S. 10.
https:doi.org/10.1186/s12970-018-0215-1

Seyfried, Thomas N, „Cancer as a Mitochondrial Metabolic Disease", in: *Frontiers in Cell and Developmental Biology* 3 (July 7, 2015), S. 43.
https:doi.org/10.3389/fcell.2015.00043

Tareen, Samar H. K., Martina Kutmon, Theo M. de Kok, Edwin C. Mariman, Marleen A. van Baak, Chris T. Evelo, Michiel E. Adriaens und Ilja C. W. Arts, „Stratifying Cellular Metabolism during Weight Loss: An Interplay of Metabolism, Metabolic Flexibility and Inflammation", in: *Scientific Reports* 10, Nr. 1651 (2020).
https:doi.org/10.1038/s41598-020-58358-z

Trafton, Anne, „Biologists Find a Way to Boost Intestinal Stem Cell Populations", in: MIT News, Massachusetts Institute of Technology (28. März 2019). https:news.mit.edu/2019/reverse-aging-intestinal-stem-cell-0328

Turnbaugh, Peter J., Micah Hamady, Tanya Yatsunenko, Brandi L. Cantarel, Alexis Duncan, Ruth E. Ley, Mitchell L. Sogin, et al., „A Core Gut Microbiome in Obese and Lean Twins", in: *Nature* 457, Nr. 7228 (22. Januar 2009), S. 480–484. https:doi.org/10.1038/nature07540

University of Illinois at Chicago, „Daily Fasting Works for Weight Loss, Finds Report on 16:8 Diet", in: ScienceDaily (18. Juni 2018). https:www.sciencedaily.com/releases/2018/06/180618113038.htm

Volpi, Elena, Wayne W. Campbell, Johanna T. Dwyer, Mary Ann Johnson, Gordon L. Jensen, John E. Morley und Robert R. Wolfe, „Is the Optimal Level of Protein Intake for Older Adults Greater than the Recommended Dietary Allowance?", in: *Journals of Gerontology Series A: Biological Sciences and Medical Sciences* 68, Nr. 6 (Juni 2013), S. 677–681. https:doi.org/10.1093/gerona/gls229

Wilkinson, Michael J., Emily N. C. Manoogian, Adena Zadourian, Hannah Lo, Savannah Fakhouri, Azarin Shoghi, Xinran Wang, et al., „Ten-Hour Time-Restricted Eating Reduces Weight, Blood Pressure und Atherogenic Lipids in Patients with Metabolic Syndrome", in: *Cell Metabolism* 31, Nr. 1 (7. Januar 2020), S. 92–104. https:doi.org/10.1016/j.cmet.2019.11.004

Suzanne Wu, „Fasting Triggers Stem Cell Regeneration of Damaged, Old Immune System", in: USC News (Chia Wei-Cheng et. al. „Prolonged Fasting Reduces IGF-1/PKA to Promote Hematopoietic-Stem-Cell-Based Regeneration and Reverse Immunosuppression", in: *Cell Stem Cell* 14, Nr. 6 [5. Juni 2014]). https:news.usc.edu/63669/fasting-triggers-stem-cell-regeneration-of-damaged-old-immune-system/

Weaver, Libby, *Das Rushing Woman Syndrom: Was Dauerstress unserer Gesundheit antut.* Stuttgart 2017.

Winters, Nasha und Jess Higgins Kelley, *Stoffwechsel in Balance – Krebs ohne Chance: Die metabolische Therapie: Tumorzellen durch ketogene Ernährung und Lebensstilveränderung erfolgreich bekämpfen.* München 2018.

Yang, Seo-Jin, Ji-Eun Lee, Sung-Min Lim, Yu-Jin Kim, Na-Kyoung Lee und Hyun-Dong Paik, „Antioxidant and Immune-Enhancing Effects of Probiotic *Lactobacillus plantarum* 200655 Isolated from Kimchi", in: *Food Science and Biotechnology* 28, Nr. 2 (April 2019), S. 491–499. https:doi.org/10.1007/s10068-018-0473-3

Register

C

D

G

H

I

K

N

O

P

T

U

V

W

Z

Dank

Ein Buch zu schreiben ist nicht die Leistung eines Einzelnen. Die Idee des Autors, aus der das Buch entsteht, basiert auf Tausenden von Unterhaltungen, unzähligen Lebenserfahrungen, Stunden der Recherche und dem Bedürfnis, den Herausforderungen unserer modernen Welt zu begegnen.

Während ich hier sitze und über die Menschen nachdenke, denen ich für ihren Beitrag zu diesem Buch danken möchte, wird mir klar, dass dieses Buch wahrlich ein Produkt des Zusammenwirkens von Menschen, Ideen und Träumen ist, die zusammengekommen sind, um die Worte auf diese Seiten zu bringen.

Zuallererst möchte ich mich bei all den starken Frauen bedanken, die durch ihre Energie meine Überlegungen zu Hormonen und Fasten beeinflusst haben. Als ich begann, der Welt die Wunder des Fastens näherzubringen, gab es noch nicht viele Informationen zum Thema, die auf Frauen zugeschnitten waren. So viele von euch strömten auf der Suche nach diesen Informationen zu meinen Social-Media-Accounts. Ich danke den Millionen von Frauen, die meine Videos geschaut, Fragen gestellt, Kommentare hinterlassen und mir von den Herausforderungen des Fastens berichtet haben, auf die sie gestoßen sind. Zu viele von euch fühlen sich mit ihren gesundheitlichen Problemen alleingelassen und sind am Ende ihrer Kräfte angekommen. Ich weiß es sehr zu schätzen, dass ihr meinen Bitten um Kommentare, Fragen und Erfahrungsberichte unter meinen Videos immer gefolgt seid. Ihr habt eure Herzen geöffnet, eure Frustrationen geäußert und euch zu eurem verzweifelten Wunsch bekannt, einen neuen, individuell auf euch zugeschnittenen Weg zu besserer Gesundheit zu finden. Wenn ich euch darum bat, euch für die Community stark zu machen, eure Fastenerfolge zu teilen, Fastenneulinge zu motivieren oder aufmunternde Worte zu teilen, wart ihr immer zur Stelle. Mein Team und ich haben alle Nachrichten gelesen, auf alle Kommentare geantwortet und alle Hilferufe zur Kenntnis genommen, die ihr auf meinen Kanälen hinterlassen habt. Ich möchte, dass ihr wisst, dass ich aus ganzem Herzen mit euch mitfiebere. Dieses Buch ist für euch.

Als die Pandemie begann, hatte ich das Glück, Teil einer Mentoren-Gruppe für Autorinnen und Autoren mit Marianne Williamson zu sein. Alle zwei Wochen veranstalteten wir ein gemeinsames Zoom-Meeting, und sie teilte ihre Weisheit mit uns. Marianne, dank dir habe ich ein anderes Verständnis davon, welche Verantwortung wir als Autorinnen tragen. Du bist wahrlich eine Meisterin deines Handwerks und ich schätze mich glücklich, einen einzigartigen Einblick in den Zauber deiner Schreibkunst bekommen zu haben.

Der Tag, an dem dieses Buch ins Reich des Möglichen rückte, war der Tag, an dem ich meine Literaturagentin Stephanie Tade traf. Stephanie, ich hatte eine Herzensmission, und du hast das erkannt. Danke für deinen klaren Blick auf meine Vision. Ich danke dir für deine Geduld, Weisheit und Beratung während dieses Prozesses. Kathy Huck, Lektorin der Extraklasse, ich bin dir auf ewig dankbar für deine Unterstützung. Deine Weisheiten haben mich nicht nur zu einer besseren Autorin gemacht, ich bin dir auch für deine Fähigkeit dankbar, meinen überschäumenden Enthusiasmus in geschmeidige Sätze zu verpacken. Ich danke dem Team von Hay House, insbesondere Melody Guy, dafür, dass ihr erkannt habt, welche Art Fastenbuch Frauen gebraucht haben. Es ist ein Segen, Teil der Hay House Family zu sein, die sich so gut um mich kümmert. Es ist mir eine Ehre, gemeinsam mit euch auf dieser Reise zu sein.

Den Pfad zu besserer Gesundheit gemeinsam zu beschreiten, ist eine sehr intime Erfahrung. Es verlangt eine große Portion Vertrauen, Offenheit und den Mut, Verletzlichkeit zu zeigen. Ich möchte den Frauen, die ich über die Jahre persönlich betreut habe, dafür danken, dass sie mich in ihre Leben eingeladen haben. Ich weiß, dass der Weg zur Heilung häufig steinig und unüberschaubar ist. Vielen Dank für das Vertrauen, das ihr in mich gesetzt habt! Es war mir eine Ehre, mitzuerleben, wie ihr euer Leben wieder zurückgewonnen habt.

Während der Recherche für dieses Buch und im Prozess des Schreibens traten noch andere wunderbare Menschen in mein Leben. Jesse, bis ich dich getroffen habe, dachte ich, meine Begeisterung für das Fasten könnte gar nicht mehr größer sein. Danke, dass du die Idee für einen International Fasting Day ins Rollen gebracht hast, und für deine unermüdliche Unterstützung meiner Fastenmission, deinen Enthusiasmus für das Empowerment von Frauen und dafür, dass du uns zeigst, wie das Leben eines glücklichen Menschen aussieht. Kat, ich bin froh, dass du so früh erkannt hast, dass mein Herz dafür schlägt, Menschen zu helfen. Deine mitreißende Art und deine Hingabe für die Millionen, die dir folgen, haben mich tief bewegt. Ich bin froh, dass wir unsere Missionen vereint haben. LeAnn, mir ist noch nie ein Mensch begegnet, der sich so sehr seiner Gesundheit verschrieben hat wie du. Deine Bereitschaft, „alles Nötige zu tun", hat mich dazu motiviert, auf der Suche nach Lösungen noch tiefer zu graben – nicht nur für dich, sondern für alle Frauen. Welche Ehre war es, den Weg der Heilung mit dir gemeinsam zu beschreiten. Du hast meine Seele tief berührt, mich dazu angetrieben, weiter zu forschen und mich gelehrt, wie wichtig es ist, das Herz auf der Zunge zu tragen.

An mein tolles Team, das sich täglich um die Bedürfnisse unserer Community kümmert: Ich danke euch aus tiefstem Herzen. Es ist mir eine große Ehre, zusammen mit euch allen mehr Gesundheit in die Welt zu bringen. Danke an Jessica, Lynda, Debbie, Rachel, Paige, Eliza, Myta, Christiane, Andrea, Denise, Dana, Marisol und Isaac für eure Arbeit, die meinen hochfliegenden Wunsch Wirklichkeit werden lässt, die Gesundheitsversorgung von Frauen zu verbessern.

Ein riesiges Dankeschön an all meine wunderbaren Kolleginnen und Kollegen sowie Mentorinnen und Mentoren, die mein Verständnis des menschlichen Körpers und seiner enormen Selbstheilungskräfte geprägt haben. Ich bin euch auf ewig dankbar für all die kleinen Denkanstöße, die neuronalen Verbindungen, die ihr in meinem Gehirn habt gedeihen lassen, indem ihr eure Sichtweisen, Forschungsergebnisse und Philosophien mit mir geteilt habt. Ein ganz besonderes Dankeschön an Dr. Carrie Jones für das Brainstorming zum Konzept des Fastenzyklus, als dieses noch in den Kinderschuhen steckte.

Zu guter Letzt, vielen Dank an meine Familie: Ihr seid mein Ein und Alles. Ganz im Ernst, wenn ich bei euch bin, macht das Leben einen Sinn. Bodhi und Pax, der Tiefgang, mit dem ihr euer Leben lebt, berührt mich mehr, als Worte es je ausdrücken könnten. Meine größte Ehre ist es, eure Mutter zu sein. Mein lieber Mann, Sequoia, der mir mehr zuhört als jeder andere Mensch auf diesem Planeten: Ich hätte dieses Buch nicht ohne dich schreiben können. Danke, dass du meine Muse bist.

Über die Autorin

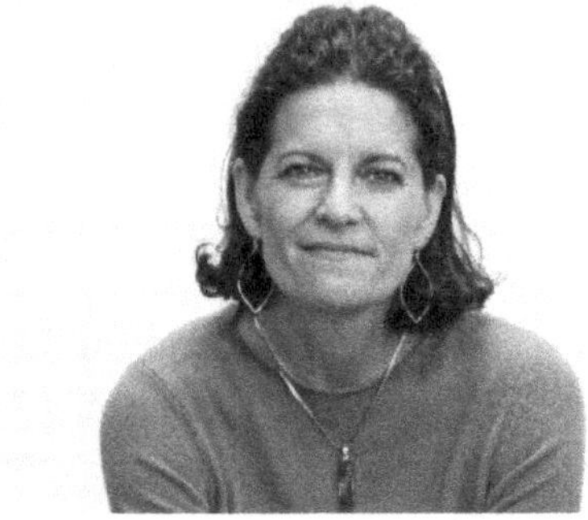

Dr. Mindy H. Pelz, Ärztin für Chiropraktik, ist Bestseller-Autorin, Keynote Speaker und Expertin für Ernährung und funktionelle Medizin. Seit über zwei Jahrzehnten unterstützt sie Tausende von Menschen dabei, wieder ein gesundes Leben zu führen. Sie ist eine angesehene Persönlichkeit auf dem Gebiet der alternativen Medizin und lehrt als eine der Pionierinnen der Fastenbewegung die Grundlagen zu Themen wie „Fasten im Alltag", „Abwechslungsreiche Ernährung", „Entgiftung", „Hormonhaushalt" und mehr. Die Videos auf ihrem erfolgreichen YouTube-Kanal, in denen sie ihre Follower regelmäßig über die neuesten wissenschaftsgestützten Hilfsmittel und Methoden informiert, haben insgesamt über 24 Millionen Aufrufe. Sie moderiert einen der erfolgreichsten Wissenschaftspodcasts, mit dem Titel *The Resetter Podcast,* und hat drei Bestseller geschrieben: *The Menopause Reset, The Reset Factor* und *The Reset Factor Kitchen.* Dr. Mindy Pelz hatte bereits Auftritte in den US-Fernsehshows *Extra TV* und *The Doctors.* Ihre Arbeit wurde in Magazinen wie *Muscle & Fitness, Well + Good, SheKnows, Healthline* und weiteren vorgestellt.

Um mehr über Dr. Mindy und ihre Arbeit zu erfahren, besuchen Sie www.drmindypelz.com.

Hinweis der Autorin

Dieses Buch enthält allgemeine Informationen und Ratschläge zu den möglichen Vorteilen des Fastens. Es ersetzt keinen personalisierten ärztlichen Rat. Wie bei jeder gesundheitlichen Umstellung sollten Sie zuerst Ihren Arzt konsultieren, bevor Sie die in diesem Buch empfohlenen Methoden umsetzen, um sicherzugehen, dass sie in Ihrem individuellen Fall geeignet sind. Weder Autorin noch Herausgeber übernehmen Verantwortung für eventuelle nachteilige Auswirkungen, die aus der Anwendung oder Umsetzung der in diesem Buch enthaltenen Informationen resultieren könnten.

2. Auflage

produktsicherheit@penguinrandomhouse.de
(Vorstehende Angaben sind zugleich Pflichtinformationen nach GPSR)

Projektleitung: Eva M. Salzgeber
Producing: SAW Communications, Redaktionsbüro Dr. Sabine A. Werner, Dahn
Übersetzung: SAW Communications Hildegard Baumann (S. 126–255), Ulrike Brandhorst (S. 256–304) und Mia Kessler (S. 1–125, 305–384 und 408–411)
Redaktion: SAW Communications: Dr. Sabine A. Werner
Satz: SAW Communications in Zusammenarbeit mit alles mit Medien, Anke Enders, Sprendlingen

Druck und Bindung: GGP Media GmbH, Pößneck
Printed in Germany

MIX
Papier | Fördert gute Waldnutzung
FSC® C014496

ISBN 978-3-517-10311-2
www.suedwest-verlag.de